W0261184

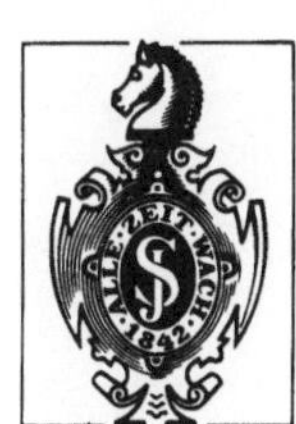

Schmerzforschung Schmerzmessung Brustschmerz

Referate der Münchner Tagung
der Gesellschaft zum Studium des Schmerzes
für Deutschland, Österreich und die Schweiz e.V.

Herausgegeben von
A. Struppler und M. Geßler

Mit 151 Abbildungen und 26 Tabellen

Springer-Verlag Berlin Heidelberg New York 1981

Prof. Dr. Albrecht Struppler, Neurologische Klinik der Technischen Universität, Möhlstraße 28, 8000 München 80
Dr. Martin Geßler, Neurologische Klinik der Technischen Universität, Möhlstraße 28, 8000 München 80

ISBN-13:978-3-540-10721-7 e-ISBN-13:978-3-642-68057-1
DOI: 10.1007/978-3-642-68057-1

CIP-Kurztitelaufnahme der Deutschen Bibliothek
Schmerzforschung – Schmerzmessung – Brustschmerz: Referate d. Münchner Tagung d. Ges. zum Studium d. Schmerzes für Deutschland, Österreich u.d. Schweiz e.V./hrsg. von A. Struppler u. M. Geßler. – Berlin; Heidelberg; New York: Springer, 1981.
ISBN-13:978-3-540-10721-7

NE: Struppler, Albrecht [Hrsg.]: Gesellschaft zum Studium des Schmerzes für Deutschland, Österreich und die Schweiz

Satz: Satz-Studio Pfeifer, Germering

2321/3321-543210

Inhaltsverzeichnis

Schmerzforschung

Schmerzmessung

Brustschmerz

Mitarbeiterverzeichnis

Bauer, P., Psych. Univ.-Klinik, Währinger Gürtel 74–76, A-1097 Wien/ Austria

Bechgaard, P., Aarhus Amtssygehus, DK-8000 Aarhus C

Berger, M., Neurol. Univ.-Klinik, Anichstraße 35, A-5020 Innsbruck/ Austria

Blaha, L., Univ.-Nervenklinik, Schwabachanlage 6, 8520 Erlangen

Blasius, W., Aulweg 129, 6300 Gießen/Lahn

Blömer, H., I. Med. Klinik r.d. Isar, Ismaninger Straße 22, 8000 München 80

Bowsher, D., Dept. of Anatomy, Univ. of Liverpool, P.O. Box 147, Liverpool L69 3BX/England

Bromm, B., Univ.-Krankenhaus Eppendorf, Martinistr. 52, 2000 Hamburg 20

Brückmann, J.-U., Univ.-Nervenklinik, Schwabachanlage 6, 8520 Erlangen

Brussatis, F., Orthop. Klinik, Langenbeckstraße 1, 6500 Mainz

Csontos, K., Max-Planck-Institut f. Psych., Kraepelinstraße 10, 8000 München 40

Cziske, R., Univ.-Nervenklinik, Schwabachanlage 6, 8520 Erlangen

David, E., Inst. f. Physiol. u. Biokybernetik, Universitätsstraße 17, 8520 Erlangen

Derendorf, H., Inst. für Pharmazeutische Chemie der Universität Münster, 4400 Münster

Doerr, M., Neurologische Klinik, Hansastraße 9, 7800 Freiburg/Breisgau

Erbel, F., Neurol. Klinik, Möhlstraße 28, 8000 München 80

Ernst, H., Inst. f. Klin. Strahlenkunde, Univ. Mainz, Langenbeckstraße 1, 6500 Mainz

Fossgreen, J., Aarhus Amtssygehus, DK-8000 Aarhus C

Gerstenbrand, F., Neurol. Univ.-Klinik, Anichstraße 35, A-6020 Innsbruck/Austria

Geßler, M., Neurol. Klinik, Möhlstraße 28, 8000 München 80

Gross, D., Niederräder Landstraße 58, 6000 Frankfurt/Main

Hackl, M., Psych. Univ.-Klinik, Anichstraße 35, A-6020 Innsbruck/ Austria

Hallin, R.G., Dept. of clin. Neurophysiol., Huddinge Univ. Hospital, S-141 86 Huddinge/Schweden

Handwerker, H.O., II. Physiol. Institut, Im Neuenheimer Feld 326, 6900 Heidelberg

Hiedl, P., Obere Hauptstraße 8, 8050 Freising

Höllt, V., Max-Planck-Inst. f. Psych., Kraepelinstr. 10, 8000 München 40

Jänig, W., Physiol. Inst., Olshausenstraße 40/60, 2300 Kiel

Jurna, I., Inst. f. Pharmakol. u. Toxikol., der Univ. des Saarlandes, 6650 Homburg/Saar

Kaiser, E., School of Medicine, University of Maryland, Department of Pathology, 10 S. Pine Street, Baltimore, Maryland 21201, USA

Klingler, D., Allg. öff. Krankenhaus, A-4020 Linz/Austria

Kutzner, J., Inst. f. Klin. Strahlenkunde, Univ. Mainz, Langenbeckstraße 1, 6500 Mainz

Lehrl, S., Institut für Kybernetik, Kleinenberger Weg 16B, 4790 Paderborn

Lembeck, F., Univ.-Inst. f. exper. u. klin. Pharmakologie, Universitätsplatz 4, A-8010 Graz/Austria

Lewit, K., Neurol. Univ.-Klinik, Anichstraße 35, A-6020 Innsbruck/Austria

Light, A.R., Dept. Physiol., Univ. North Carolina, Chapel Hill, N.C. 27514/USA

Lindblom, U., Dept. of Neurol., Huddinge Univ. Hosp., S-141 86 Huddinge/Schweden

Mahr, W., Frauenklinik der TU München, Ismaninger Straße 22, 8000 München 80

Mense, S., Physiol. Inst., Lehrstuhl I, Olshausenstraße 40/60, 2300 Kiel

Montel, H., Abtlg. f. Anästhesiol., Städt. Krankenanstalten, 4100 Duisburg

Moser, Ch., Univ.-Klinik f. Psych., Anichstraße 35, A-6020 Innsbruck/Austria

Neugebauer, W., Neurol. Klinik, Hansastraße 9, 7800 Freiburg/Breisgau

Perl, E.R., Dept. Physiol., Univ. North Carolina, Chapel Hill, N.C. 27514/USA

Pöllmann, L., Institut für Arbeitsphysiologie und Rehabilitationsforschung der Universität, Ketzerbach 21 1/2, 3550 Marburg

Reeh, P., Physiologisches Institut der Universität München, Pettenkoferstraße 15, 8000 München 2

Rohdewald, P., Inst. für Pharmazeutische Chemie der Universität Münster, 4400 Münster

Rust, M., Inst. f. Anästesiol., Ismaninger Straße 22, 8000 München 80

Sampson, H., Allg. öff. Krankenhaus, A-4020 Linz/Austria

Scharein, E., Physiol. Inst., Univ.-Krankenhaus Eppendorf, Martinistraße 52, 2000 Hamburg 20

Schmierer, G., Psych. Univ.-Klinik, Währinger Gürtel 74–76, A-1097 Wien/Austria

Schneider, Ch., Psych., Univ.-Klinik, Währinger Gürtel, 74–76, A-1097 Wien/Austria

Schubert, H., Psych. Univ.-Klinik, Anichstraße 35, A-6020 Innsbruck/Austria

Stacher, G., Psych. Univ.-Klinik, Währinger Gürtel 74–76, A-1097 Wien/Austria

Starke, K., Pharmakol. Inst., Universität, 7800 Freiburg/Breisgau

Struppler, A., Neurol. Klinik, Möhlstraße 28, 8000 München 80

Taube, H.D., Abtlg. f. Anästhesiol., Univ.-Klinik, Hufelandstr. 55, 4300 Essen

Teschemacher, H., Max-Planck-Institut f. Psych., Kraepelinstraße 10, 8000 München 40

Thoden, U., Neurologische Klinik, Hansastraße 9, 7800 Freiburg/Breisgau

Wiesenfeld, Z., Dept. of Neurol. and clin. Neurophysiol., Huddinge Univ. Hospital, S-141 86 Huddinge/Schweden

Zielgänsberger, W., Max-Planck-Institut f. Psychiatrie, Kraepelinstraße 10, 8000 München 40

Zilker, Th., II. Med. Klinik der TU München, Ismaninger Straße 22, 8000 München 80

Schubert, H., Psych. Univ.-Klinik, Anichstraße 35, A-6020 Innsbruck, Austria

[illegible], G., Psych. Univ.-Klinik, Währinger Gürtel 74–76, A-1097 Wien, Austria

Starke, K., Pharmakol. Inst., [illegible], 7800 Freiburg/Breisgau

[illegible], N., Nervenklinik, Nußbaumstraße 7, 8000 München 2

[illegible] 4300 Essen

[illegible]

[illegible] Bologna

Wiesenfeld [illegible] Huddinge, Sweden

[illegible]

[illegible]

Vorwort

Neurophysiologische und biochemische Forschungen haben in jüngster Zeit unsere Vorstellungen über chronische Schmerzsyndrome wesentlich erweitert und dadurch eine gezieltere Behandlung ermöglicht. Dabei wurden im wesentlichen 3 Themen weiter abgeklärt:

1. die Rolle schmerzerzeugender und schmerzhemmender Stoffe,
2. die Bedeutung von Läsionen im Nervensystem für Entstehung, Verarbeitung und Kontrolle des Schmerzes und
3. die Erforschung schmerzkontrollierender neuronaler Leit- und Schaltsysteme und der daran beteiligten Überträgerstoffe.

Es war deshalb das Ziel unserer Münchner Tagung, der Grundlagenforschung einen breiten Raum einzuräumen.

Die deutschsprachige Gruppe der „Internationalen Gesellschaft zum Studium des Schmerzes“ (IASP) hat sich auf ihren bisherigen Jahrestagungen in Deutschland, Österreich und der Schweiz jeweils einem Schmerzsyndrom gewidmet; bisher wurden der Kreuzschmerz, der Gesichtsschmerz und das Nacken-Schulter-Arm-Syndrom besprochen.

Der klinische Teil unserer Tagung beschäftigte sich mit dem Brustschmerz aus multidisziplinärer Sicht.

Möge diese gemeinsame Darstellung klinikbezogener Forschungsergebnisse und des Konzeptes über Entstehung, Diagnostik und Behandlung eines speziellen Schmerzsyndroms neue Anregungen für weitere Forschung und dem Patienten eine gezieltere Behandlung verschaffen.

München, März 1981 A. Struppler, M. Geßler

Schmerzforschung

Phylogenese und Ontogenese des Schmerzes

W. Blasius und H. Kaiser

Die Feststellung des Physiologen Edgar Douglas Lord *Adrian* [1] und des Internisten Viktor *von Weizsäcker* [18] sei an den Anfang dieses Vortrages gesetzt und bekräftigt, daß der Schmerz im Grunde nicht als echte Wahrnehmung bezeichnet werden sollte, sondern als das Erlebnis einer Störung, bei welcher der Organismus weder sinnvoll und richtig wahrzunehmen, noch geordnet zu handeln in der Lage ist. Hinzuzufügen wäre die weitere physiologische Feststellung, daß die Bedingungen der Schmerzauslösung und des Schmerzverlaufes im Gegensatz zu denjenigen der klassischen Sinne außerordentlich variabel sind. Dies gilt sowohl für den Menschen als auch für das gesamte Tierreich, wie wir später noch hören werden.

Der Schluß, den wir aus diesen Tatsachen zu ziehen haben, dürfte wohl der sein, von einem „Schmerz*sinn*" nicht mehr zu sprechen, da die charakteristischen Eigentümlichkeiten eines Sinnes, etwa des Licht-, Hör- oder Tastsinnes, für den Schmerz nicht zutreffen.

Etwas anderes wäre es, wenn wir vom „*Sinn* des Schmerzes" sprechen wollten! Eine solche Frage würde uns in philosophische, künstlerische, ethische und religiöse Bereiche führen, die am Schluß des Vortrages noch erörtert werden sollen.

Doch bevor auf das spezielle Thema „Phylogenese und Ontogenese des Schmerzes" näher einzugehen ist, sollte der Versuch stehen, die erkenntnistheoretischen Grundlagen einer *Wissenschaft vom Schmerz* zu entwerfen, wobei das Wesen der Schmerzempfindung, des Schmerzerlebnisses und des Schmerzbewußtseins zu beschreiben ist. Denn die Erläuterung und Charakterisierung der körperlichen, seelischen und geistigen Inhalte des Schmerzes dürften für deren phylogenetische und ontogenetische Entwicklung im Bereich der Tiere und des Menschen grundlegende Bedeutung haben.

Erkenntnistheoretische Grundlagen des Schmerzes

Um das Wesen des Schmerzes näher zu fassen, ist es sinnvoll, zunächst vom menschlichen Schmerz auszugehen.

Alles animalische Leben bietet immer zwei Pole dar, einen aufnehmenden und einen ausübenden oder tätigen. Da der Schmerz mit dem Leben verbunden ist, können wir auch am Schmerz diese beiden Pole wiederfinden.

Wenn wir von den drei Wesensseiten des Menschen, d.h. seinem Körper, seiner Seele und seinem Geiste ausgehen, dann lassen sich auch am Schmerz diese drei Wesensseiten und ihre polaren Strebungen auffinden (Abb. 1) [4, 5].

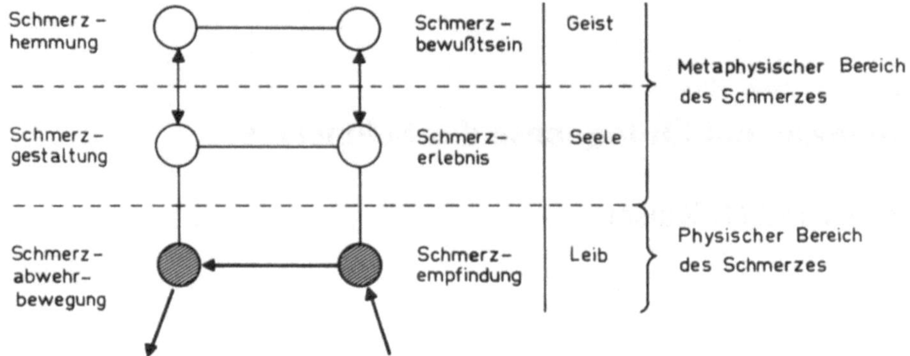

Abb. 1. Das Wesen des menschlichen Schmerzes im körperlichen, seelischen und geistigen Bereich (nach Blasius 1976) [4]

Der *körperliche Bereich* des Schmerzes umfaßt die Schmerz*empfindung* und die Schmerz*abwehrbewegung,* d.h. die polaren, rezeptorischen und effektorischen Bereiche der körperlichen Schmerz*reaktion.* Dabei ist die Abwehrbewegung bei einem *Oberflächen*schmerz in der reflektorischen Leistung der Bewegungsorgane, bei einem *Tiefen*schmerz vornehmlich in der reflektorischen Bewegung innerer Organe zu finden.

Der *seelische Bereich* ist durch das Schmerz*erlebnis* und die Schmerz*gestaltung,* auch Schmerz*umgestaltung* charakterisiert. Daß der seelische Bereich beim Menschen eine Fülle von Erlebnissen umfaßt, die von Unlustgefühl, über Angst und Schrecken bis hin zu Vernichtungsgefühl und Todesangst reichen, zu denen aber auch Erlebnisse von Verlassenheit, Heimweh und Hungerschmerz, von Liebesschmerz und vielen anderen Schmerzen gehören, das sei nur angedeutet.

Das Schmerzerlebnis kann beim Menschen mit mehr oder weniger deutlichen *Ausdrucksbewegungen* verbunden sein, von denen der Schrei, das Jammern, Wimmern und das Weinen die deutlichsten sind. Auch lassen sich *Hemmungen* anderer Tätigkeiten beobachten, sowie meist zuerst ein *Zurückziehen* der vom Schmerz getroffenen Glieder oder ein Herumhüpfen bei heftigen schmerzhaften Verletzungen. Doch es kommen sicher auch Schmerzerlebnisse vor, die „nach innen genommen" werden, und daher verhältnismäßig ausdruckslos erscheinen.

Das Schmerzerlebnis ist jedoch nicht zu verwechseln mit dem *Schmerzbewußtsein,* auf das später einzugehen ist.

Der Gegenpol zum Schmerzerlebnis kann als *Schmerzgestaltung* bezeichnet werden. Dieser Bereich ist ebenso vielfältig wie derjenige des Schmerzerlebnisses, weil jedes lebhafte Schmerzgefühl unterschiedliche Erinnerungen wachruft und zu einer *Gestaltung* und *Umgestaltung des Schmerzes* führt. Ein seelischer Schmerz mit traurigem oder schrecklichem Inhalt kann unter bestimmten Bedingungen in eine freudige oder heitere Stimmung verwandelt werden. So können Seelenschmerzen zu sinnvollen *Gestaltungen,* zu dichterischen, musischen, bildnerischen *Leistungen* oder zur Übernahme menschlicher *Aufgaben* wesentlicher Anlaß sein. Hier wäre vom *Sinn* des Schmerzes und von seiner kulturelllen Bedeutung zu sprechen.

Nun zu dem *geistigen Bereich des Schmerzes!* Hier ist von der Tatsache auszugehen, daß der Geist nur dem *Menschen* zukommt und nicht dem Tier. Die polaren Bereiche des Geistes sind zum einen das *Erkenntnisvermögen* oder das *Bewußtsein,* zum anderen das *Willensvermögen* oder der menschliche *Wille* [12].

In Analogie zu diesen Anlagen des menschlichen Wesens wäre vom *Schmerzbewußtsein* als der *rezeptorischen Seite* des geistigen Bereiches zu sprechen. Im Schmerzbewußtsein werden *Ort, Zeitpunkt, Dauer* und *Art* des Schmerzes *bewußt aufgefaßt* und eindeutig fixiert, soweit die Schmerzempfindung die dazu erforderlichen Sinnesdaten geliefert hatte. Zum anderen ist der *Wille,* den Schmerz zu beseitigen, zu verringern oder zu unterdrücken, als *effektorischer Bereich* der geistigen Seite des Schmerzes anzusehen, oder kurz als *Schmerzhemmung* – im willentlichen Sinne – zu bezeichnen.

Diese willentliche Schmerzhemmung ist nicht zu verwechseln mit den rein *körperlichen* Schmerzhemmungen, die auf bestimmten regulatorischen Funktionen des Nervensystemes beruhen.

Wir fassen zunächst zusammen: Der *seelische* Bereich des Schmerzes ist vornehmlich pathischer Natur, während der *geistige* Bereich eine bedeutsame *aktive* Komponente umfaßt.

Es sei daran erinnert, daß die Griechen bereits eine Unterscheidung zwischen körperlichem Schmerz, mit ἄλγος bezeichnet, und seelischem Schmerz, *πάθος* genannt, getroffen haben.

„Schmerz" bei Pflanzen

Wenn wir uns bisher vornehmlich mit der Schmerzempfindung und dem Schmerzerlebnis bei Mensch und Tier befaßten, so taucht jetzt sicherlich die Frage auf, ob auch die Pflanze eine Schmerzäußerung zeige. Wir gingen von der Feststellung aus, daß alle, nicht nur einige, Lebewesen beseelt seien. Da die Pflanzen zu den Lebewesen gehören, besitzen sie mithin auch eine Seele.

Dabei ist davon auszugehen, daß die Erregbarkeit der Zelle, sowohl der Pflanze wie des Tieres, das körperliche Korrelat der Seele darstellt.

Wenn wir die körperliche Schmerzempfindung an die Erregbarkeit gebunden fanden, und zwar jeder einzelnen Zelle, so sind auch die Pflanzenzellen als erregbare Gebilde zu beschreiben und damit auch als schmerzempfindlich anzusehen.

Die Schmerzempfindung ist – wie wir sahen – eine Störung des Zellebens, die über eine natürliche Erregung hinausgeht. Wenn also die Störung oder Zerstörung der Zelle eine körperliche Erregung, also auch einen Schmerz hervorruft, dann nicht nur bei höheren und niederen Tieren, sondern auch bei den Pflanzen.

Die *Einzeller* des Tierreiches, die kein Nervensystem besitzen, zeigen auf einen übermaximalen Reiz, d.h. auf eine Zellstörung, eine deutlich wahrnehmbare Veränderung. Diese Veränderung muß mit einer Schmerzempfindung in Analogie gesetzt werden.

Eine ähnliche Deutung wäre für die Störung einer *Pflanzenzelle* sinnvollerweise zutreffend. Denn es besteht kein grundsätzlicher Unterschied zwischen den Bewegungen von Pseudopodien oder Scheinfüßen einer *Amöbe,* als eines niederen Tieres, und den kriechenden Bewegungen von *Schleimpilzen* oder Myxomyceten als niederen Pflanzen. Tierische und pflanzliche Einzeller reagieren bei übermaximalen Reizen und bei Störungen mit Bewegungen, welche den körperlichen Reaktionen auf Schmerzreize bei höheren Tieren in Analogie zu setzen sind.

Wenn *Gefäßpflanzen* sich um den Ast eines Baumes oder eines Stockes herumwinden, dann geschieht dies durch die unterschiedliche Erregung verschieden schnell wachsender Zellen. Eine Störung durch übermäßige, künstliche Reizung führt zur Hemmung dieser sinnvollen Bewegungen der Pflanze.

Das Tier hingegen erhält durch schmerzhafte Reize über Nervenendigungen und das Nervensystem wichtige Eindrücke über störende Umweltreize.

Die Pflanze kann, ohne ein Nerven- und Muskelsystem zu besitzen, den verlorengegangenen Teil durch die Leistungen der *Meristeme,* d.h. der Gewebe mit überdauernden, sozusagen „embryonalen" Potenzen völlig ersetzen. Auf diese Weise stellt die Pflanze ihre Ganzheit wieder her.

Ferner hat die Pflanze gegenüber dem Tier durch ihre Fähigkeit der Assimilation des Sonnenlichtes mit Hilfe des Chlorophylls immer einen besonderen Vorteil, der darin besteht, daß die Pflanze nicht gezwungen ist, organische Nahrungsstoffe aufzusuchen.

Schmerzbereiche der Tiere

Wie schon angedeutet, unterscheidet sich der Mensch vom Tier durch das *Bewußtsein,* d.h. durch sein Erkenntnis- und sein Willensvermögen, also durch geistige Fähigkeiten und Möglichkeiten, welche das Tier nicht besitzt.

Tiere haben einen *Körper* und eine *Seele,* insofern sind sie dem Menschen ähnlich; ihnen fehlt jedoch der Geist, welcher nur dem Menschen zukommt. Manche Biologen sind zwar geneigt, den höheren Tieren, etwa den *Primaten,* eine Art Bewußtsein zuzugestehen. Diese Versuche sind nach unserem Dafürhalten jedoch unzulängliche Bemühungen, da sie weder dem Wesen der Tiere noch dem des Menschen gerecht werden. Für solche Fehldeutungen sind oft allzu große Tier*liebe* oder allzu große Tier*angst* verantwortlich. Für eine sinnvolle Tierliebe und eine gerechte Tierbeurteilung bedarf es der richtigen Distanz, des „metaphysischen Taktes", auf welchen der Münchner Veterinärchirurg *Westhues* [19] in seiner im Jahre 1955 gehaltenen Rektoratsrede „Über den Schmerz der Tiere" sehr treffend hingewiesen hat.

Phylogenese des Schmerzes

Die Frage, ob ein Tier überhaupt „Schmerzerlebnisse" habe, kann mit großer Sicherheit bejaht werden. Denn das Tier ist ein *beseeltes* Wesen. Und zum Inhalt des Seelischen gehört auch das Schmerzerlebnis. Da die verschiedenen Tiere allerdings eine unterschiedliche Seele haben, wird auch ihr Schmerzerlebnis sicher unterschiedlich sein.

Welche Möglichkeiten bestehen, über das Schmerz*erlebnis,* d.h. über den seelischen Bereich des Schmerzes, beim Menschen und auch beim Tiere zureichende Aussagen zu machen?

Einen Zugang zu den Schmerzerlebnissen eröffnen uns die *Ausdrucksbewegungen* bei schmerzhaften Ereignissen sowohl des Menschen als auch der Tiere. Denn nur die Ausdrucksbewegungen besitzen den vollen lebendigen Gehalt, weil sie den seelischen Regungen polar ganz und gar entsprechen. Bei den *Willkürbewegungen,* welche nur beim Menschen vorkommen, herrscht die *geistige,* d.h. die *willensmäßige* Komponente so stark vor, daß dabei die *seelischen* Regungen gehemmt werden. Man denke an die Bewegungen, die durch militärische Dressur eingeübt werden, oder an die Leistungen von Fakiren, die auf Nagelbrettern liegen und schlafen oder auf nagelbewehrten Schuhen gehen können. Die *Reflexbewegungen* hingegen, welche z.B. in der Folge einer körperlichen Schmerzempfindung auftreten und dabei oft deutlich vorherrschen, sich jedoch unter natürlichen, nicht schmerzhaften Gegebenheiten den Ausdrucks- und Willkürbewegungen unterordnen, verbleiben im rein körperlichen Bereich. Sie haben daher den Charakter des Mechanischen, Automatischen und Berechenbaren. Der auslösende Reiz, etwa der Schmerzreiz, und die statthabende körperliche Erregung, hier die reflektorische Schmerzabwehrbewegung, spielen sich nur an bestimmten Organen ab.

Die Ausdrucksbewegungen hingegen sind Ausdruck des *ganzen* lebendigen Wesens und dürfen daher nur auf dieses bezogen werden. Sie weisen, wenn sie besonders lebendig sind, gerade jene Kennzeichen nicht auf, die den Reflexbewegungen eigen sind [3-6].

Welche Ausdrucksbewegungen, die durch einen Schmerzreiz ausgelöst werden und auf ein Schmerzerlebnis hindeuten, lassen sich bei den *Tieren* beobachten? Alle bereits beschriebenen menschlichen Ausdrucksformen (Schrei, Zurückziehen des schmerzenden Körperteiles, Hemmung anderer Bewegungen, Weinen und vegetative Umstimmungen der Herztätigkeit, der Hautdurchblutung, der Atmung u.a.) finden wir auch bei den höheren Tieren, z.B. bei den *Affen*, den *Hunden, Katzen, Kaninchen* u.a. Säugetieren.

Besonders das Erlebnis der *Angst* ist bei höheren Tieren in vielen Fällen stark ausgeprägt. In Augenblicken der drohenden Gefahr sind die Augen von Säugetieren (auch „Haartière" genannt) weit aufgerissen, die Pupille ist weit, das Herz klopft stürmisch, die Haare sträuben sich, Schweiß bricht aus (die Schweißabgabe der Haut ist allerdings artspezifisch; z.B. Wale, Seekühe, Hunde haben neben anderen Säugetieren keine Schweißdrüsen); Muskelzittern, Zähneklappern, Darmspasmen und gelegentlich auch ungeordnete Bewegungen fallen auf, welche den Ausdrucks- und Reflexbewegungen beim Menschen ganz ähnlich sind.

Sonst stumme *Hasen* geben einen gellenden Schmerzensschrei von sich oder sie jammern, wenn sie angeschossen werden; ebenso *Kaninchen,* die etwa unnarkotisiert auf ein Operationsbrett gespannt werden.

Bei *Amphibien* liegen ähnliche Beobachtungen vor. Wenn ein *Frosch,* der freie Nervenendigungen in seiner Haut besitzt, in einen Ameisenhaufen gerät, schreit er laut auf, wie *Hieronymi* berichtet (nach Westhues [19]); sicher der Ausdruck eines schmerzhaften Erlebnisses, das durch die Bisse der Ameisen hervorgerufen wurde.

Bei *Fischen* beobachtete man bestimmte „Schmerzpunkte", bei deren Reizung Fluchtbewegungen ausgelöst wurden. Aber auch an dezerebrierten Fischen waren ganz ähnliche Fluchtreaktionen zu konstatieren. Die Schmerz*erlebnisse* dieser Tiere waren offenbar auch von *Angst* und *Furcht* geprägt. Andere Autoren fanden, daß bestimmte Fischarten, wie die *Forellen,* nicht ein zweites Mal nach der Angel schnappten, ein Zeichen dafür, daß beim ersten Male offenbar ein schmerzhaftes Erlebnis zustandekam.

Das Gefühl des Bedrohtseins, grundsätzlich auch bei den niederen Tieren vorhanden, wenn auch in ursprünglicher Form, kann daher im ganzen Tierreich beobachtet werden und äußert sich immer dann, wenn der wahren oder auch der vermeintlichen Gefahr nicht entsprechend den seelischen Anlagen begegnet werden kann, sei es durch Flucht oder durch Angriff.

In der *Furcht,* die sicher ein schmerzhaftes Erlebnis darstellt, suchen sich viele Tiere zu verkleinern. Bei höheren Tieren ist eine Verkleinerung des Rumpfes und besonders das Einziehen der Extremitätenspitzen zu beobachten. Daß der *Hund* in der Furcht und

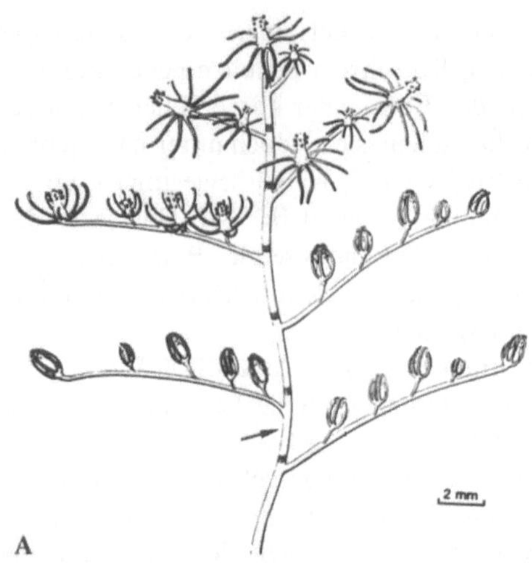

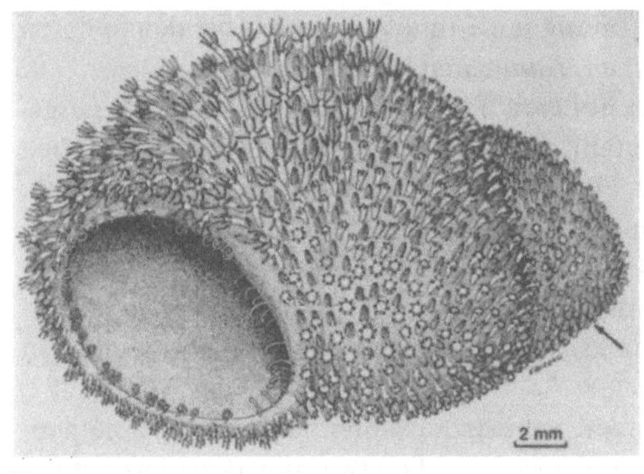

Abb. 2. Schmerzreaktionen an Kolonien von Pennaria (**A**) und Hydroactinia (**B**), auf einer Schneckenmuschel lebend. Die Pfeile deuten die Reizstelle an (nach Josephson 1961)

Angst den Schwanz einzieht, ist allgemein bekannt. Ein stärkeres Zeichen der Furcht ist das Zittern des Körpers, das bei einzelnen Tieren – besonders bei *Rehen* – so heftig werden kann, daß sie nicht mehr zu entfliehen vermögen.

Vögel drücken vor Furcht ihre Federn so dicht an den Leib, daß sie auffallend verkleinert erscheinen.

Manche *Arthropoden* verkleinern ebenfalls ihren Körper und „stellen sich tot", wie die *Käfer* und die *Spinnen.*

Doch auch bei noch niederen Tieren drückt sich die Furcht vor einer Gefahr durch eine Verkleinerung des Körpers aus. So ziehen die *Coelenteraten,* wie z.B. die *Seerosen* und die *Seenelken,* wenn sie beunruhigt oder gestört werden, nicht nur ihren Fühlerkranz ein, sondern sie lassen auch ihren ganzen Körper, indem sie das in sich aufgenommene Seewasser ausstoßen, so stark schrumpfen, daß sie kaum wiederzuerkennen sind [13](Abb.2). Manche Zoologen bezeichnen diese Schmerzäußerung als „Phobie", um den Unterschied zum menschlichen Schmerzerlebnis auszudrücken. Diese sprachliche Unterscheidung ist jedoch nicht wesentlich.

Übrigens antworten die *Cephalopoden* oder *Tintenfische,* die als Wirbellose in manchen Bereichen ihrer Organisation mit den Wirbeltieren Ähnlichkeiten aufweisen (besonders etwa im Bau des Auges), auf störende oder gar zerstörende Eingriffe mit ganz charakteristischen Ausdrucksbewegungen, und zwar mit dem Auswerfen von Tinte und mit einem typischen Farbwechsel, hervorgerufen durch das Spiel der Chromatophoren. Auffällig ist, daß diese Schmerzreaktionen auch nach Eröffnung der Leibeshöhle durch Reizung des Peritoneums auszulösen sind, während eine solche des Leberparenchyms, d.h. des Hepato-Pankreas, diese Reaktion nicht hervorruft. Bekanntlich ist das menschliche Peritoneum ebenfalls höchst schmerzempfindlich, das Leberparenchym jedoch nicht.

Der Zoologe *von Buddenbrock* [7] nimmt in seiner „Vergleichenden Physiologie" an, daß bestimmte *Arthropoden,* insbesondere die *Insekten,* nur eine „wenig ausgeprägte Schmerzempfindung" aufweisen. Den *Bienen* und *Hornissen,* die mit Trinken beschäftigt seien, könne man mit einer Schere einen Teil ihres Abdomens abtrennen, ohne daß sie mit Trinken aufhören. Ganz Entsprechendes konnte *Hase* auch bei den Läusen beobachten (nach Westhues [19]). Offenbar hemmt aber bei diesen Tieren die Beschäftigung mit lebenswichtigen Aufgaben wie dem Trinken eine Schmerzempfindung.

Ganz ähnlich ist die Fühllosigkeit bei Menschen zu werten, welche in einer heroischen Aktion auftretende Verletzungen nicht beachten oder empfinden können. Solche Ereignisse werden immer wieder von Soldaten berichtet, welche sogar Durchschüsse der Lunge während des Kampfes unbeachtet lassen, weiterkämpfen und vorgehen.

Es ist also festzuhalten, daß ein Tier sowohl der körperlichen Schmerzempfindung wie auch dem seelischen Schmerz, etwa der Angst und der Furcht, gleich hilflos ausgeliefert ist.

Bemerkenswert scheint ferner, daß solche Angsterlebnisse öfters zeitlebens nicht vergessen werden und das Wesen eines Tieres u.U. völlig verändern.

Das Anlegen eines Verbandes oder eine kleine, sicher schmerzlose Behandlung desselben kann Angst hervorrufen mit wilden, gefährlichen Abwehrbewegungen. Daher raten Tierärzte, kleine schmerzhafte Eingriffe, welche beim Menschen ohne Betäubung zu verantworten wären, beim Tier nicht ohne Narkose vorzunehmen [19].

Doch auch andere Schmerzerlebnisse sind zu berichten: Der Kater „Peter" ließ sich nach anfänglichem Widerstreben am zweiten Behandlungstag eine Alkohol-Waschung seines von einem anderen Kater durchbissenen Schwanzes ohne Widerstand gefallen, weil er offenbar die Erfahrung einer günstigen Behandlung gemacht hatte (Beobachtung von Kaiser).

Ontogenese des Schmerzes

Wenn wir bisher aus Beobachtungen an verschiedenen Tierarten, den einfachsten und den differenziertesten, gelernt haben, daß Störungen und Zerstörungen stets auch Äußerungen des Schmerzempfindens und -erlebens hervorrufen, dann bleibt jetzt noch zu schildern übrig, welchen Wandel diese Schmerzäußerungen im Laufe des Lebens eines Tieres oder eines Menschen erfahren können. Daß die Schmerzäußerungen bei Tieren nach Art und Stärke unterschiedlich sind, wurde deutlich gemacht. Ein Blick auf die Entwicklung des Schmerzes und seines Ausdruckes im Laufe eines Lebens, d.h. in der Ontogenese, soll diese Darstellung ergänzen.

Es ist bedeutsam, ob ein neugeborenes Tier, vor allem im Bereich des Nervensystems, bereits voll entwickelt oder in dieser Hinsicht noch unentwickelt auf die Welt kommt; denn dies ist für die Ausbildung der Schmerzempfindung von großer Wichtigkeit. So werden einerseits Hunde, Katzen, Kaninchen unreif, nackt, blind und hilflos geboren;

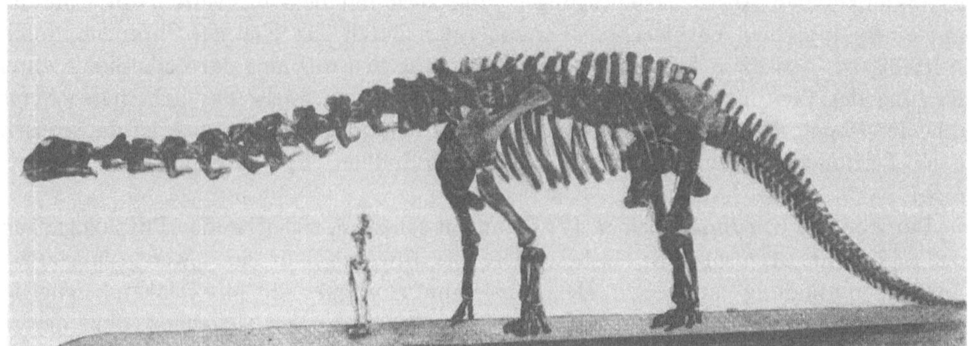

Abb. 3. Apatosaurus nach Moodie, aus dem oberjurassischen Bone Cabin Quarry at Como Bluffs, Wyoming (nach Colbert 1962)

die Entwicklung des Gehirnes dieser Tiere ist noch nicht abgeschlossen. Die Ganglienzellen vermehren sich erst noch, auch die Nervenbahnen sind keineswegs fertig ausgebildet. In etwa 30 Tagen ist diese Ausgestaltung vollzogen. Daher ist z.B. die Reaktionszeit (Zeit zwischen einem schmerzhaften Reiz und einer körperlichen Bewegung) eines jungen Tieres etwa drei bis viermal so lang wie die eines erwachsenen. Die Schmerzempfindung ist in den ersten 10–14 Lebenstagen aus diesen Gründen nur gering entwickelt.

Eine verwandte Erscheinung ist bei *kleinen Kindern* zu beobachten, die von ihren Müttern stark umhegt werden. Auch diese Kinder sind für schmerzhafte Reize unempfindlicher als solche Kinder, die früh den Unbilden ihrer Umwelt ausgesetzt wurden [14].

Die bei der Geburt bereits voll entwickelten Tiere, wie *Fohlen* und *Kälber,* nehmen hingegen bald Anteil an ihrer Umwelt und versorgen sich selbst. Dem entspricht die volle Ausgestaltung der Ganglienzellen, Nervenbahnen und freien Nervenendigungen. Bemerkenswert erscheint daher, daß das Schmerzempfinden dieser jungen Tiere sogar stärker ausgeprägt ist als dasjenige der ausgewachsenen.

Zur Geschichte des Schmerzes

Es ist sicher bedeutsam, den *Schmerz im Bereich der Tiere* auch einmal in der Geschichte rückwärts zu verfolgen. Durch die systematische morphologische und röntgenologische Untersuchung fossiler Tiere auf bestimmte Krankheiten können wesentliche Aufschlüsse auch über den Schmerz dieser Tiere gewonnen werden. Aus den ausführlichen Untersuchungen von H.E. *Kaiser* [9] und anderen mögen einige besonders auffällige Befunde dargestellt sein.

So beschreibt Kaiser (1955/1970) eine große Zahl von fossilen *Knochenerkrankungen,* wie Wachstumshemmungen und -steigerungen, Lordosen, Kyphosen und Skoliosen, Osteopathien, Atrophien, Hypertrophien, Frakturen, Störungen von Frakturheilungen und Entzündungen, auch *Gelenkerkrankungen* mit Entwicklungs- und Stoffwechselhemmungen, mit Fremdkörpern, Kreislaufstörungen, Arthropathien, Arthritis, Parasiten, Geschwülsten – wie Sarkomen – u.a. mehr.

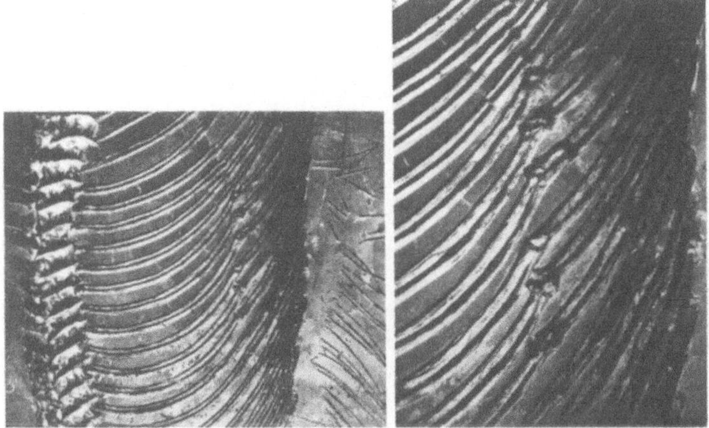

Abb. 4. Sieben gebrochene Rippen bei einem Ichtyosaurier (nach Kaiser 1954)

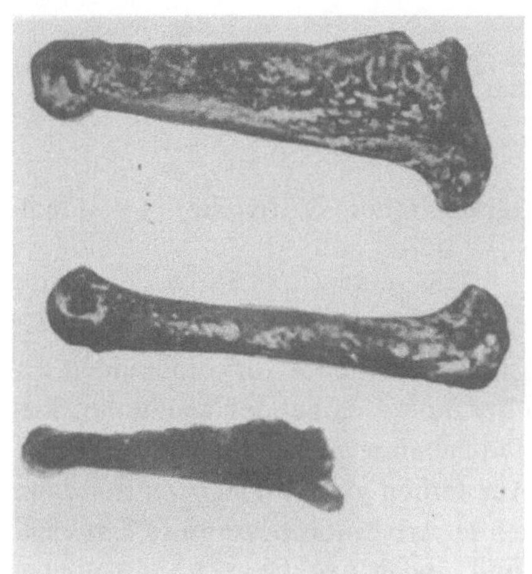

Abb. 5. Osteoplastisches Sarkom einer ausgestorbenen Höhlenhyäne (Metatarsus) aus dem Känozoikum (**a**); gesunder Vergleichsknochen (**b**); Röntgenbild von a (**c**) (nach Kaiser 1962)

Einige Beispiele sollen diese wichtigen Sachverhalte erläutern:

Arthritis purulenta profunda bei *Stahleckeria potens* von *Huene,* einem plumpen Saurier in der Größe eines Nilpferdes, aus der oberen Trias Brasiliens.

Verschmolzener Schwanzwirbel bei *Apatosaurus* nach *Moodie,* einem der großen mesozoischen Dinosaurier (Abb. 3).

Kallusbildung an der Rippe des *Brachiosaurus* brancai Janensch, dem größten Dinosaurier der Tendaguru-Funde aus dem jüngeren Jura Afrikas.

Sieben gebrochene Rippen bei einem *Ichtyosaurier* aus dem Jura Deutschlands (Abb. 4).

Osteoplastisches Sarkom einer ausgestorbenen *Höhlenhyäne* aus dem Känozoikum (Abb. 5).

Hochgradige Arthritis purulenta profunda bei einem *Dicrostonyx* aus dem Würm Deutschlands, gefunden in der Nähe von Erlangen.

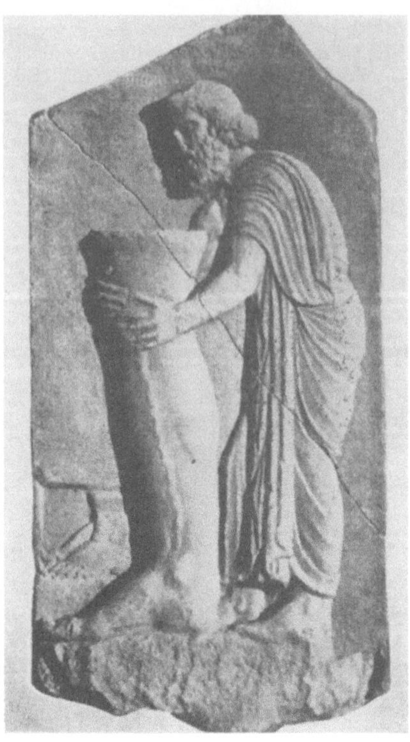

Abb. 6. Altgriechisches Votivrelief (Nationalmuseum Athen)

Auf Grund dieser Fossilien folgert Kaiser [9], daß die den heute vorkommenden Erkrankungen bei Tier und Mensch völlig gleichenden Befunde auch bei den genannten Tieren der Vorzeit ganz ähnliche Schmerzen hervorgerufen haben wie in heutiger Zeit.

Solche Erkrankungen können allerdings für das Aussterben ganzer Tier*arten* nur dann als Gründe angenommen werden, wenn die betreffende Art durch bestimmte Entwicklungstendenzen (z.B. Dezentralisation des Baus) und ungünstige Umweltbedingungen stark geschwächt war. Ein neues Beispiel ist das Aussterben von Mustela nigripus, einer Marderart, deren letzte fünf Vertreter[1] alle Krebs aufwiesen (Carpenter, Novilla, Kaiser).

Über die Entfaltung des *Schmerzes beim Menschen* gibt ebenfalls ein Blick in die Geschichte der Menschheit einigen Aufschluß. Mit Bestimmtheit wissen wir durch zahllose Schädel- und Skelettfunde aus paläolithischer wie auch neolithischer Zeit, daß die Urmenschen vor vielen Jahrtausenden an Zahnkaries, Kieferfäule, Kopfschmerzen, auch chronischem Rheumatismus und unzähligen anderen Krankheiten gelitten haben. An den Mumien der Ägypter hat man Verkalkungen von Arterien und infektiöse Entstellungen gefunden. In den Tempeln und Heiligtümern vom Altertum bis in die neueste Zeit sind Votivgaben frommer Kranker aufbewahrt, die alle die vielfältigen Leiden, deren Heilung sich hier vollzog, getreulich nachbilden (Abb. 6).

Der antike Tempel des Asklepios in Epidauros ist ebenso wie die Wallfahrtskirchen heutiger Zeit angefüllt mit marmornen, erzenen, silbernen und hölzernen Köpfen, Lei-

1 Endangered Wildlife Research Program, Patuxent Wildlife Research Center, Lawrel, Maryland 20811

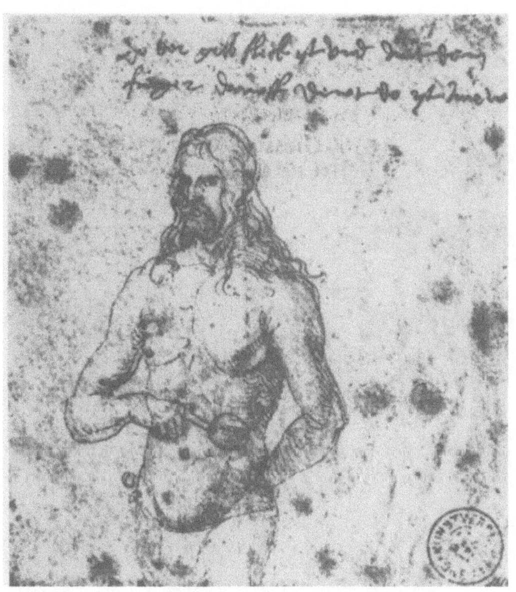

Abb. 7. Albrecht Dürer weist auf seine schmerzhafte Milz (um 1510); (ehem. Kunsthalle Bremen)

bern, Gliedmaßen und Eingeweiden; und die Inschriften berichten, wie lange und wie stark der arme Sterbliche an einem Übel gelitten, bis der Gott oder der Heilige ihn davon erlöste. So gibt es zahllose Zeugnisse aus allen Zeiten und Kulturen von Menschen, welche von Krankheiten und Schmerzen gepeinigt wurden.

Sogar die Götter der alten Völker waren nicht frei von Schmerzen und Krankheiten: Ägyptische Mythen berichten, daß die Göttin Isis an einer Brustentzündung litt, Horus, der Sohn des Osiris, an einer Darmentzündung und an einer Augenkrankheit. Der griechische Gott Asklepios litt sein Leben lang an einer Wunde; Herakles mußte den Feuertod erleiden. Vom Gotte Indra wird in der Rigveda berichtet, daß er einen gelähmten Arm hatte. So waren und sind Götter und Menschen der Krankheit und dem Schmerz ausgeliefert.

Während aber das Tier nur die triebhafte Auflehnung gegen das Kranksein und den gequälten Aufschrei kennt, suchen Götter und Menschen nach Mitteln, welche die Leiden und Schmerzen beseitigen oder lindern könnten. Auch bewegt sich die Frage nach dem Sinn der Leiden, welche in allen Religionen gestellt und verschiedenartig beantwortet wurde.

Die Schmerzempfindlichkeit der Menschen in alter und neuer Zeit

Es taucht hier die Frage auf, ob die Menschen früherer Zeiten weniger schmerzempfindlich waren als in heutiger Zeit. Auffällig erscheint, daß z.B. *griechische Dichtung und bildende Kunst* nur sehr wenige Zeugnisse für den Ausdruck des Schmerzes geben. Gehörte das Ertragen von Schmerzen zur Haltung und Heilung der Griechen? *Homer* berichtet zwar über den Schmerzensschrei verletzter Krieger vor Troja und vom Stöhnen der Verwundeten nach beendeter Schlacht; doch auch in der hellenistischen Kunst, die den Aus-

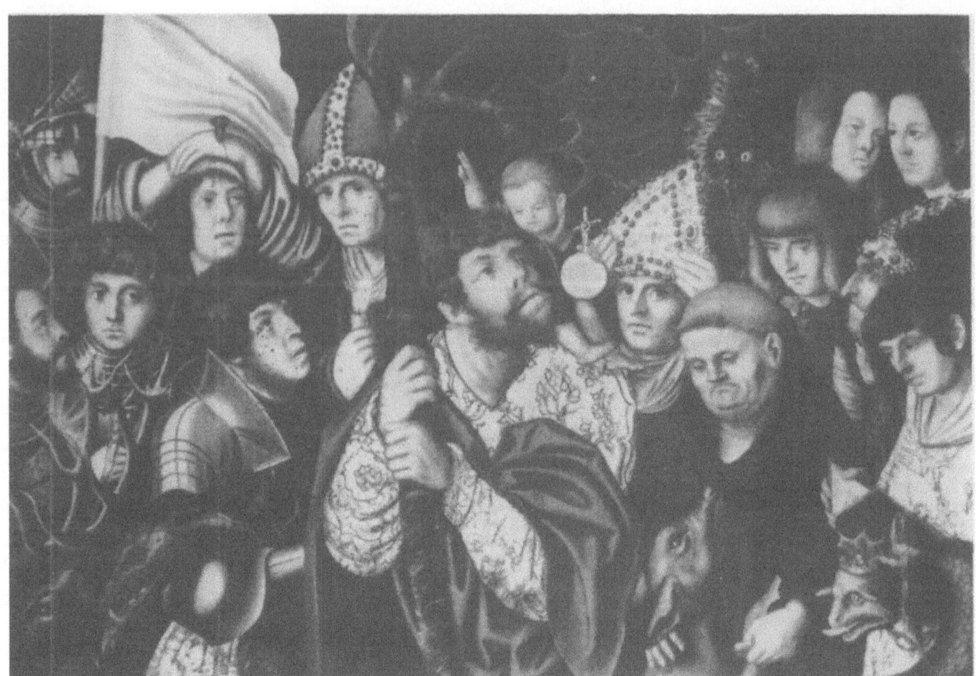

Abb. 8. „Die Vierzehn Nothelfer“ von Lucas Cranach d.Ä. (1517). Links folgt auf den Heiligen Mauritius der Heilige Pantaleon, der Schutzpatron der Ärzte; er wurde wegen seiner Wunderheilungen vor Kaiser Maximinus angeklagt; dieser ließ ihm um 305 die Hände auf den Kopf nageln. (Stadtkirche St. Marien, Torgau)

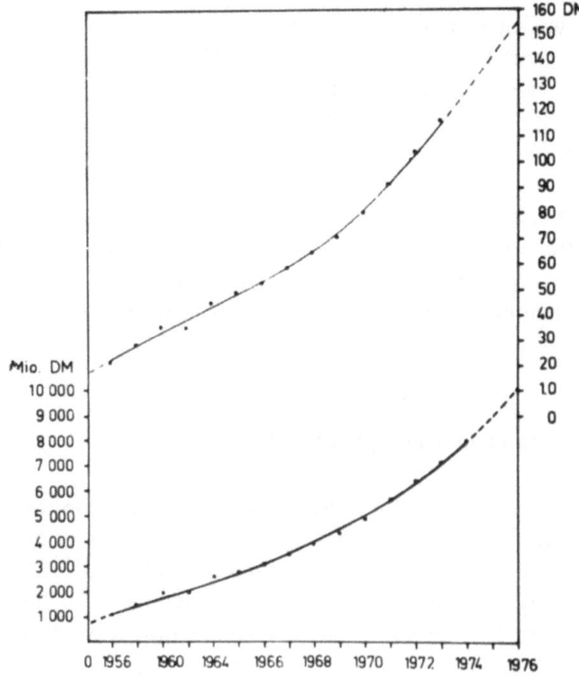

Abb. 9. Produktion und Verbrauch von pharmazeutischen Erzeugnissen pro Kopf der Bevölkerung der BRD (einschließlich Westberlin) in DM (obere Kurve). Gesamtverbrauch an pharmazeutischen Erzeugnissen der BRD (einschließlich Westberlin) in Mio. DM (untere Kurve). (Nach Blasius 1976)

druck menschlicher Gefühle nachzuempfinden versuchte, erscheint der Schmerz verhalten und mehr ins Innere verlegt.

Es sei an die Darstellung des Schmerzes in der Laokoon-Gruppe, im Bilde der Niobe, die der Tötung ihrer Kinder zuschauen mußte, oder bei dem „verwundeten Krieger" vom Aphaia-Tempel auf Ägina erinnert.

Die *darstellende Kunst des Mittelalters* (Abb. 7) gibt sichtbare Hinweise für die Art, wie die Menschen dieser Zeit Schmerzen erlebten und wie sie sich bei schmerzhaften Verwundungen verhielten. Eindrucksvoll ist auch hier der Gleichmut, mit dem Heilige auf bildlichen Darstellungen die ihnen zugefügten Schmerzen ertragen. Offenbar sind es der Glaube und das Vertrauen in eine sinnvolle Ordnung der Welt, der diesen Gemarterten die ihnen angetanen Schmerzen ertragen hilft, wobei der Glaube sich auf eine allumfassende göttliche Ordnung richtet, welche alle Pein und Not vergessen läßt (Abb. 8).

Ebenso erstaunlich ist es für uns Heutige, wie beinahe unbeteiligt die Kranken bei *schmerzhaften Eingriffen* noch *im 17. und 18. Jahrhundert* dargestellt wurden. Offenbar erschienen den Zeitgenossen die zugefügten Schmerzen durchaus erträglich, dem Urheber ebenso wie auch dem Zuschauer und Zeugen.

Wenn wir der *größeren Schmerzempfindlichkeit der Menschen unserer Tage* nachspüren wollen, so ist ein Blick auf die Statistik über den *Verbrauch an Arzneimitteln pro Kopf der Bevölkerung* aufschlußreich (Abb. 9). Man erkennt deutlich das enorme Anwachsen dieses Verbrauches an Heilmitteln in den letzten 20 Jahren, unter denen die schmerzstillenden einen erheblichen Anteil ausmachen [5].

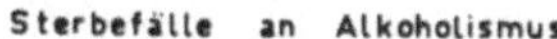

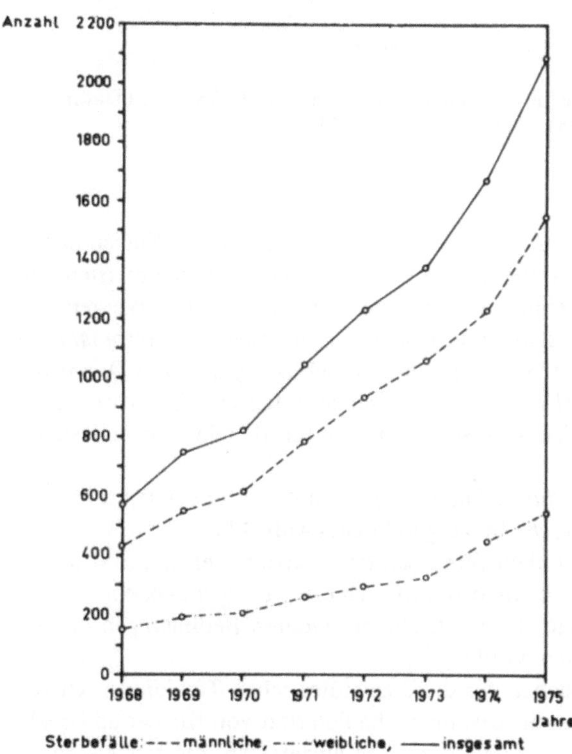

Abb. 10. Sterbefälle an Alkoholismus in der BRD in den Jahren 1968–75, aufgeteilt nach männlichen und weiblichen Todesfällen sowie nach der Gesamtzahl (Daten des Statistischen Bundesamtes in Wiesbaden). (Nach Blasius 1978b)

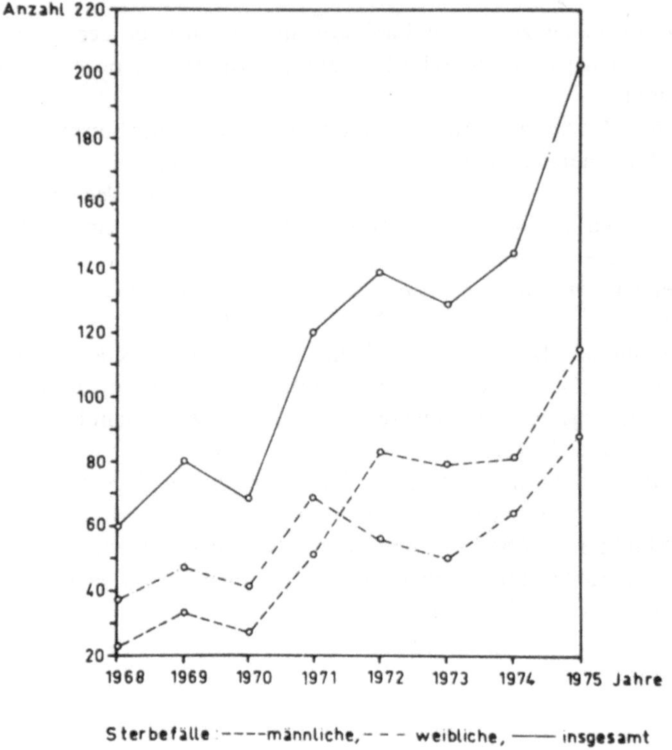

Abb. 11. Sterbefälle durch Suchtstoffe in der BRD in den Jahren 1968–75. (Daten des Statistischen Bundesamtes in Wiesbaden). (Nach Blasius 1978b)

Ebenso muß die *Zunahme des Alkoholmißbrauches* mit seinen tödlichen Folgen in diesem Zusammenhange genannt werden. Denn diese Sucht ist sicherlich in den meisten Fällen durch seelische und körperliche Schmerzen der verschiedensten Art hervorgerufen. Erschreckend sind die statistischen Feststellungen über den Anstieg der *Sterbefälle an Alkoholismus* für die Jahre 1968 bis 1975 in der Bundesrepublik *auf über das Dreifache,* wobei der *Anstieg für Sterbefälle bei Männern* allein sogar in 7 Jahren *auf das Vierfache* angewachsen ist (Abb. 10). Ähnliche Verhältnisse gelten auch für die relativen Todesfälle, auf die Einwohnerzahl bezogen [6].

Ebenso ist die Zahl der *Todesfälle durch Suchtstoffe* (außer Alkohol) seit 1968 bis zum Jahre 1975 insgesamt *auf das Vierfache* heraufgeschnellt (Abb. 11).

Wie durch Auszählungen des Statistischen Bundesamtes nachzuweisen ist, sind in der gleichen Berichtszeit die *Sterbefälle durch „Selbstmord"* nahezu *gleichgeblieben.*

Es erhebt sich die bedeutsame Frage, durch welche besonderen Bedingungen die beschriebenen Entwicklungen hervorgerufen wurden.

Sicherlich gibt es verschiedene Ursachen für diese zerstörerischen Tendenzen. Offenbar ist durch den Einbruch der Ratio in die ursprüngliche Polarität von Körper und Seele eine Lockerung des inneren Gefüges bei vielen Menschen eingetreten, die schließlich zu dessen Zerstörung geführt hat. Daß dieser Einbruch gleichzeitig mit Vermehrung der Schmerzen einhergeht, ist als die Kehrseite des Prozesses anzusehen. Die geistige rationale Durchformung der Menschheit ist ein schmerzhafter, ein leidvoller Prozeß.

Schlußbetrachtung

Wenn wir die Ergebnisse unserer Untersuchungen über den Schmerz bei den verschiedenen Lebewesen und über die Geschichte des Schmerzes, d.h. die phylogenetischen, ontogenetischen und historischen Aspekte der Schmerzempfindung und des Schmerzerlebnisses noch einmal überdenken, so können wir nicht umhin, festzustellen, daß der *Schmerz* gleichsam eine *universale Erscheinung* ist, die allen Lebewesen eigen, und welche sich in eigentümlichen Bewegungen, Ausdrucksbewegungen und beim Menschen auch in Bewußtseinsäußerungen kundtut.

Wenn in heutiger Zeit gelegentlich die Forderung erhoben wird, eine völlige Schmerzfreiheit des Menschen müsse das Ziel der Medizin sein, so ist dieses Ziel sicher nicht zu erreichen und außerdem wirklichkeitsfern, daher unlebendig. Schmerz und Leiden sind von jeher ein unvermeidlicher Teil der Lebenserfahrung und der Bewältigung der Lebensaufgaben des Menschen gewesen. Es ist nicht anzunehmen, daß diese Grundeigentümlichkeiten der körperlichen und seelischen Verfassung des Menschen sich jemals ändern werden.

Jünger [8] meint dazu: „Der Schmerz gleicht dem Schatten des Lebens, dem man sich durch keinen Vertrag entziehen kann."

Allerdings gilt noch immer die antike Maxime, daß die Schmerzlinderung, nicht nur des körperlichen, sondern vor allem des seelischen Schmerzes, eine der vornehmsten Aufgaben des Arztes ist.

Auch der große Arzt des Mittelalters *Paracelsus* dachte zuallererst an den seelischen, den metaphysischen Bereich des Schmerzes, wenn er den Ärzten seiner Zeit zurief:

„Das ist kein Arzt, der das Unsichtbare nicht weiß, das keinen Namen trägt, keine Materie hat und doch eine Wirkung!"

Der Dichter *Novalis* [15] hat es später noch deutlicher ausgedrückt: Er sagt in seinen „Fragmenten": „Jede Krankheit kann man Seelenkrankheit nennen."

Diese Worte haben auch in unserer Zeit Gültigkeit und sollten von allen Jüngern der Heilkunde ernsthaft bedacht und voll beherzigt werden.

Literatur

1. Adrian ED Lord (1947) The physical background of perception
2. Blasius W (1973) Schmerz. In: Brockhaus-Enzyklopädie, 17. Aufl. Bd 16, Brockhaus, Wiesbaden
3. Blasius W (1973) Probleme der Lebensforschung – Physiologische Analysen und erscheinungswissenschaftliche Deutungen. Rombach, Freiburg; Problems of life research. Springer, Berlin Heidelberg New York 1976
4. Blasius W (1976) Zu den erkenntnistheoretischen Grundlagen, zur Geschichte und Behandlung des menschlichen Schmerzes. In: Gessler U (Hrsg) Der spastische Schmerz. Aesopus-Verlag, Lugano München
5. Blasius W (1978) Wesen, Geschichte und Behandlung des menschlichen Schmerzes. Dtsch Ärzteblatt 75; 2094, 2164, 2239
6. Blasius W (1978) Der menschliche Schmerz. In: Herderbücherei – Initiative, Bd 26. Herder, Freiburg, S 26

7. Buddenbrock W von (1952) Vergleichende Physiologie, Bd 1: Sinnesphysiologie. Birkhäuser, Basel
8. Jünger E (1942) Über den Schmerz. In: Blätter und Steine. Homburg
9. Kaiser HE (1970) Das Abnorme in der Evolution. Brill, Leiden (mit ausführlichem Literaturverzeichnis)
10. Kaiser HE (1981) Comparative pathology of abnormal growth. Raven Press, New York
11. Kerényi K (1948) Der göttliche Arzt. Zürich. – 2. Aufl: Darmstadt 1956
12. Klages L (1955) Vom Wesen des Bewußtseins, 4. Aufl. München
13. Krukenberg H (1913) Der Gesichtsausdruck des Menschen. Enke, Stuttgart
14. Mahler SM (1972) Symbiose and Individuation. Bd 1: Psychosen im frühen Kindesalter. Klett, Stuttgart
15. Novalis (1962) Werke und Briefe. Kelletat A (Hrsg). Winkler, München
16. Pales (1930) Paleopathologie et pathologie comparative. Masson, Paris
17. Thenius E (1949) Über Gebißanomalien und pathologische Erscheinungen bei fossilen Säugetieren. Sitz.-Ber. Akad. Wiss. Oesterr., math. naturw. Kl. I, 158, S. 272
18. Weizsäcker V von (1968) Der Gestaltkreis, 4. Aufl. Stuttgart
19. Westhues M (1955) Über den Schmerz der Tiere. Münchner Universitätsreden. Neue Folge 12. Hueber, München

Two Central Pathways for Pain

D. Bowsher

Goldscheider [6] first described two forms of sensation which were both described as 'painful'. In addition to ample confirmation of the observation, more recent publications (e.g. Sinclair and Stokes [18]) have stressed that so-called first pain, which is in fact pinprick sensation, is carried by peripheral Aδ fibres; it may be added that it is a purely cutaneous sensation. Second or slow pain, which is real or tissue damage pain, is transduced by polymodal nociceptors (distributed throughout many deep tissues as well as skin) associated with unmyelinated (C) primary afferent fibres [10, 19]. These mechanisms have been reviewed by Mumford and Bowsher [14].

In the present context, the following observations are important:

1. Pinprick (and stimulation of Aδ thermal nociceptors) evokes flexion withdrawal, i.e.

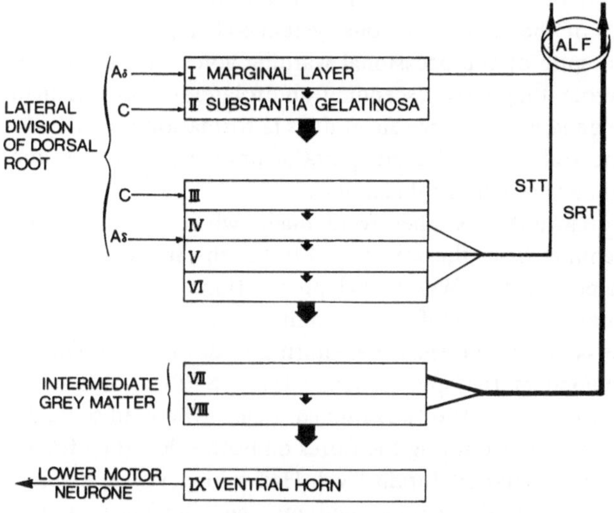

Fig. 1. Diagrammatic representation of input-output relationships of spinal grey matter with respect to the lateral division of the dorsal root. Of the two sets of fibres within the crossed anterolateral funiculus (ALF), the spinothalamic tract (STT) consists mainly of axons from Lamina I (the marginal zone), which receives direct input from Aδ peripheral afferents, and from lamina V (and accessorily from Laminae IV & VI), which is influenced by Aδ peripheral input mainly by convergence from superjacent laminae, though there appear to be some direct primary afferents to these layers. The larger number of spinoreticular fibres (SRT) come principally from laminae VII and VIII, by convergence through superjacent layers mainly from peripheral C fibre input

phasic contraction of flexor muscles, while stimulation of C polymodal nociceptors (in the absence of simultaneous Aδ stimulation) causes phasic contraction of all muscles (spasm, guarding, rigidity) as in fractures, appendicitis, etc. It should be apparent from such considerations that the central connections of the two peripheral nociceptor systems must be different.

2. Narcotic analgesics in the usual doses abolish real pain, of the type mediared by polymodal nociceptors with unmyelinated afferents, but have little effect on pinprick sensation or the reaction to it. It is interesting to note that very recent experimental observations [11] show that anterolateral spinal cord fibres activated by peripheral C fibres are blocked by morphine while those excited by peripheral Aδ afferents are not.

In the following paragraphs two pathways ascending in the anterolateral quadrant of the spinal cord will be described. The smaller is the (neo) spinothalamic tract (STT), while the greater number of fibres is contained in the spinoreticular tract (SRT). They are inextricably mixed in the spinal cord, and both are severed by anterolateral cordotomy; but above the spinomedullary juncton they become to a certain extent dissociated.

The Spinothalamic Tract (STT)

The first clear description of the primate spinothalamic tract was given by Quensel (1898), in that he described a pathway of spinal origin ending in "the lateral nucleus of the thalamus". Due to the fact that the Marchi method favoured the revelation of long pathways consisting of compact fibre bundles, 'classical' neuroanatomy, established prior to 1939, considers the grey centres of the central nervous system as being connected by clearly-defined 'tracts'. This was in spite of the occasional warning voice of such neurologists as Dejérine (1914) who wrote that most ascending anterolateral fibres in man "s'épuisent dans la substance grise de la moelle cervicale et dans la formation réticulée du bulbe"; or Ajuriaguerra (1937) who stated "le faisceau spinothalamique ne contient que peu de fibres qui montent sans relai de la moelle au thalamus".

After the second world war, quantitative studies were made which attempted to establish the number of fibres ascending from the spinal cord to the thalamus. Glees and Bailey (1951) measured the unstained area in Weigert-Pal preparations of the intercollicular region of the human midbrain in a case of long-standing unilateral cordotomy, and then counted the fibres in the same area on the other (normal) side: they concluded that about 1500 fibres were contained in the spinothalamic tract (STT) at this level. Bowsher and Sie (1958; reported in Bowsher, 1963) examined a case who died some 30 days after a unilateral thoracic cordotomy. Counting the fibres on both sides, they found a difference of about 1000 at intercollicular midbrain level. Had a longer time elapsed after operation, allowing all cut fibres to degenerate, and making allowance for the number of fibres probably added to the STT at upper thoracic and cervical levels, this figure agrees well with that of Glees and Bailey.

Following the publication of the famous article by Moruzzi and Magoun in 1949, interest was re-awakened in the reticular formation whose functions and connections had earlier been so accurately described by Kohnstamm and Quensel in 1908 in a publication which had not been re-discovered in 1949. In the 1950's it became fashionable to describe a 'reticular activating system' which was believed to be excited by collaterals of the long ascending pathways, including the spinothalamic. This concept, often accompanied by a diagram, was soon incorporated in textbooks, in some of which it unfortunately remains to this day, despite evidence from as early as 1958 (Bowsher) that primate specific systems do not send collaterals to the reticular formation. So far as the STT is concerned, Kerr and Lippman (1975) failed to find significant degeneration in the reticular formation following midline myelotomy in the monkey; the only significant degeneration below thalamic level was observed in the periaqueductal grey matter (PAG) of the midbrain, and in the thalamus the principal terminations are in the ventroposterolateral nucleus (VPL) and the associated posterior group (PO). A very recent publication by Boivie [3] elucidates the termination of the monkey STT in detail. In essential agreement with the findings of Mehler, Feferman, and Nauta (1960) and Bowsher (1961) in the same species, and with the findings of Bowsher (1957) in man, Boivie found some terminals in the intralaminar nuclei, representing the palaeospinothalamic pathway of Mehler (1957), and a neospinothalamic distribution spreading beyond VPL into the medial part of PO as well as caudo-ventrally into the Voim of Hassler (1959).

Injection of horseradish peroxidase (HRP) into the ventroposterior thalamus of the monkey reveals two distinct and separated sites of origin of STT fibres, 95 % of which are crossed; the filled cells are in lamina I and in laminae IV and V [20].

VPL projects to the first and second somatic sensory areas of the cerebral cortex, which in man are in the postcentral gyrus and the parietal operculum and adjacent part of the insula respectively, while PO projects mainly to the second somatosensory area. However, Jones and Burton (1976) describe a projection from medial PO, but not from VPL, to the retroinsular cortex in the monkey. This is a region which responds to auditory as well as somatic stimuli. While some discrete lesions of this cortex in man have been reported to produce hyperpathia and even spontaneous pain (e.g. Biemond, 1956), there are no indisputable cases of discrete cortical lesions within the general area of SI, SII, and the retroinsular area causing loss of true pain sensation. However, like lesions of thalamic VPL, somatosensory cortical lesions cause loss of pinprick sensation; such a case was recently described by Bowsher [5].

Not only do lesions confined to neospinothalamic relays not cause loss of real pain sensation, but none of these synaptic regions show a high concentration of opiate binding sites; nor does microinjection of morphine into the ventroposterior thalamic nucleus have any analgesic effect. However, as first discovered by Tsou and Jang in 1964 [21], and widely confirmed since that time, morphine microinjection into the periaqueductal grey matter produces highly effective analgesia, as does electrical stimulation at the same site in rat [16] (Mayer et al. 1971) and man [17]. This stimulation-produced analgesia appears to work by exciting serotoninergic neurones in the bulbar nucleus raphe magnus whose axons project in the dorsolateral funiculus of the spinal cord to the spinal substantia gelatinosa (and to the homologous trigeminal substantia gelatinosa) and there activate short-axoned enkephalinergic interneurons (Jessel and Iversen 1977) which can suppress the upward transmission of information generated by noxious stimulation in the periphery. As might be expected, analgesia produced by stimulation of PAG in man is naloxone-reversible [1].

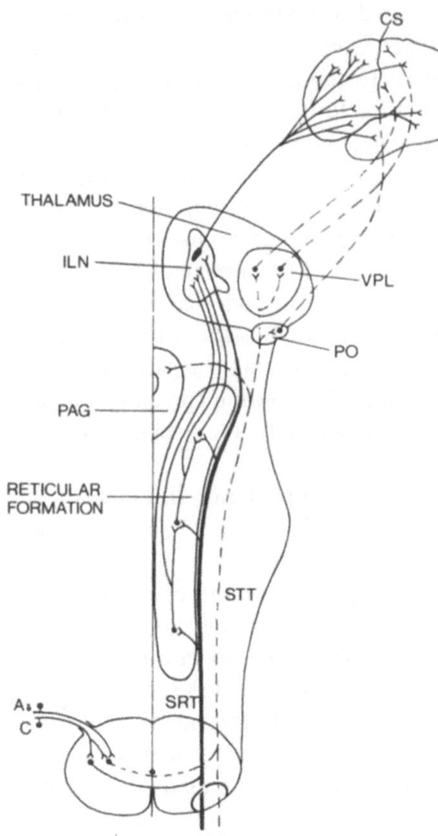

Fig. 2. Specific (spinothalamic) and non-specific (spinoreticulodiencephalic) pathways. Aδ and C are small myelinated and unmyelinated primary peripheral afferents respectively; short-axon spinal interneurones are not shown. The specific pathway is shown as interrupted lines. STT = Spinothalamic tract, giving collaterals to the periaqueductal grey matter (PAG) and terminating in the ventrobasal thalamic nuclear complex, consisting of the posterior group (PO) and the ventroposterolateral nucleus (VPL); these project in a point-to-point fashion to the primary somatosensory cortex behind the central sulcus (CS). The true pain pathway (solid lines) ascends in the spinal cord as spinoreticular fibres (SRT), the longest of which reach the thalamic intralaminar nuclei (ILN), while others relay in the reticular formation. ILN project 'diffusely' to the whole cortex, but with prefrontal predominance

The Spinoreticulodiencephalic Pathway

In addition to the 1500 neospinothalamic fibres, the anterolateral funiculus of the human spinal cord also contains some 30,000 ascending axons destined for the reticular formation *sensu largo*. These two groups of fibres appear to be inextricably mixed in the spinal cord, but in the brainstem the spinoreticular axons deviate medially while neospinothalamic fibres remain in the periphery of the medulla oblongata. The majority (probably some 85 %) of spinoreticular fibres terminate in the medulla oblongata and lower pons; much smaller numbers go on to end in the midbrain reticular formation and intralaminar thalamus (palaeo-spinothalamic fibres). Experiments by Fields et al (1977) in the cat suggest that the majority of SRT fibres ending in the medulla oblongata originate independently of these ending in the midbrain – i.e. the former are not collaterals of the latter. HRP experiments in the monkey suggest that spinoreticular cell bodies are found in two separate areas of the spinal grey matter – lamina V on the one hand and laminae VII and VIII on the other [7].

Efferents from the lower brainstem reticular formation influence the midbrain reticular formation (Nauta and Kuypers 1958; Mancia et al 1974) and intralaminar thalamus

(Bowsher et al. 1968); and the midbrain reticular formation in its turn projects to the intralaminar thalamus and hypothalamus (Scheibel and Scheibel 1965; Bowsher 1975a). The intralaminar thalamic nuclei and hypothalamus may thus be regarded as the diencephalic destination of virtually all ascending reticular traffic. The intralaminar thalamic nuclei project not only to the striatum (Cowan and Powell 1955), but also to the whole non-primary (mainly frontal) cortex (Adrianov 1960; Bowsher 1966; Jones and Leavitt 1974), where they form the morphological substrate of the diffuse thalamocortical projection.

There is considerable evidence that the pontobulbar (Bowsher et al. 1968; Casey 1969; Goldman et al. 1972) and particularly mesencephalic (Becker et al. 1969; Barnes 1976) reticular formation responds to peripheral stimuli within the range defined by Head et al [9] as 'protopathic', and that increase in stimulus intensity is transduced not only by a (non-linear) increase in firing rate but also by recruitment of additional units (for review, see Bowsher [5]). It has also been suggested that some vague localisation of receptive field may be possible because of the activation of different, but heavily overlapping, ensembles of neurones (Segundo et al. 1967; Bowsher 1975b; Eccles et al. 1976).

This polysynaptic spino-reticulo-thalamo-cortical system is capable of modulation at many levels. Unlike the spinothalamic system, several of the synaptic relays show naloxone-reversible opiate binding activity. These include the magnocellular reticular area of the medulla oblongata [2] and the intralaminar nuclei of the thalamus [13]; micro-injection of morphine into the intralaminar thalamus has an analgesic effect in primates [15].

Thus the anterolateral quadrant ot the spinal cord contains two inextricably mixed, but largely independent, fibre systems, which separate above the spinomedullary junction. One is the spinothalamic, passing directly to the ventroposterior thalamus and giving collaterals only to the periaqueductal grey and the thalamic posterior group. Relaying to the primary somatosensory cortex, this system seems to be responsible for high-intensity mechanoreceptive sensation including pinprick, as well as thermal sensibility. The second system, the spino-reticulo-diencephalic, has widespread connectivity throughout the ascending reticular system, hypothalamus, and intralaminar thalamus by opiate-sensitive synapses, and projects diffusely to the whole non-primary cortex.

Attention should be drawn to the collateral projection of STT to PAG, and to the effects of isolated lesions of STT in the brainstem. Since PAG stimulation has analgesic effects, it may be enquired whether collateral excitation of PAG by STT may also have analgesic effects. It is therefore of interest to note that brainstem lesions restricted to STT may produce 'spontaneous' central pain, presumably because they inactivate the pain-suppressing collaterals passing to PAG. Thus the Wallenberg syndrome, when the ischaemia is limited to the lateral part of the retro-olivary medulla oblongata; spinothalamic tractotomy in the midbrain, limited to that part of the mesencephalon containing the STT (Dogliotti-Walker operation); and the thalamic syndrome of Derjérine and Roussy, when limited to the ventroposterior nucleus. All of these while causing thermanaesthesia and loss of pinprick sensation may perhaps produce central pain through the inactivation of afferents to PAG and hence the inhibition of an unaffected SRT. More extensive lesions on the other hand, which also involve the reticular core of the brainstem or the intralaminar nuclei of the thalamus, are not accompanied by central pain.

Since no patient comes to a doctor complaining of pinprick, it is only second, or polymodal C fibre, pain which is of importance to the physician. The foregoing suggests that this pain, which is morphine-sensitive, is vehiculated by the spino-reticulo-diencephalic pathway; and that the 'classical' spinothalamic pathway is of little importance in the transmission of clinically significant pain.

References

1. Adams JE (1976) Naloxone reversal of analgesia produced by brain stimulation in the human. Pain 2:161
2. Akaike A, Shibata T, Satoh M, Takagi H (1978) Analgesia induced by microinjection of morphine into, and electrical stimulation of, the nucleus reticularis paragigantocellularis of rat medulla oblongata. Neuropharmacology 17:775
3. Boivie J (1979) An anatomical reinvestigation of the termination of the spinothalamic tract in the monkey. J Comp Neurol 186:343
4. Bowsher D (1975) Characteristics of central non-specific somatosensory systems. In: Kornhuber HH (ed) Somatosensory systems. Thieme, Stuttgart, p 68
5. Bowsher D (1976) Role of the reticular formation in response to noxious stimulation. Pain 2:361
6. Goldscheider A (1881) Zur Lehre von den specifischen Energien der Sinnesorgane. Schumacher, Berlin
7. Haber L (1978) Personal communication
8. Hassler R (1959) Anatomy of the thalamus. In: Schaltenbrand G, Bailey P (eds) Introduction to stereotaxis with an atlas of the human brain. Thieme, Stuttgart
9. Head H, Rivers WHR, SHERREN J (1905) The afferent nervous system from a new aspect. Brain 28:99
10. Hees J van, Gybels JM (1972) Pain related to single afferent C fibers from human skin. Brain Res 48:397
11. Jurna I, Heinz G (1979) Differential effects of morphine and opioid analgesics on A- and C-fibre-evoked activity in ascending axons of the rat spinal cord. Brain Res 171:573
12. Kerr FWL, Lippman HH (1974) The primate spinothalamic tract as demonstrated by anterolateral cordotomy and commissural myelotomy. Adv Neurol 4:147
13. Kuhar MJ, Pert CB, Snyder SH (1973) Regional distribution of opiate receptor binding in monkey and human brain. Nature 245:447
14. Mumford JM, Bowsher D (1976) Pain and protopathic sensibility. A review with particular reference to the teeth. Pain 2:223
15. Pert A, Yaksh TL (1974) Sites of morphine-induced analgesia in the primate brain: relation to pain pathways. Brain Res 80:135
16. Reynolds DV (1969) Surgery in the rat during electrical analgesia induced by focal brain stimulation. Science 164:444
17. Richardson DE, AKIL H (1977) Pain reduction by electrical brain stimulation in man. J Neurosurg 47:178
18. Sinclair DC, Stokes BAR (1964) The production and characteristics of "second pain". Brain 87:609
19. Torebjörk HE, Hallin RG (1974) Responses in human A and C fibres to repeated electrical intradermal stimulation. J Neurol Neurosurg Psychiat 37:653
20. Trevino DL, Carstens E (1975) Confirmation of the location of spinothalamic neurons in the cat and monkey by the retrograde transport of horseradish peroxidase. Brain Res 98:177
21. Tsou K, Jang CS (1964) Studies on the site of analgesic action of morphine by intracerebral microinjections. Sci Sinica 13:1099

Reactions of Sympathetic Neurones to Noxious Stimulation of Skin: New Experiments and Perspectives*

W. Jänig

In its reactions to various threatening stimuli from the outer and inner environment of the body the sympathetic nervous system is still looked at as a unitary system from the functional point of view. The concept which dominates our thinking is Cannon's concept of the sympatho-adrenal system [3, 4]. In the frame of this concept this system is looked at as a neuronal machinery which regulates various functions in the body for maintenance of homeostasis, for adaptation of the inner milieu and for integration of the sympathetic actions during motor performances of the organism. We know from different fields of research in physiology, particularly from the studies on the neuronal regulation of the circulation in various vascular beds [6, 24, 25] on thermoregulation [1, 37] and on regulation of the gastrointestinal tract [2, 7] that different sections or subsystems of the sympathetic nervous system exert their actions on the target organs in a well-differentiated manner. Furthermore recent analytical approaches to different parts of the sympathetic nervous system supplying various organs, which used neurophysiological methods reveal quite clearly that the sympathetic subsystems exhibit highly differentiated reaction patterns to various well-defined afferent input systems from the surface of the body and from the internal milieu of the body [2, 23]. Thus the reflexes and reactions in the sympathetic subsystems supplying skin and skeletal muscle are reciprocally organized in the central nervous system – at supraspinal and spinal level – with respect to the afferent input systems. This reciprocal organization exists for example between vasoconstrictor neurones supplying skeletal muscle and most vasoconstrictor neurones supplying skin and between sudomotor neurones and vasoconstrictor neurones supplying hairless skin (Fig. 1, s. [18]). It exists also to a certain degree between vasodilatator neurones supplying muscle and skin and the respective vasoconstrictor neurones supplying muscle and skin [9, 16]. These reciprocal reaction patterns reveal that the sympathetic nervous outflows to various target organs consist of anatomically and functionally separate channels which must have each also a distinct organization in the neuraxis. This central organization is to us rather unknown and a puzzle.

As one point of departure for a new interest in the sympathetic nervous system may be an analytical approach to that system with neurophysiological methods [2]. This approach – combined with neurohistological, histochemical and neuropharmalogical methods – may lead to the extension and eventually to a replacement of Cannon's concept of the sympathetic nervous system. This approach will give us then the chance to understand the role of the sympathetic nervous system in different diseases.

* Supported by the Deutsche Forschungsgemeinschaft

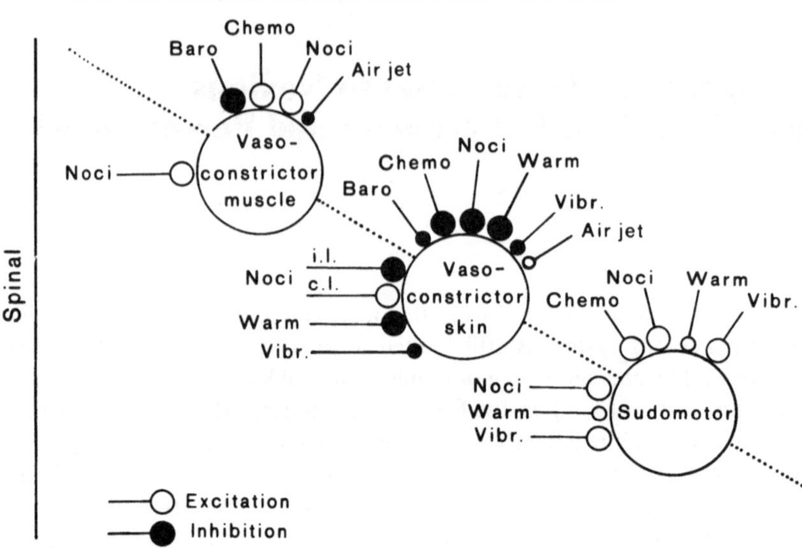

Fig. 1. Organization of Vasoconstrictor systems and sudomotor system in brain-intact animals (supraspinal and spinal) and in spinal animals (spinal) with respect to various afferent input systems. The open and closed small circles indicate excitatory and inhibitory actions induced by activation of the afferent input systems. *Baro:* Stimulation of arterial baroreceptors. *Chemo:* Stimulation of arterial chemoreceptors. *Noci:* Stimulation of cutaneous nociceptors (i.e. ipsilateral; i.e. contralateral). *Vibr.:* Stimulation of Pacinian corpuscles by vibration. *Warm:* Stimulation of warm receptors in the spinal canal. *Air jet:* Stimulation of hair follicle receptors. Modified from [18]

In the present paper some aspects of the relation between nociceptive afferent inputs from the skin and sympathetic neurones supplying the vascular beds of skeletal muscle and skin (muscle and cutaneous vasoconstrictor neurones) and the sweat glands of the hairless skin are discussed. Arguments will be given that there exist specific reflex pathways from the nociceptive afferents to sympathetic efferents.

Methods

All data were obtained on cats anaesthetized with α-chloralose (50–60 mg/kg i.p. or i.v.), some of the spinal cats were anaesthetized by ketamine hydrochloride (20 mg/kg per hour). The animals were immobilized by sodium triethiodide (Flaxedil) and artificially ventilated (end-expiratory CO_2 4 %). Blood pressure measured by an intracarotid or an intrafemoral catheter was always above 110 mm Hg. Body core temperature measured intraesophageally was kept at 38 to 38.5°C by a heating plate. Two preparations were used: brain-intact cats and chronic spinal cats (71–129 days after low thoracic section of the spinal cord, see [15, 22]). The neuronal activity has been recorded from postganglionic neurones supplying the vascular beds of skin and skeletal muscle and from postganglionic neurones supplying sweat glands in the hairless skin of the cat's hindlimb.

For this purpose bundles with few or single postganglionic axons were isolated from the respective nerves. The postganglionic axons were identified by stimulation of the lumbar sympathetic trunk [11]. Furthermore they were identified functionally by their reflex patterns [8, 10, 11, 13–15, 17, 19, 22]. The activity of the sweat glands in the hairless skin of the hindfeet was determined by recording the skin potential from the surface of the hairless skin [20].

Results

1. Effects of noxious cutaneous stimulation on vasoconstrictor and sudomotor neurones

In brain-intact chloralose-anaesthetized cats noxious stimulation of the skin of the ipsilateral hindlimb elicits excitation of the muscle vasoconstrictor neurones (Fig. 2 A) and inhibition of most cutaneous vasoconstrictor neurones (Fig. 2 A; Fig. 2 B large action potential). Some cutaneous vasoconstrictor neurones are excited on noxious stimulation of skin [14].

Postganglionic neurones innervating the sweat glands in the hairless skin are also excited by cutaneous noxious stimulation in brain-intact cats. This excitation is more pronounced in animals being under light ketamin or methohexital-anaesthesia (Fig. 2 C) than under the chloralose-anaesthesia used normally in our investigations (Fig. 2 B, small action potential and skin potential) [19, 20].

The same pattern, namely excitation of muscle vasoconstrictor neurones and sudomotor neurones and inhibition of cutaneous vasoconstrictor neurones, exists also in chronic spinal preparations (Fig. 3) [15, 22]. Thus it is feasable to assume that these reflexes are, at least in part, organized at the spinal cord level.

2. Spatial organization of the reflexes

A remarkable feature of the depression produced in cutaneous vasoconstrictor neurones by noxious stimulation of skin is its spatial organization. This is demonstrated in Fig. 4 for the activity in a bundle with two cutaneous postganglionic axons supplying hairy skin (A_1–C_1). Stimulation of the digits of the ipsilateral hindlimb produced a large long-lasting inhibition of the activity in the cutaneous postganglionic neurones (Fig. 4 A_1). Stimulation of the toes of the contralateral hindlimb (B_1) or of the contralateral forelimb produced only short lasting inhibitions or no inhibition [14].

Even more pronounced was the spatial organization for the cutaneous postganglionic vasoconstrictor neurones supplying hairy skin of the tail [11]. These neurones were inhibited by noxious stimulation of the tail‘s skin and mostly excited by stimulation of the toes of the hindlimbs.

The spatial organization of the inhibitory reflexes in cutaneous vasoconstrictor neurones elicited by noxious cutaneous stimuli can also be shown to exist in chronic spinal preparations (Fig. 5 D). In these preparations the cutaneous postganglionic vasoconstrictor neurones were inhibited by noxious stimulation of the skin area which is innervated by the postganglionic neurones and mostly excited or not affected by stimulation of the skin of the contralateral extremity [15, 22].

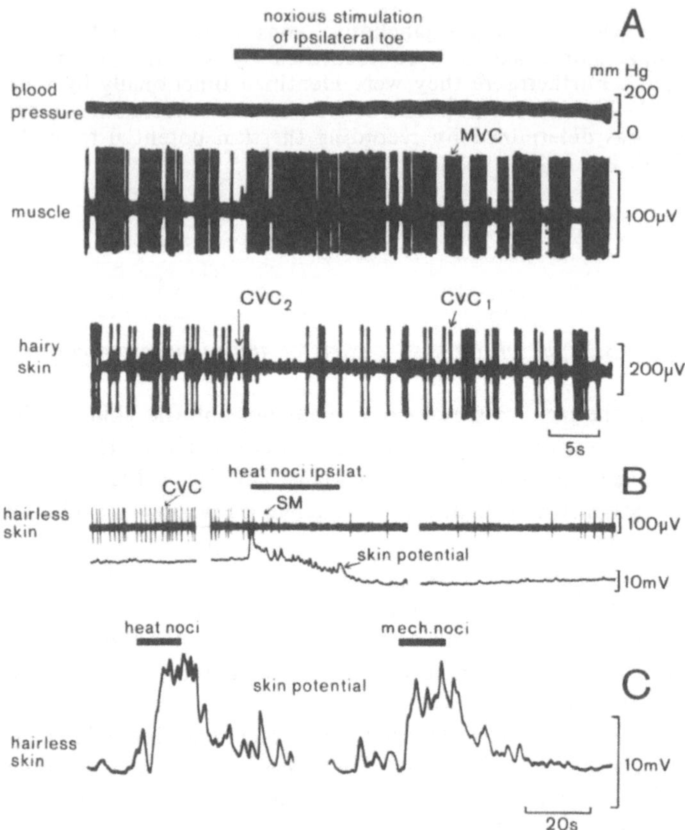

Fig. 2 A–C. Effects of noxious stimulation of skin in brain-intact cats. **A** Simultaneous recording from a single postganglionic vasoconstrictor neurone supplying skeletal muscle (mvc) and two postganglionic vasoconstrictor neurones supplying hairy skin (CVC_1, CVC_2). Notice the long-lasting inhibition of CVC_2. **B** Recording from a bundle with one cutaneous vasoconstrictor axon (CVC) and one sudomotor axon (SM) supplying hairless skin of the paw. Simultaneous recording of the skin potential from the surface of the hairless skin. **C** Recording of the skin potential from the left forepaw. Stimulation of a toe of the left forepaw with radiant heat (55°C) and mechanically. **A** and **B** animal under chloralose anaesthesia, **C** animal under light ketamine anaesthesia. **A** from Blumberg and Jänig, unpublished. **B** from [19], **C** from [20]

In contrast to these types of reflexes in cutaneous vasoconstrictor neurones, those in muscle vasoconstrictor neurones and sudomotor neurones exhibited no obvious spatial organization to noxious stimulation of skin in brain-intact and in spinal preparations [14, 15]. This is shown for muscle vasoconstrictor neurones in Fig. 2 A_2–C_2. Furthermore reflexes elicited in vasoconstrictor neurones supplying skin and muscle by afferent inputs from hairfollicle receptors exhibited also no spatial organization [13]. Thus the spatial organization of the reflexes in cutaneous vasoconstrictor neurones is probably specific for this type of sympathetic subsystem as compared to the corresponding reflexes in vasoconstrictor neurones supplying skeletal muscle and in sudomotor neurones.

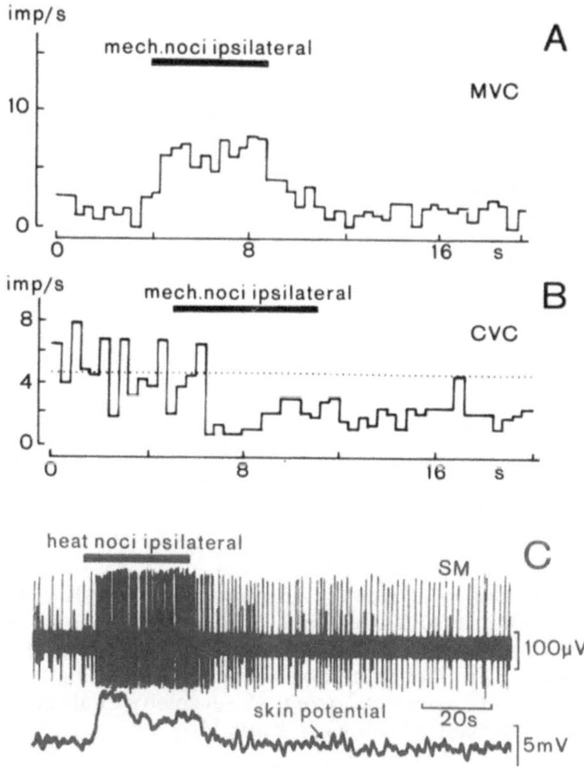

Fig. 3 A–C. Effects of noxious stimulation of skin of the toes of the ipsilateral hindpaw in chronic spinal cats. **A** Recording from a bundle with two postganglionic axons supplying skeletal muscle. Histogram obtained from 8 successive trials. Cat 48 days after spinalization. **B** Recording from a bundle with postganglionic axons supplying hairy skin. Histogram obtained from 5 successive trials. Cat 96 days after spinalization. **C** Recording from a bundle with one sudomotor axon (SM) supplying hairless skin of the hindpaw. Lower record skin potential recorded from the surface of the central pad of the same hindpaw. Cat 120 days after spinalization. (**A** and **B** from [15]. **C** Jänig and Spilok, unpublished observations)

3. Long-lasting reactions to short-lasting stimuli

Another remarkable feature of the reactions to noxious stimulation of skin in cutaneous vasoconstrictor neurones, but not in muscle vasaconstrictor neurones (Fig. 3 A, 4 B), is the long duration of the reaction to short-lasting noxious stimuli. This can frequently be seen for the inhibition in cutaneous vasoconstrictor neurones in brain-intact animals (Fig. 2 B large action potential; Fig. 4 A_1), but is especially quite obvious in chronic spinal cats (Fig. 5 D, left stimulus). Fig. 5 A–C illustrates a characteristic experiment in which the skin temperature has been recorded from the surface of the central pads of right and left hindfoot in a chronic spinal animal. On stimulation of a toe of the left hindfoot the temperature on the surface of the central pad of the left hindfoot increased rapidly (A), that on the surface of the right hindfoot decreased slightly (B). Noxious stimulation of a toe of the right hindfoot led to an increase of the temperature of the right hindfoot (B) and an accelerated decrease of the temperature on the surface of the left hindfoot (A). Spinal cord warming – which excites warm-sensitive structures in the spinal canal [37] – induced an increase of the temperature in the skin of both hindpaws. The long-lasting increase of the temperature induced by cutaneous noxious stimulation was not accompanied by a rise of the blood pressure; thus the rise of the temperature was due to a vasodilatation and not due to an increased perfusion pressure. The pattern and duration of the change of the skin temperature after noxious cutaneous stimuli

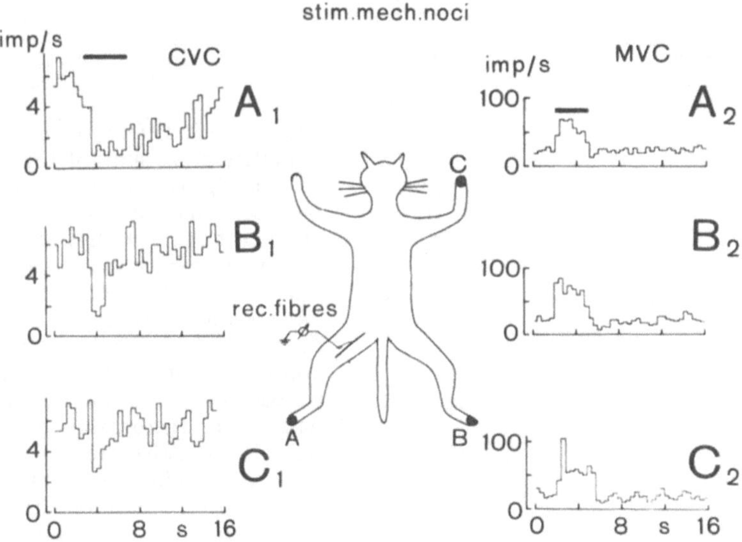

Fig. 4. Spatial organization of reflexes elicited by noxious cutaneous stimulation. Recordings from a bundle with two postganglionic vasoconstrictor neurones (CVC) supplying hairy skin **(A_1 – C_1)** and a bundle with several postganglionic vasoconstrictor neurones (MVC) supplying skeletal muscle. **(A_2 – C_2)**. The stimuli were applied to the digits of the feet as indicated. Histograms in **A_1 – C_1** obtained from 15 successive trials each, histograms in **A_2 – C_2** obtained from 10 successive trials each. From [14]

correspond exactly to what has been observed in postganglionic vasoconstrictor neurones supplying the paws' skin (Fig. 5 D).

Cutting the plantar skin of the left hindfoot with a scalpel (for exposing the medial plantar nerve) and dissecting single bundles from the medial plantar nerve (for recording from postganglionic axons) produced a large increase of the temperature on the surface of the central pad of the left hindpaw (Fig. 5 C). This high temperature was maintained for long time after the operation and during the dissection of fibre bundles from the medial plantar nerve. The same long-lasting increase of the temperature on the skin surface was observed after repeated noxious stimulation of the skin in fast succession. Thus it is *not* surprising when many postganglionic axons dissected from the medial plantare nerve do not show any resting activity in chronic spinal cats.

The sudomotor neurones innervating the sweat glands in the hairless skin of the hindpaw also exhibited long lasting responses in chronic spinal cats (Fig. 6 A, C). After the reflex activation of the sudomotor neurones by the noxious stimulus the resting activity in the neurones was increased for up to 10 min (Fig. 6 C). This long-lasting enhancement of the activity in the sudomotor neurones could not be observed when the reflex activation was brought about by stimulation of the other powerful afferent system from the skin, the afferents from the Pacinian corpuscles (vibrational receptors) in the hindpaw [19, 20, 22]. This is shown in Fig. 6 B. Also in brain-intact animals neither noxious stimulation of skin nor vibrational stimuli produced the long-lasting enhancement of the sudomotor system.

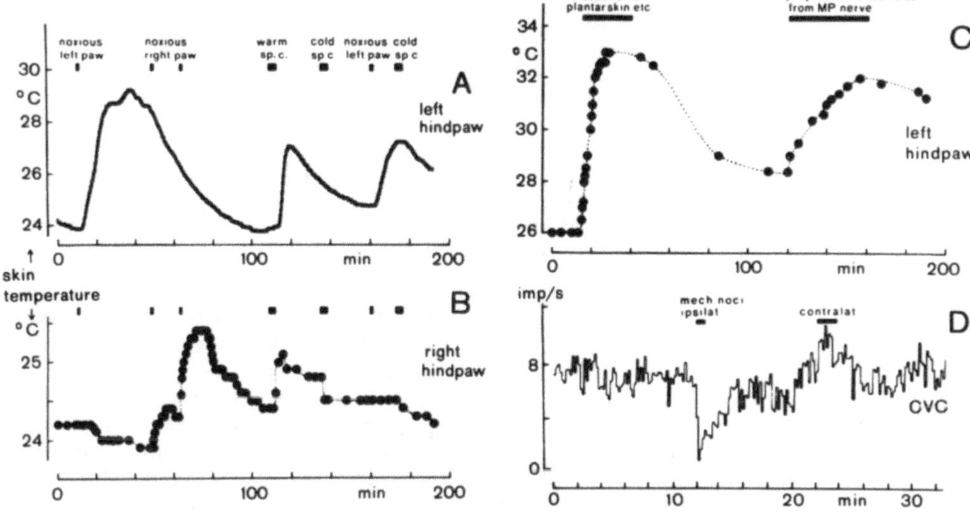

Fig. 5 A–D. Effects of noxious stimulation of skin on neuronal vasoconstrictor activity supplying hairless skin of the cats hindpaw in a chronic spinal cat. **A–C.** Recording of temperature on the surface of the central pads of the hindpaws. **A** and **B** recorded simultaneously. The noxious stimuli were applied mechanically to the toes of the respective hindpaws. In order to warm and cool the spinal cord (sp.c.) the vertibral canal was warmed and cooled by an extradurally located tubing which was perfused with water of varying temperature (see [9, 37]). In **C** the plantar skin of the left hindpaw was opened for exposing the medial plantar nerve (left increase of temperature) and bundles with postganglionic axons were dissected from the medial plantar (MP) nerve. Cat 130 days after spinalization. **D** Activity in a bundle of postganglionic vasoconstrictor axons supplying hairless skin before, during and after noxious stimulation of the toes of the ipsilateral and contralateral hindpaw. Cat 108 days after spinalization. (**A–C** Jänig and Kümmel, unpublished. **D** from [22])

Several experimental findings argue that the long-lasting enhancement of the reactions in cutaneous vasoconstrictor neurones and in sudomotor neurones is of central (spinal) origin and not of peripheral origin, i.e. due to sensitization of nociceptors [29, 35]: 1. Repetitive electrical stimulation of the central cut end of the lateral plantar nerve produced the same effects in the sudomotor neurones. 2. The first noxious stimulus applied in an individual experiment produced the enhancement. 3. The enhancement could not be produced in the sudomotor neurones in brain-intact preparations. 4. Somato-sympathetic reflexes in the sudomotor neurones did not increase during repeated noxious stimulation; this should be expected when sensitization of nociceptors is responsible for the enhancement.

The characteristics of the reactions of cutaneous vasoconstrictor neurones and sudomotor neurones to noxious stimuli of skin in spinal cats argue that there exist specific spinal reflex pathways mediating them.

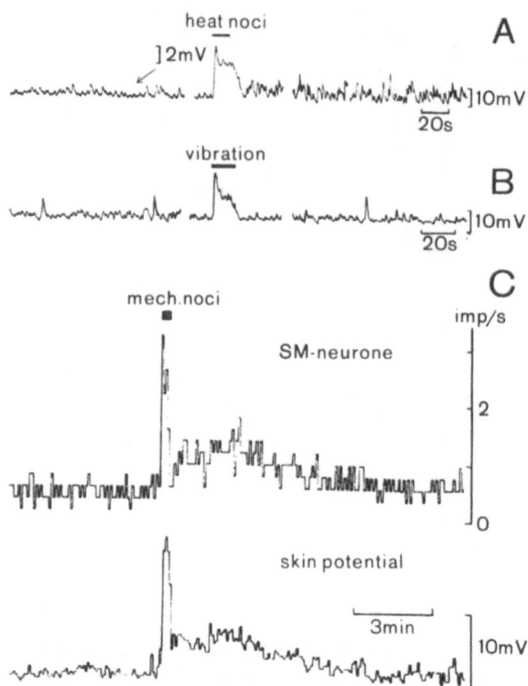

Fig. 6 A–C. Long-lasting enhancement of activity in sudomotor neurones after noxious stimulation of skin in chronic spinal cats. **A, B** Recording of skin potential from central pad of hindpaw. Noxious stimulation of skin (toe) with radiant heat (55°C) and vibrational stimulation. Preparation 72 days after spinalization. **C** Simultaneous recording of activity in a single sudomotor axon and of skin potential. Mechanical noxious stimulation of toe. (**A** and **C** from [22]; **B** Jänig and Spilok, unpublished)

4. Reaction of sudomotor reflexes to the anaesthetics ketamine and methohexital

In the cat reflexes in sudomotor neurones can be evoked from the skin by two different afferent input systems: from Pacinian corpuscles in the hindpaw and from cutaneous nociceptors. These reflexes are probably mediated by two different spinal pathways [19, 20, 22].

Both reflexes react in a reciprocal manner to the anaesthetics ketamine hydrochloride (Ketanest) and methohexital-sodium (Brevimytal) in brain-intact cats; furthermore both anaesthetics have reciprocal effects on each of the reflexes. This is illustrated in Fig. 7 and

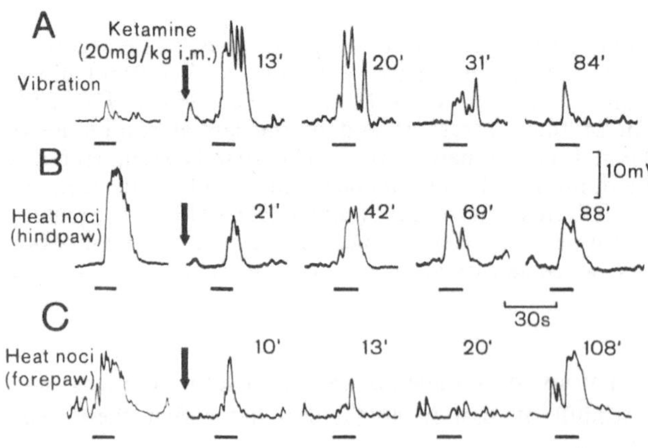

Fig. 7 A–C. Effects of ketamine hydrochloride (20 mg/kg i.m.) on electrodermal reflexes elicited by vibrational stimulation and by noxious stimulation of skin. **A** Skin potential recorded from left hindpaw. **B, C** Skin potential recorded from and noxious stimuli applied to left hindpaw and left forepaw respectively. The numbers indicate the time in min after injection. Before application of ketamine the animal was in light ketamine anaesthesia. From [21]

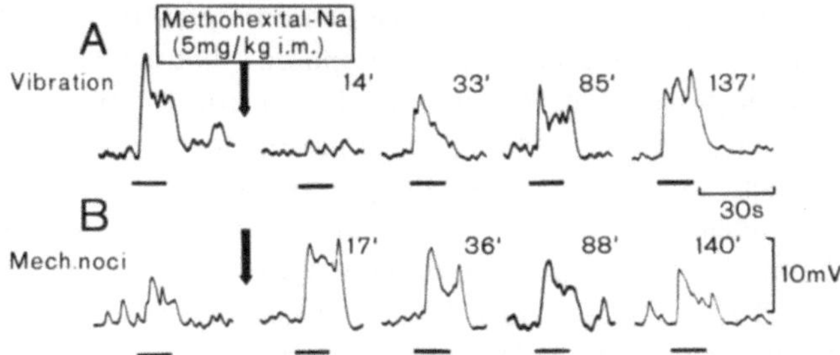

Fig. 8 A, B. Effects of methohexital sodium (5 mg/kg i.m.) on electrodermal reflexes elicited by vibrational stimulation and by mechanical noxious stimulation of skin (left forepaw). The electrodermal reflexes were recorded from left hindpaw (**A**) and left forepaw (**B**). The numbers indicate the time in min after injection. Before application of methohexital the animal was in light ketamine anaesthesia. From [21]

8. Ketamine enhances the reflex elicited by vibrational stimulation and suppresses the reflex elicited by noxious stimulation of skin (Fig. 7). Methohexital has effects on both reflexes which are opposite to those induced by ketamine: it depresses the reflexes on vibrational stimulation and enhances the reflexes on cutaneous noxious stimulation (Fig. 8) [21].

In spinal preparations both anaesthetics do not have these reciprocal effects on both reflexes, but only a small general depressive effect on the sudomotor activity. Thus it is very likely that both anaesthetics influence supraspinal brain structures and exert their effects on both spinal reflex pathways via descending spinal pathways. Furthermore the reciprocal actions of both anaesthetics on both reflexes support strongly the tentative conclusion made above that both reflexes are mediated by two different spinal reflex pathways.

Discussion and perspectives

Since long time it is supposed that the efferent sympathetic nervous system is involved in the production and maintenance of certain pain states. This conjecture is proposed by several clinical observations and by the – in part successful – treatment of such pain states by sympathectomy performed surgically or chemically (pharmacologically) [26, 28, 40]. The prototype of such "peripheral" painful state is "causalgia" which designates a clinical pain syndrome which may develop following a nerve injury. This pain state occurs most frequently as a result of war wounds and is today relatively rarely seen [27 30–32]. But also in other chronic painful conditions sympathetic block leads sometimes to a temporary or permanent relief from pain. These are for example reflex sympathetic dystrophy, partial peripheral nerve lesions, limb amputation with neuroma formation, painful scar syndrome, past-herpetic neuralgia and others [28]. There is good evidence that sympathetic block is very likely to relieve the pain when hyperpathia is present and that the block does most likely not relieve pain when hyperpathia is absent [28].

The neuronal mechanisms being responsible for the sustained chronic pain are largely unknown and therefore a matter of speculation. It is proposed that activity in sympathetic postganglionic adrenergic fibres leads to an activation of afferent fibres in the pathologically changed tissue and that this ongoing abnormal plattern of afferent activity disturbs the central – spinal – neuronal machinery processing the impulse activity from nociceptive and non-nociceptive afferents. This in turn may lead to the abnormal pain perception on the one hand and to an abnormal pattern of activity in the sympathetic outflow to the damaged tissue on the other hand, thus leading by a positive feedback mechanism to some sort of vicious circle. This process would also explain that the pain is aggravated by central (emotional) stimuli and that the abnormal pain sensations last longer than normally and irradiate beyond the territory of the damaged tissue [27, 28, 38].

The key points to the understanding of the relation between sympathetic nervous system and certain pain states may be the well organized reaction patterns in the sympathetic subsystems under normal conditions (see Fig. 1) and the characteristics of the spinal pathways being responsible for the reactions of the sympathetic subsystems to noxious stimulation. In the abnormal interaction which may occur between sympathetic nervous system and peripheral and central (preferentially spinal) nervous mechanisms of nociception under pathophysiological conditions three mechanisms which can possibly be tested experimentally may be of importance: 1) A disturbance of the central (probably spinal) neuronal machinery which should be reflected in distorted reaction patterns of the sympathetic subsystems. This disturbance may be produced a) by a constant input in the nociceptive afferent fibres, b) by a change of the proportion of the afferent inflow occurring in thin, nociceptive afferent fibres and in thick, non-nociceptive afferent fibres, and c) by a central process deriving from supraspinal neuronal mechanisms. 2) An influence of sympathetic fibres on afferent fibres in the area of the patholocigally distorted tissue. This action may be exerted directly on the afferent fibres by noradrenalin released from the efferent fibres ([39] Andersson and Thoren; Blumberg and Jänig, unpublished observations) and by artificial electrical synapses (ephapses) [5, 33, 34] and indirectly by changing the extracellular fluid environment of the afferent terminals [41]. This direct and indirect sympathetic action on afferent fibres may lead in turn to a central (spinal) disturbance or to an aggravation of an existing central disturbance thus constituting some sort of self-sustained vicious circle. 3) Some unknown or poorly understood synaptic process in the sympathetic ganglia, leading to long-lasting excitations of postganglionic vasoconstrictor neurones produced by short-lasting activations of preganglionic neurones, can also not be excluded. This process, which is probably largely non-cholinergic ([12]; Jänig, Krauspe and Wiedersatz, unpublished observations) would also lead to a disturbed discharge pattern of the postganglionic neurones.

What has to be done to learn more about the neuronal mechanisms which are behind the elusive, puzzling problem "sympathetic nervous system and pain"? First of all, we have to continue with our analytical approach by studying single sympathetic neurones and their connectivities with neurophysiological and other methods. This approach is highly desirable since our concepts and knowledge of the organization of the sympathetic nervous system are approximately 15–30 years behind those of the sensory systems, the somatomotor system and the neuroendocrine system. This analysis should comprise the spinal cord and higher brain areas, the sympathetic ganglia and the interaction between postganglionic neurones and target organs (including afferent fibres).

Second, we have to look for models in animals in which the mutual interaction of sympathetic systems and afferent systems can be studied. One possible model being introduced by Wall [39] is the artificially produced neuroma. Additionally, other models should be designed in which the role of the sympathetic nervous system in various chronic painful states (see above) can be studied. Third, we have to develop animal models in which behaviour can be studied under chronic painful conditions.

Summary

Sympathetic subsystems supplying the vascular beds of skin and skeletal muscle (vasoconstrictor neurones) and sweat glands in the hairless skin (sudomotor neurones) exhibit characteristic reaction patterns upon activation of afferent systems from the skin surface and from the interior of the body. These reaction patterns are reciprocally organized with respect to the afferent input systems, first between muscle vasoconstrictor system and cutaneous vasoconstrictor system and second between cutaneous vasoconstrictor system and the sudomotor system.

Reactions produced by noxious stimulation of skin in cutaneous vasoconstrictor neurones and sudomotor neurones exhibit distinct characteristics. Cutaneous vasoconstrictor neurones are mostly inhibited upon noxious stimulation of skin. This reflex is spatially organized and outlasts the stimulus considerably. These features are particularly pronounced in chronic spinal preparations. The excitatory reactions in sudomotor neurones exhibit no obvious spatial organization, but show long-lasting afterdischarges in chronic spinal preparations. It is very likely that these reactions in cutaneous vasoconstrictor neurones and in sudomotor neurones are dependent on specific spinal reflex pathways.

The implications of these studies for the analysis of the peripheral and central neuronal mechanisms being involved in certain chronic pain states which depend at least in part on an intact sympathetic innervation of the area of damaged tissue are discussed. It is hypothesized that in these chronic pain states the reaction patterns in the sympathetic subsystems and therefore most likely in the autonomic spinal reflex machinery are disturbed. This disturbance and some sort of peripheral interaction between sympathetic fibres and afferent fibres may be – at least in part – considered as causative in the production and maintenance of the abnormal pain states. It is emphasized that a successful solution of this challenging problem requires a rigorous analytical approach to the autonomic nervous system and the development of animal models for the investigation of chronic pain.

Literature

1. Bligh J (1973) Temperature regulation in mammals and other vertebrates. North Holland Publ. Amsterdam London Elsevier Amsterdam New York
2. Brooks C McC, Koizumi K, Sato A (1979) Integrative functions of the autonomic nervous system. University of Tokyo Press; Elsevier, Amsterdam; North-Holland Biomedical Press, Amsterdam
3. Cannon WB (1929) Bodily changes in pain, hunger, fear and rage. 2 nd ed. Appleton, New York

4. Cannon WB (1932) The wisdom of the body. Norton, New York, revised 1939
5. Doupe J, Cullen CR, Chance GO (1944) Post-traumatic pain and the causalgic syndroms. J Neurol Neurosurg Psychiat 7:33
6. Folkow B, Neil E (1971) Circulation. Oxford University Press, New York London Toronto
7. Furness JB, Costa M (1974) The adrenergic innervation of the gastrointestinal tract. Ergebn Physiol 69:1
8. Gregor M, Jänig W (1977) Effects of systemic hypoxia and hypercapnia on cutaneous and muscle vasoconstrictor neurones to the cat's hindlimb. Pflügers Arch 368:71
9. Gregor M, Jänig W, Riedel W (1976) Response pattern of cutaneous postganglionic neurones to the hindlimb on spinal cord heating and cooling in the cat. Pflügers Arch 363:135
10. Gregor M, Jänig W, Wiprich L (1977) Cardiac and respiratory rhythmicities in cutaneous and muscle vasoconstrictor neurones to the cat's hindlimb. Pflügers Arch 370:299
11. Grosse M, Jänig W (1976) Vasoconstrictor and pilomotor fibres in skin nerves to the cat's tail. Pflügers Arch 361:221
12. Hoffmeister B, Hussels W, Jänig W (1978) Long-lasting discharge of postganglionic neurones to skin and muscle of the cat's hindlimb after repetitive activation of preganglionic axons in the lumbar sympathetic trunk. Pflügers Arch. 376:15
13. Horeyseck G, Jänig W (1974) Reflexes in postganglionic fibres within skin and muscle nerves following mechanical non-noxious stimulation of skin. Exp Brain Res 20:115
14. Horeyseck G, Jänig W (1974) Reflexes in postganglionic fibres within skin and muscle nerves after noxious stimulation of skin. Exp Brain Res 20:125
15. Horeyseck G, Jänig W (1974) Reflex activity in postganglionic fibres within skin and muscle nerves elicited by somatic stimuli in chronic spinal cats. Exp Brain Res 21:155
16. Horeyseck G, Jänig W, Kirchner F, Thämer V (1976) Activation and inhibition of muscle and cutaneous postganglionic neurones to hindlimb during hypothalamically induced vasocontriction and atropine-sensitive vasodilation. Pflügers Arch 361:231
17. Jänig W (1975) Central organization of somatosympathetic reflexes in vasoconstrictor neurones. Brain Res 87:305
18. Jänig W (1979) Reciprocal reaction patterns of sympathetic subsystems with respect to various afferent inputs. In: Brooks C McC, Koizumi K, Sato A (eds) Integrative functions of the autonomic nervous system. University of Tokyo Press, p 263
19. Jänig W, Kümmel H (1977) Functional discrimination of postganglionic neurones to the cat's hindpaw with respect to the skin potentials recorded from the hairless skin. Pflügers Arch 371:217
20. Jänig W, Räth B (1977) Electrodermal reflexes in the cat's paws elicited by natural stimulation of skin. Pflügers Arch 369:27
21. Jänig W Räth B (1980) Effects of anaesthetics on reflexes elicited in the sudomotor system by stimulation of Pacinian corpuscles and of cutaneous nociceptors. J auton Nerv Syst 2:1
22. Jänig W, Spilok N (1978) Functional organization of the sympathetic innervation supplying the hairless skin of the hindpaws in chronic spinal cats. Pflügers Arch 377:25
23. Koizumi K, Brooks C McC (1972) The integration of autonomic system reactions. Ergebn Physiol 67:1
24. Korner P I (1971) Integrative neural cardiovascular control. Physiol Rev 51:312
25. Korner PI (1979) Central nervous control of autonomic cardiovascular function. In: Handbook of physiology. Section 2: The cardiovascular system. Vol. I: The Heart. American Physiological Society, Bethesda, Maryland, p 691
26. Leriche R (1949) La chirurgie de la douleur. 3 rd ed. Masson, Paris

27. Livingston WK (1976) Pain mechanisms. Plenum Press, New York London. Reprint of the 1943 ed. published by Macmillan, New York
28. Loh L, Nahan PW (1978) Painful peripheral states and sympathetic blocks. J Neurol Neurosurg Psychiat 41:664
29. Lynn B (1977) Cutaneous hyperalgesia. Med Bull 33:103
30. Melzack R (1973) The puzzle of pain. Basic Books, Inc., Publishers, Harper Torchbooks (TB 5022), New York
31. Mitchel SW(1872) Injuries of nerves and their consequences. Lippincott, Philadelphia
32. Mitchel SW, Morehouse GR, Keen WW (1864) Gunshot wounds and other injuries of nerves. Lippincott, Philadelphia
33. Nathan PW (1947) On the pathogenesis of causalgia in peripheral nerve injuries. Brain 70:145
34. Noordenbos W (1959) Pain. Elsevier, Amsterdam London New York Princeton
35. Perl ER, Kumazawa T, Lynn B, Kenins P (1976) Sensitization of high threshold receptors with unmyelinated (C) afferent fibres. In: Somatosensory and visceral receptor mechanisms. Prog Brain Res 43:263
36. Sato A (ed) (1975) Central organization of the autonomic nervous system. Brain Res 87:137
37. Simon E (1974) Temperature regulation: The spinal cord as a site of extrahypothalamic thermoregulatory functions. Rev Physiol Biochem Pharmacol 71:1
38. Sunderland S (1978) Nerves and nerve injuries. 2nd ed. Churchill, Livingstone Edinburgh London New York
39. Wall PD, Gutnick M (1974) Ongoing activity in peripheral nerves: the physiology and pharmacology of impulses originating from a neuroma. Exp Neurol 43:580
40. White JC (1974) Sympathectomy for relief of pain. Adv Neurol 4:629
41. Zimmermann M (1979) Peripheral and central nervous mechanisms of nociception, pain and pain therapy facts and hypotheses. Adv Pain Res Ther 3:3

Pharmakologie dünner Schmerzfasern

F. Lembeck

Schmerz wird von der Stelle, wo er ausgelöst wird, durch rasch leitende myelinhaltige A-Fasern und langsam leitende, myelinfreie C-Fasern zum Rückenmark geleitet. Experimentelle Arbeiten der letzten Jahre brachten neue Erkenntnisse über den Mechanismus der Schmerzauslösung und die Neurotransmission der dünnen afferenten, nociceptiven Fasern.

Schmerzrezeptoren

Als Schmerzrezeptoren faßt man die freien Nervenendigungen der Schmerzfasern auf. Sie liegen in der Haut, in Schleimhäuten und in der Gefäßwand. Untersuchungen über Schmerzrezeptoren in der Gefäßwand wurden in den letzten Jahren mit einer dafür besonders geeigneten Versuchsanordnung durchgeführt. Das Ohr eines narkotisierten Kaninchens wird vom Körper abgetrennt, bleibt jedoch über den N. auricularis mit dem Körper verbunden. Das isolierte Ohr wird durchströmt; Substanzen, die in den arteriellen Zustrom des Ohres injiziert werden, erreichen den übrigen Körper nicht. Die Injektion schmerzauslösender Stoffe in das Ohr löst über Erregung von C-Fasern einen Schmerzreflex aus, der in Form einer, entsprechenden Größe, der Stärke des Schmerzes, zu einem Blutdruckabfall führt. Die wirksamste Substanz, welche bei intraarterieller Injektion Schmerz auslöst, ist Bradykinin [21]. Zahlreiche andere körpereigene Stoffe sind ebenfalls wirksam, jedoch erst in hundertfacher oder noch höherer Dosis. Diese Versuche zeigen, daß Schmerzrezeptoren, wenn auch quantitativ unterschiedlich, auf viele Substanzen ansprechen. Bradykinin, wie auch andere schmerzauslösende Stoffe, setzen in Sekunden aus extraneuronalem Gewebe Prostaglandine frei, welche die analgetische Wirkung von Bradykinin um das 30–50fache verstärken [27]. Dieser „Verstärkermechanismus" durch Prostaglandine wird ausgeschaltet, wenn die Prostaglandinsynthese durch „aspirinartige" Analgetika gehemmt wird. Darauf beruht deren analgetische Wirkung zum größten Teil (Review: Juan 1978). Unter exogenen Stoffen, die sowohl bei der experimentellen Injektion in die Arterie, wie auch in Folge von Penetration durch die Haut, zu einer Schmerzerregung führen, gehört Capsaicin, wie von dem früher verwendeten Capsicum-Pflaster bekannt.

Capsaicin

Jancsó (Review: 1966) machte einige wichtige experimentelle Entdeckungen über die Wirkung von Capsaicin auf nociceptive Neurone. Er zeigte, daß die durch Capsaicin ausgelösten Zeichen der Entzündung, erkennbar an der Plasmaextravasation, nach chronischer sensibler Denervation nicht mehr auftritt, und postulierte, daß Capsaicin sensible Nerven reizt, welche auf diesen Reiz an ihren peripheren Nervenendigungen einen Neurotransmitter abgeben, der zu Vasodilatation und Plasmaextravasation führt. Er zeigte ferner, daß die systemische Injektion von Capsaicin in sehr großen Dosen zu einer „chemischen Denervation" ausschließlich und selektiv von bestimmten nociceptiven Neuronen führt. Wenn die Capsaicin-Vorbehandlung bei Ratten in den ersten 10 Tagen des Lebens erfolgt, entsteht eine irreversible Ausschaltung dieser dünnen Nervenfasern [7, 16]. Die neurochemischen Veränderungen in diesen Fasern und die gleichzeitig verringerte Schmerzempfindlichkeit machten damit Capsaicin zu einem wichtigen Werkzeug für die Erforschung der Funktion von Substanz P, welche in diesen Fasern enthalten ist (Abb. 1).

Substanz P

Substanz P ($RPHPQQFFGLM\text{-}NH_2$ [1]) ist ein Peptid mit 11 Aminosäuren, welches im Nervensystem und im Darm vorkommt. Substanz P wurde von Euler und Gaddum (1931) aufgrund von Eigenschaften entdeckt, welche mit einer Wirkung im Nervensystem zunächst nichts zu tun haben; Substanz P führt zur Kontraktion glatter Muskeln des Darmes und zu Vasodilatation. Nach ergebnislosen früheren Versuchen, Substanz P zu isolieren, gelang dies im Verlauf einer Suche nach dem Corticotropin Releasing Faktor vor wenigen Jahren Leeman et al. (Review: 1975), gefolgt von ihrer Strukturaufklärung und der Entwicklung eines Radioimmunoassays. Hökfelt et al. [15] entwickelten eine immunhistochemische Methode mit der ihre morphologische Lokalisierung und letztlich ein kompletter histochemischer Atlas ihres Vorkommens im Gehirn erstellt wurde [29]. Diese Entdeckungen ermöglichten wesentliche weitere Erkenntnisse über ihre Funktion im Nervensystem.

Nach Entdeckung der humoralen Transmission durch Otto Loewi (1921) galt das Hauptinteresse der Pharmakologen der Erforschung des Transmittermechanismus in efferenten Nerven. Erkenntnisse über afferente Nerven waren hingegen spärlich. Schon 1876 machte Stricker die Entdeckung antidromer vasodilatatorischer Fasern in Hinterwurzeln. Die umfassenden Arbeiten von Bayliss, Langley, Kibjakow, Lewis und Marvin (Review: Chapman u. Goodell [4]) führten zur Annahme, daß diese Fasern in der Peripherie „H-Substanzen" (d.h. histaminähnliche Verbindungen) freisetzen, welche Vasodilatation, Plasmaextravasation auslösen und am Mechanismus des Axonreflexes beteiligt sind. Hinsey und Gasser [12] sowie Celander und Folkow [3] zeigten, daß nur dünne Schmerzfasern an diesem Mechanismus beteiligt sind. In diesem Zusammenhang machte Dale (1935) eine wichtige Andeutung: Er vermutete, daß die Substanz, welche peripher zur Vasodilatation führt, wohl auch der Transmitterstoff dieser Fasern an ihren zentralen Endigungen sein könnte. Dies veranlaßte Lembeck [23] ventrale und dorsale Rückenmarkwurzeln pharmakologisch zu untersuchen, wobei ein mehr als zehnfach höherer Substanz-P-Gehalt in dorsalen Wurzeln gefunden wurden, was erstmalig zur Annahme führte, daß Substanz P ein Transmitter primärer sensibler Neurone sein könnte. Es war das Verdienst

1 IUPHAC-IUB Commission on Biochemical Nomenclature (CBN) (1978). A one-letter notation for amino acid sequences. Eur J Biochem 5:151

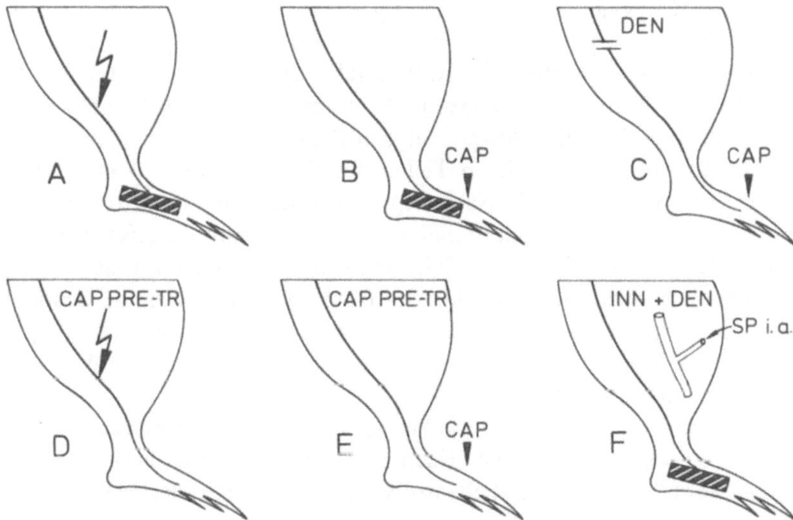

Abb. 1 A–F. A–E gibt eine schematische Darstellung der Ergebnisse von Jancsó [17]. Auf Reizung des N. saphenus ϟ tritt in dem von diesem Nerven innervierten Hautareal eine Plasmaextravasation auf (**A**). Plasmaextravasation tritt auch bei kutaner Applikation von Capsaicin (CAP) auf, wenn der N. saphenus intakt ist (**B**), jedoch nicht mehr nach chronischer Denervierung (DEN) (**C**). Ähnlich wie chronische Denervierung wirkt Capsaicin-Vorbehandlung (CAP/PRE-TR), nach welcher weder die Reizung des N. saphenus (**D**), noch die kutane Applikation von Capsaicin (**E**) zu einer Plasmaextravasation führen. Intraarterielle Infusion von 1 pmol/min Substanz P verursacht, ähnlich wie der Nervenreiz, ebenfalls Plasmaextravasation (**F**); die Wirkung von Substanz P ist nach chronischer Denervierung (DEN) gleich stark wie am innervierten (INN) Präparat [7, 25]

von Otsuka und Konishi (1976) diese Befunde zu bestätigen und durch elegante elektrophysiologische Untersuchungen (Review: Otsuka, 1977) in eine andere experimentelle Dimension zu transformieren. Daraus entwickelten sich folgende Fragestellungen:

1. Wird Substanz P von peripheren Endigungen bestimmter sensibler Fasern freigesetzt und ist Substanz P identisch mit dem Stoff, dessen Freisetzung von Jancsó postuliert wurde?
2. Wird Substanz P auch von den zentralen Endigungen der C-Fasern im Rückenmark freigesetzt?
3. Erfüllt Substanz P auch die anderen Eigenschaften, welche notwendig sind, um seine Funktion als Transmitter ausreichend charakterisieren zu können?

Andere Probleme, etwa das Vorkommen und die möglichen Funktionen von Substanz P im Bereich des extrapyramidalen Systems, sein Vorkommen und seine mögliche Rolle in enterochromaffinen Zellen des Darmes oder kürzliche Beobachtungen mit Substanz P im Bereich der Verhaltensforschung werden im folgenden nicht behandelt.

Periphere Nervenendigungen

Capsaicin-Vorbehandlung neugeborener Ratten führt zu einer etwa 70%igen Abnahme von Substanz P in der Haut, im N. saphenus, N. vagus, in dorsalen Wurzeln, im dorsalen Rückenmark und in der Medulla oblongata, also in Regionen, in welchen das erste sensorische Neuron lokalisiert ist. In anderen Teilen des Zentralnervensystems kommt es zu keiner Abnahme von Substanz P [7]. Nach Capsaicin-Vorbehandlung wurden morphologische Änderungen und Degenerationserscheinungen in bestimmten afferenten Neuronen beobachtet [16, 42]. Die Abnahme von Substanz P im Hinterhorn trat auch nach Durchschneidung des N. ischiadicus und nach dorsaler Rhizotomie auf, während Glutaminsäure-Decarboxylase und Cholinacetyltransferase davon nicht betroffen wurden [19]. Die Abnahme von Substanz P nach Nervendurchschneidung wie nach Capsaicin-Vorbehandlung ergibt somit weitgehende Parallelität.

Reizung des N. saphenus führt zu Vasodilatation und Plasmaextravasation in dem von diesem Nerven innervierten Hautareal. Nach Capsaicin-Vorbehandlung ist diese „antidrome Vasodilatation" um 85% [25] ebenso wie die neurogene Plasmaextravasation um 80% [7] verringert. Sowohl Capsaicin-Vorbehandlung sowie auch chronische Denervation führen zu einer vergleichbaren Substanz P-Abnahme in der Haut [7]. Die Wirkungen von Saphenusreizung aus Vasodilatation und Plasmaextravasation können bereits durch weniger als ein pmol/min Substanz P intraarteriell imitiert werden [25] (Abb. 1). Beweise für die Substanz-P-Abgabe von peripheren Nervenendigungen auf Nervenreiz hin erbrachten kürzlich Olgart et al. [34] sowie Bill et al. [2] durch Nachweis von Substanz P in der Zahnpulpa bzw. in der Vorderkammer des Auges auf Reizung des N. trigeminus. Uvnäs-Wallensten [44] zeigte ferner die Freisetzung von Substanz P in den Magen nach Reizung des N. vagus, welcher afferente Substanz-P-haltige Fasern enthält [8]. Zusammenfassend liegen somit ausreichend Beweise für die Abgabe von Substanz P aus den peripheren Endigungen von C-Fasern vor. Die antidrome Vasodilatation erfolgt über Freisetzung von Substanz P, welche teils direkt, teils über Histaminfreisetzung aus Mastzellen zur Gefäßerweiterung führen [25].

Zentrale Nervenendigungen

Eingehende elektrophysiologische Untersuchungen von Otsuka betrafen den Transmittermechanismus von Substanz P im Rückenmark, seine Freisetzung auf Stimulierung der dorsalen Wurzeln, sowie die durch Substanz P ausgelöste Depolarisation von Motoneuronen (Review: Otsuka, 1977). Henry [11] sowie Randić und Miletić [38] zeigten, daß Substanz P selektiv die durch Schmerzreizung der Haut aktivierten Einheiten des Rückenmarks erregt.

Auch für Studien an den zentralen Endigungen der Schmerzfasern konnte Capsaicin verwendet werden. Abgesehen von der Verminderung des Substanz-P-Gehaltes in den primären sensorischen Neuronen [7] zeigte sich nach Capsaicin-Vorbehandlung eine Abnahme der Substanz-P-Bindungsstellen an synaptischen Vesikeln des Rückenmarks [31], ferner eine Abnahme der Opiatbindungsstellen in der Substantia gelatinosa [9], sowie eine Erhöhung der Schmerzschwelle [14].

Während die Substanz-P-Freisetzung aus peripheren Nervenendigungen durch akute Capsaicin-Einwirkung nur indirekt zu zeigen ist, konnte die Substanz-P-Freisetzung durch

Capsaicin im Rückenmark direkt nachgewiesen werden. Capsaicin führt zur Substanz-P-Freisetzung nur aus Schnitten des Rückenmarks, nicht aber aus Schnitten von Hypothalamus oder Substantia nigra, d.h. nur aus diesen Teilen des Zentralnervensystems, in welchen Capsaicin-Vorbehandlung zu einer Substanz-P-Depletierung führt. [10]. Kürzlich konnten Yaksh et al. [18] die Freisetzung von Substanz P in den Suparachnoidal-Raum durch Capsaicin wie auch durch C-Fasern-Reizung zeigen, jedoch nicht auf Reizung der A-Fasern; gleichzeitig erfolgte eine Freisetzung von Somatostatin. Die Substanz-P-Freisetzung aus Rückenmark-Schnitten wie auch aus isoliertem Rückenmark ist calciumabhängig [10, 43]. Zusammenfassend ergeben diese Befunde eindeutig die Freisetzung von Substanz P von den zentralen Endigungen primärer afferenter Schmerzfasern.

Ergänzend sei erwähnt, daß Substanz P nur in einer bestimmten Gruppe von nichtmyelinisierten primären sensorischen Neuronen vorkommt [15]. Nur diese Fasern sind capsaicin-empfindlich [40, 41, 42]. Es liegen keine Hinweise über mögliche Transmitterstoffe anderer Arten von primären afferenten Neuronen vor. Schließlich sei bemerkt, daß Substanz P periphere Schmerzrezeptoren stimuliert [24].

Transmittercharakteristik von Substanz P

Obwohl die bisher erwähnten Befunde mit der möglichen Transmitterfunktion von Substanz P in Einklang stehen, erfordert ihre Charakteristik als Transmitter die Erwähnung weiterer Befunde, um ein geschlossenes Bild zu geben. Solches muß in aller Sorgfalt geschehen, da man aufgrund neuerer Befunde zwischen Neurotransmission, Neuromodulation und neurohumoraler Wirkung unterscheidet [1, 6]. Die folgende Aufzählung betrifft ausschließlich die Transmittercharakteristik von Substanz P:

1. Substanz P zeigt eine charakteristische Verteilung im zentralen und peripheren Nervensystem sowie im Darm. Ihr Vorkommen konnte einer definierten Population von Neuronen zugesprochen werden. Im Darm ist Substanz P neben seiner spezifischen neuralen Lokalisation in bestimmten Neuronen außerdem in enterochromaffinen Zellen der Mukosa und den von ihnen ausgehenden Tumoren, den Karzinoiden, zu finden [45].
2. Die Biosynthese von Substanz P wurde in isolierten Spinalganglienzellen [33] wie auch in Ganglienzellen des Trigeminus und des G. nodosum gezeigt [5]. Der Syntheseweg ist unbekannt, doch kann ein größeres Precursor-Molekül angenommen werden [39].
3. Der axoplasmatische Transport von Substanz P wurde bewiesen [8].
4. Wie andere Neurotransmitter ist auch Substanz P in Synaptosomen [28] und in mehr spezifischer Weise in synaptischen Vesikeln [37] zu finden. Synaptische Vesikel enthalten Bindungsstellen von hoher Affinität für Substanz P [30].
5. Wie oben in Einzelheiten dargestellt wurde, wird Substanz P von peripheren und zentralen Endigungen der nociceptiver Fasern abgegeben. Die Abgabe ist calciumabhängig.
6. Detaillierte Untersuchungen über Substanz-P-Rezeptoren im Zentralnervensystem sind mangels eines spezifischen Antagonisten derzeit kaum möglich. An glatten Muskeln oder Speicheldrüsen, auf die Substanz P wirkt, konnten ihre Rezeptoren immerhin von den Rezeptoren für Amine oder Bradykinin differenziert werden.
7. Während bei Aminen die Wirkung vorwiegend durch deren Aufbau mit spezifischen Enzymen beendet wird, fehlen diesbezügliche Befunde bei Substanz P. Unter experimentellen Bedingungen tritt rasche Tachyphylaxie auf [1], über deren Bedeutung

unter physiologischen Bedingungen wenig gesagt werden kann. Die von Nerven freigesetzten Substanz-P-Mengen sind, im Vergleich zu der Menge von Aminen, welche aus aminergen Fasern freigesetzt werden, außerordentlich klein. Daher könnte allein die Abdiffusion des Peptides aus dem Rezeptorareal seine Wirkung beenden. Es ist vorstellbar, daß diese kleinen Mengen sich im extrazellulären Raum rasch verteilen und in die Zirkulation gelangen, wo hochwirksame Inaktivierungssysteme bestehen [26].

8. Intraarterielle Injektion von Substanz P imitiert die durch Reizung sensibler Nerven ausgelöste periphere Vasodilatation und Plasmaextravasation.
9. Eine pharmakologische Charakterisierung von Substanz P als Neurotransmitter in ähnlicher Weise wie dies bei aminergen Transmittern vorliegt, ist noch unvollständig. Bei aminergen Transmittern spielte die Anwendung spezifischer Antagonisten eine erhebliche Rolle, doch wurde für Substanz P bisher kein spezifischer Antagonist bekannt. Wechselwirkungen zwischen Substanz P und Enkephalinen sind Gegenstand weiterer Untersuchungen. Die Wirkung von Substanz P auf den Peristaltikreflex [13] könnte vielleicht als Modell für seine Wirkungsweise im Zentralnervensystem dienen, da der Peristaltikreflex aus einer Zusammenschaltung von stimulierenden und hemmenden Vorgängen besteht, wie man sie in ganz ähnlicher Weise im Bereich des „Pain Gate" nach den Vorstellungen von Melzack und Wall [32] im Rückenmark vermutet. Nur Capsaicin erwies sich bisher als ein außerordentlich wichtiges pharmakologisches Werkzeug für die Erforschung der Substanz-P-Wirkung.

Es ist zu erwarten, daß die Funktion von Substanz P im Rahmen des ersten afferenten Neurons weitere pharmakologische und therapeutische Möglichkeiten zur Beeinflussung der Schmerzübertragung ergeben wird.

Literatur

1. Barker JL, Vincent JD, MacDonald JF (1980) Neuropeptides and Neural Transmission, ed. CA Marsan and WZ Trazcyk, Raven Press, New York
2. Bill A, Stjernschantz J, Mandahl A, Brodin E, Nilsson G (1979) Acta Physiol Scand 106:371
3. Celander O, Folkow B (1953) Acta Physiol Scand 29:359
4. Chapman LF, Goodell H (1964) Ann N Y Acad Sci 116:990
5. Cuello AC, del Fiacco M, Paxinos G (1978) Brain Res 152:499
6. Dismukes RK (1979) Behav Sci 2:409
7. Gamse R, Holzer P, Lembeck F (1980 a) Br J. Pharmacol 68:207
8. Gamse R, Lembeck F, Cuello AC (1979 b) Naunyn Schmiedebergs Arch Pharmacol 306:37
9. Gamse R, Holzer P, Lembeck F (1979 c) Naunyn Schmiedebergs Arch Pharmacol 308:281
10. Gamse R, Molnar A, Lembeck F (1979 d) Life Sci 25/7:629
11. Henry JL (1976) Brain Res 114:439
12. Hinsey JC, Gasser HS (1930) Am J Physiol 92:679
13. Holzer P, Lembeck F (1979 a) Naunyn-Schmiedebergs Arch Pharmacol 307:257
14. Holzer P, Jurna I, Gamse R, Lembeck F (1979 b) Eur J Pharmacol 58:511
15. Hökfelt T, Kellerth J-O, Nilsson G, Pernow B (1975) Brain Res 100:235
16. Jancsó, G, Kiraly E, Jancsó-Gabor A (1977) Nature 270:741
17. Jancsó N (1968) In: Pharmacology of pain, Vol. 9 Pergamon Press, Oxford New York, p 33
18. Yaksh TL, Jessell T, Gamse R, Mudge AW, Leeman SE (1980) Nature 286:155

19. Jessell T, Tsunoo A, Kanazawa I, Otsuka M (1979) Brain Res 168:247
20. Juan H (1978) Gen Pharmacol 9:403
21. Juan H, Lembeck F (1974) Naunyn Schmiedebergs Arch Pharmacol 283:151
22. Leeman SE, Mroz EA (1975) Life Sci 15:2033
23. Lembeck F (1953) Arch Exp Path Pharmakol 219:197
24. Lembeck F, Gamse R (1977) Naunyn Schmiedebergs Arch pharmacol 299:295
25. Lembeck F, Holzer P (1979) Naunyn Schmiedebergs Arch Pharmacol 310:175
26. Lembeck F, Holzer P, Schweditsch M, Gamse R (1978) Naunyn Schmiedebergs Arch Pharmacol 305:9
27. Lembeck F, Juan H (1977) Naunyn Schmiedebergs Arch Pharmacol 299:289
28. Lembeck F, Mayer N, Schindler G (1977) Naunyn Schmiedebergs Arch Pharmacol 301:17
29. Ljungdahl A, Hökfelt T, Nilsson G (1978) Neuroscience 3:861
30. Mayer N, Lembeck F, Saria A, Gamse R (1979 a) Naunyn Schmiedebergs Arch Pharmacol 306:45
31. Mayer N, Saria A (1979 b) Naunyn Schmiedebergs Arch Pharmacol (Suppl) 308:R 41
32. Melzack R, Wall PD (1965) Science 150:972
33. Mudge AW Leeman SE, Fischbach GD (1979) Proc Natl Acad Sci USA 76:526
34. Olgart L, Gazelius B, Brodin E, Nilsson G (1977) Acta Physiol Scand 101:510
35. Otsuka M (1977) Adv Neurochem 2:193
36. Otsuka M, Yanagisawa M (1978) Adv Pharmacol Therap 2:181
37. Pickel VM, Reis DJ Leeman SE (1977) Brain Res 122:534
38. Randić M, Miletić V (1977) Brain Res 128:164
39. Schwartz JP Costa E (1979) Brain Res 170:198
40. Szolcsány J (1977) J Physiol (Paris) 73:251
41. Szolcsányi J (1976) Second Congress of the Hungarian Pharmacological Society, Budapest, 1974. Knoll J, Vizi ES (eds), Akadémical Kiadó, Budapest, p 167
42. Szolcsányi J, Jancsó-Gábor A, Joó F (1975) Naunyn Schmiedebergs Arch Pharmacol 287:257
43. Theriault E, Otsuka M, Jessell T (1979) Brain Res 170:209
44. Uvnäs-Wallensten K (1978) Acta Physiol Scand 104:464
45. Wilander E, Grimelius L Portela-Gomes G, Lundqvist G, Skoog V, Westermark P (1979) Scand J Gastroent 14:(Suppl) 53, 19

Neuropeptide und ihre Bedeutung für die spinale Kontrolle des Schmerzes

W. Zieglgänsberger

Einleitung

Schmerz ist ein pluridimensionales Phänomen, das mit allen seinen integralen affektiven Mechanismen nur am Menschen untersucht werden kann. Im Unterschied zu Untersuchungen am Menschen kann beim Tier nur das reflexhafte Gesamtverhalten analysiert werden, das treffender mit Antinozizeption beschrieben würde, also einer zielgerichteten Reaktion des Tieres, um einer Schädlichkeit auszuweichen.

Im folgenden soll – unter besonderer Berücksichtigung der opiatartig wirkenden Peptide (Endorphine: Methionin- und Leucin-Enkephalin, β-Endorphin [51]) – auf die Bedeutung einiger Neuropeptide im Schmerzgeschehen eingegangen werden.

Das afferente System

Information über schmerzhafte Reizung der Peripherie wird vorwiegend über dünne Fasern geleitet, denen bisher noch kein spezieller peripherer Rezeptor zugeordnet werden konnte. Mit histochemischen Methoden lassen sich in zahlreichen dieser afferenten Fasern Neuropeptide nachweisen (s.u.), deren Bedeutung jedoch noch völlig unklar ist. Einige Forschergruppen neigen zu der Ansicht, daß sie zusammen (evtl. aus den selben Terminalen) mit, z.B. exzitatorisch wirkenden, Aminosäuretransmittern, wie L-Glutamat, ausgeschüttet werden und zu länger dauernden Veränderungen an der postsynaptischen Membran im Sinne einer Neuromodulation führen [58, 65]. Das Konzept der sog. Neuromodulation wird im folgenden am Beispiel der opiatartig wirkenden *Endorphine* beschrieben. Diese Gruppe von Neuropeptiden hat keine erkennbare Eigenwirkung auf die Ruhemembran von Neuronen, hemmt aber die durch einen Neurotransmitter (z.B. L-Glutamat) induzierte Leitfähigkeitszunahme (s.u.).

Substanz P, ein Neuropeptid, das sich u.a. auch in primären (dünnen) Fasern der Hinterwurzel findet, führt nach topischer Applikation an fast allen bisher untersuchten Neuronen zu einer Zunahme der Erregbarkeit. Die Leitfähigkeit der postsynaptischen Membran von Neuronen des Hinterhorns ändert sich dabei nicht [64]. Diese lang anhaltende Depolarisation bewirkt, daß sonst unterschwellige synaptische Aktivität Aktionspotentiale auslöst. Zusammen mit früheren Untersuchungen der Gruppe um Otsuka (s. Ref. in Zieglgänsberger und Tulloch [64]) läßt dies den Schluß zu, daß Substanz P tatsächlich als exzitatorischer Überträgerstoff in dünnen primären Afferenzen fungiert, wie dies bereits früher postuliert wurde [39]. Obwohl der ionale Mechanismus für diese erregende Wirkung auf neuronale Membranen noch unklar ist, kann man davon ausgehen, daß Substanz P auch in anderen

Strukturen des Gehirns als Neurotransmitter bzw. Neuromodulator wirkt [25, 47, 64]. Eine selektive Wirkung von Substanz P auf Neurone, die synaptische Aktivität von peripheren Nozizeptoren erhalten, konnte durch unsere intrazellulären Untersuchungen nicht bestätigt werden [64]. Als möglicher Angriffspunkt für eine Interaktion zwischen Substanz P und Enkephalinen wurden axo-axonische synaptische Kontakte postuliert [30]. Neuere histochemische Arbeiten haben jedoch gezeigt, daß keine axo-axonischen Verbindungen zwischen Enkephalin-enthaltenden Zellen und primären afferenten Fasern bestehen [18, 28]. Ferner wurde diese attraktive Hypothese auch durch neuere elektrophysiologische Untersuchungen in Frage gestellt [16].

Ein weiteres Neuropeptid, das in primär afferenten Fasern vorkommt, ist *Somatostatin* (s. Hökfelt et al. [26] u.a.). Dieses Peptid wurde durch seine Wirkung als hemmendes Hormon auf die Ausschüttung von Wachstumshormon charakterisiert, spielt aber vermutlich, sowohl im peripheren als auch im zentralen Nervensystem eine Rolle als synaptischer Überträgerstoff. In den bisher untersuchten Strukturen wirkt Somatostatin, mit Ausnahme auf Neurone des Hippocampus (Dodd u. Kelly [15] u. Refs.), hemmend auf die neuronale Entladungstätigkeit. Es gibt Anhalt dafür, daß diese Aktivierung von Hippocampuszellen durch eine Disinhibition ausgelöst wird, wie dies für die erregende Wirkung von Opiatagonisten im Hippocampus gezeigt wurde [60]. Da Somatostatin auf Neurone des Hinterhorns vorwiegend inhibitorisch wirkt [43], liegt die Vermutung nahe, daß es sich um ein primär afferentes Hemmsystem handeln könnte, das durch periphere Reize aktiviert werden kann.

Im Verlauf der Charakterisierung von Substanz P wurde *Neurotensin* als ein Neuropeptid isoliert, das ebenfalls starke erregende Wirkungen auf Neurone im Zentralnervensystem und auf Zellen im Auerbachschen Plexus ausübt [44, 54, 63]. Neurotensin kommt, zusammen mit anderen Peptiden, in Zellen der Substantia gelatinosa vor. Über eine physiologische Rolle dieses Peptids als Neurotransmitter oder Neuromodulator in dieser Struktur liegen noch keine gesicherten Hinweise vor.

Das Hinterhorn des Rückenmarks: anatomische Vorbemerkungen

Spinale Neurone im Hinterhorn von Säugetieren stellen die erste Integrationsstelle für afferente Schmerzreize dar (als Übersichtsarbeiten z.B. Brown [9]; Dennis u. Melzack [14]; Dykes [17]; Kerr [33]; Kerr u. Casey [34]; Kerr u. Wilson [35]; Mayer u. Price [42]; Wall [52]; Willis u. Coggeshall [55]; Zimmermann [66]). Nach der Einteilung nach Rexed unterscheidet man Lamina 1 (Marginalzone), Lamina 2 und 3 (Substantia gelatinosa) und Lamina 4, 5, 6 als Nucleus proprius.

Die *Lamina 1* des Hinterhorns enthält Neurone, die vorwiegend über den kontralateralen Vorderseitenstrang zum Thalamus projizieren. Aus elektrophysiologischen Untersuchungen ist bekannt, daß diese Neurone hauptsächlich mit der Verarbeitung von schmerzhaften Reizen befaßt sind. Die Beziehung zwischen der weiter ventral gelegenen Substantia gelatinosa und den Dendriten dieser Marginalzellen ist weitgehend unbekannt. Ferner herrscht noch keine Klarheit über die Verteilung afferenter Fasern in dieser Struktur. Neuere neuroanatomische Untersuchungen lassen den Schluß zu, daß A-delta-Fasern an diesen Zellen enden, während C-Fasern vorwiegend synaptische Kontakte mit Zellen der Substantia gelatinosa ausbilden.

Die *Substantia gelatinosa* besteht aus einer Ansammlung meist kleiner, kurzaxoniger Neurone, die sich aufgrund histochemischer und morphologischer Kriterien unterteilen lassen. Man unterscheidet aufgrund morphologischer Kriterien sog. Stalk- und Isletzellen. Die bipolaren Isletzellen enthalten vermutlich Enkephalin [18]. Ultrastrukturelle Untersuchungen haben gezeigt, daß sich die Axone dieser bipolaren Isletzellen glomerulusartig mit den dorsal ziehenden Dendriten tiefer liegender Zellen aus Lamina 4 und 5 und afferenten Fasern (vermutlich C-Fasern) [5] verbinden, ohne axo-axonische Synapsen auszubilden. Als ein weiterer Hinweis auf das Vorkommen von Enkephalin in kurzaxonigen Interneuronen kann die Tatsache angesehen werden, daß die Isolation eines spinalen Segments durch kaudale und rostrale Durchtrennung des Rückenmarks zusammen mit Hinterwurzeldurchschneidung den Gehalt an Enkephalinen kaum ändert [25]. Aus elektrophysiologischen Untersuchungen ist bekannt, daß es sich bei der überwiegenden Zahl von Zellen in der Substantia gelatinosa um inhibitorisch wirkende Interneurone handelt (s.u.).

Trotz einer kaum überschaubaren Fülle neuroanatomischer und neurophysiologischer Daten ist unsere Kenntnis über die funktionelle Verschaltung des *Nucleus proprius* (Lamina 4, 5, 6) des Hinterhorns noch sehr lückenhaft (Übersichtsarbeiten, s.o.). Die Zellen in diesen Schichten werden zusammen mit den Marginalzellen als Hauptursprung spino-fugaler Projektionssysteme angesehen. Obwohl wir heute wissen, daß diese Systeme auch der Weiterleitung anderer sensorischer Reize aus der Peripherie dienen, stellen sie auch weiterhin das Kernstück des spino-fugalen Systems für die Schmerzverarbeitung dar. Vorwiegend die posterioren Anteile des Thalamus erhalten dabei afferente Fasern aus der Lamina 4 und 5 des Hinterhorns [8, 10, 21].

Als ein weiteres spino-fugales Schmerzübertragungssystem werden die spino-retikulären Projektionen angesehen. Tatsächlich reagieren zahlreiche Neurone in dieser Struktur auf schmerzhaften Reiz in der Peripherie mit einer Zunahme ihrer Entladungsrate. Mikroiontophoretische oder systemische Applikation von Opiatagonisten unterdrückt diese Aktivierung [61]. Ausschaltungsexperimente haben jedoch gezeigt, daß dieses Bahnsystem von untergeordneter Bedeutung für die Schmerzperzeption ist [40]. Neben diesen Projektionssystemen spielen vermutlich auch intersegmentale, polysynaptische Verbindungen eine Rolle für die Schmerzperzeption und die Antwort auf schmerzhafte Reizung.

Die Verbindung der mit der Schmerzperzeption befaßten Thalamuskerne mit kortikalen Arealen sind noch weitgehend unbekannt. Ihre Darstellung geht über den Rahmen dieses Beitrages hinaus.

Deszendierende Bahnsysteme

Die Aktivität von Neuronen im Hinterhorn wird durch Aktivität in deszendierenden Bahnen moduliert. Diese Fasersysteme nehmen ihren Ursprung von verschiedenen Ebenen der Neuraxis und sind im Gegensatz zu den spino-fugalen Bahnsystemen in ihrer Funktion für opiat- und stimulusinduzierte Analgesie aus verhaltensphysiologischen Untersuchungen weitgehend bekannt. Die meisten Untersuchungen konzentrieren sich dabei auf das zentrale Höhlengrau einer Struktur, aus der sich durch elektrische Stimulation eine deutliche Analgesie auslösen läßt [2, 6, 20, 35, 42, 46, 57]. In späteren Untersuchungen konnten noch weitere Strukturen mit starken Projektionen auf Hinterhornneurone charakterisiert werden. So wurde eine serotoninerge Bahn, die aus dem Nucleus raphe magnus entspringt, als wichtige Bahn für die Schmerzmodulation erkannt (s. Übersichtsarbeiten). Diese Arbeiten zeigten ferner, daß sowohl Zellen im Nucleus proprius als auch Zellen in der Substantia gelatinosa und Lamina 1 eine deszendierende Innervation besitzen.

Die Untersuchungen von Takagi und seinen Mitarbeitern [37, 49] lassen vermuten, daß es sich bei den Projektionen aus der Formatio reticularis (Nucleus reticularis magna cellularis) um ein weiteres deszendierendes, vermutlich noradrenerges Bahnsystem (aus Region A 1) handelt, das zusammen mit Bahnen aus dem Locus coeruleus die noradrenerge Innervation des Rückenmarks darstellt (s. Übersichtsarbeiten oben). Wie die Aktivierung dieser inhibitorischen Bahnsysteme durch Mikroinjektionen von Opiatagonisten zustande kommt, ist unklar, da Opiate in der Regel inhibitorisch auf die neuronale Entladungstätigkeit wirken [61]. Es ist vorstellbar [49], daß auch in diesen Strukturen disinhibitorische Mechanismen eine Rolle spielen, wie dies für manche Anteile des Hippocampus typisch ist (s. o.). Mikroelektrophoretisch appliziertes Serotonin und Noradrenalin hemmen die Entladungstätigkeit von Hinterhornzellen [4, 19, 22]. Diese Befunde sind in Einklang mit Experimenten, in denen gezeigt wurde, daß subdural appliziertes Serotonin (und Enkephalin) analgetisch wirkt (Yaksh [56] und zit. Arbeiten) und eine Aktivierung deszendierender Bahnsysteme zu einer Ausschüttung von entsprechenden Metaboliten auf Rückenmarksebene führt.

Akute und chronische Opiatwirkungen sind eng mit dopaminergen Mechanismen gekoppelt [7]. Durch die Arbeiten von Jurna u. Mitarb. wurde die Beteiligung des nigrostriären Feed-back-Systems als bedeutsam für die Schmerzbeeinflussung erkannt [23, 32]. Wie dopaminerge Mechanismen spinale und supraspinale Wirkungen von Opiaten beeinflussen, ist noch weitgehend unklar [7].

Endorphine

Nach der Entdeckung spezifischer Opiatbindungsstellen (Rezeptoren) und ihrer endogenen Liganden [3, 27, 51] in Strukturen, die eng mit der Schmerzperzeption und Schmerzausschaltung in Verbindung stehen, konzentrierte sich die Suche nach möglichen endorphinergen Mechanismen vorwiegend auf diese Anteile des Zentralnervensystems.

Trotz einer kaum noch überschaubaren Fülle von Arbeiten auf dem Gebiet der Endorphinforschung ist für diese endogenen Liganden noch keine physiologische Rolle, z.B. als Neurotransmitter bzw. Neuromodulator, gesichert. Da die Aminosäuresequenz von Methionin-Enkephalin mit der N-terminalen Sequenz von β-Endorphin übereinstimmt, wurde längere Zeit ein gemeinsamer Metabolismus vermutet. Neuere Untersuchungen haben jedoch gezeigt, daß beide Systeme weitgehend metabolisch unabhängig sind und in verschiedenen Neuronpopulationen vorkommen.

Im Unterschied zu den Enkephalinen, die meist in kurzaxonigen Interneuronen vorkommen, bilden β-endorphinerge Fasern ein Bahnsystem, das seinen Ursprung im Hypothalamus nimmt und dann parazentral bis in die Höhe des Locus coeruleus läuft. Bisher konnten noch keine β-Endorphin-enthaltenden Zellen bzw. Axone im Rückenmark gefunden werden. Dies schließt aber nicht aus, daß β-endorphinerge Wirkungen im Rückenmark eine Rolle spielen, da dieses Peptid Hinterhornneurone, z.B. als Neurohormon, beeinflussen könnte. Aufgrund der Tatsache, daß Enkephaline vorwiegend in Interneuronen gefunden werden, ist es nicht verwunderlich, daß auch die Verteilung von Opiatrezeptoren gut mit der Verteilung des endogenen Liganden übereinstimmt.

Das Hinterhorn des Rückenmarks bietet ideale Voraussetzungen, um eine physiologische Rolle für die Encephaline aufzuklären. Die ausgedehnte Beschreibung eines spinalen Angriffspunktes für Opiate und opiatartig wirkende Peptide soll jedoch keinesfalls die Bedeutung von Befunden schmälern, die Opiatwirkungen auf supraspinale Strukturen beschreiben. Im folgenden soll vorwiegend auf Untersuchungen eingegangen werden, die mit Hilfe der mikroelektrophoretischen Technik in Kombination mit extra- und intrazellulären Ableitungen erhoben wurden.

Opiatbindungsstellen kommen im Rückenmark in auffallend hoher Konzentration in Lamina 2 und 3 vor [61, 65]. Dieser Teil des Rückenmarks enthält auch die höchste Konzentration an Enkephalinen. Ausgedehnte Untersuchungen über die Wirkungen von Opatiagonisten auf die neuronale Entladungstätigkeit haben gezeigt, daß sowohl im zentralen als auch im peripheren Nervensystem spontane, synaptisch oder chemisch induzierte Aktivität nach phoretischer oder systemischer Gabe gehemmt wird. Diese Untersuchungen schließen extra- und intrazelluläre Ableitungen an Hinterhornzellen aus dem Nucleus proprius ein [58, 65]. Weder Opiate (Alkaloide) noch Enkephaline verändern das Ruhemembranpotential oder den Membranwiderstand der postsynaptischen Membran. Wird die Leitfähigkeit der postsynaptischen Membran durch mikroiontophoretische Applikation von z.B. L-Glutamat heraufgesetzt, dann läßt sich diese Leitfähigkeitserhöhung reversibel durch Opiatagonisten hemmen. Frühere Untersuchungen haben gezeigt, daß L-Glutamat die Leitfähigkeit der postsynaptischen Membran vorwiegend für Na^+-Ionen erhöht [62]. Unsere Befunde über eine selektive Beeinflussung der Leitfähigkeitszunahme für Na^+-Ionen wurde durch Ergebnisse mit Zellkulturen aus fetalem Mäuserückenmark bestätigt [1]. Neben einer Reduzierung der postsynaptischen Leitfähigkeitszunahme für Na^+-Ionen verlangsamen phoretisch applizierte Opiatagonisten auch die Anstiegssteilheit der exzitatorischen postsynaptischen Potentiale (EPSPs [58]) und reduzieren nach systemischer Gabe die Fazilitierung bei repetitiver Stimulation [31]. Diese Tatsache könnte für die selektive Wirkung von Opiaten auf Schmerzreize von Bedeutung sein, da synaptische Aktivität, die durch A- bzw. C-Faserreizung ausgelöst wird, sich im Summationsverhalten unterscheidet. A-Faseraktivierung zeigt auf elektrische bzw. physiologische Reizung steil ansteigende EPSPs, die meist Aktionspotentiale auslösen, während C-Faseraktivierung in den meisten Fällen zu kleinen, langsam ansteigenden EPSPs führt, die meist nur nach längerer synaptischer Aktivierung zu Aktionspotentialen führt. Es ist daher möglich, die unterschiedliche Empfindlichkeit von neuronalen Antworten nach A- bzw. C-Faseraktivierung durch einen Effekt auf die Anstiegssteilheit von EPSPs zu erklären. Vergleichbare Befunde lassen sich auch in Strukturen erheben, die sicher nicht unmittelbar mit Schmerzverarbeitung zu tun haben [61]. Eine selektive Beeinflussung sog. nozizeptiver Neurone bzw. nozizeptiver Afferenzen scheint aufgrund dieser Befunde von untergeordneter Bedeutung [64].

Histochemische Befunde sprechen dafür, daß, zusätzlich zu den postsynaptisch lokalisierten Opiatrezeptoren, auch primär afferente Fasern Opiatbindungsstellen besitzen, die nach Durchschneidung der Hinterwurzeln verschwinden [38]. Bei derartigen Degenerationsuntersuchungen läßt sich natürlich eine transsynaptische Degeneration nicht ausschließen. Elektrophysiologische Untersuchungen an Zellkulturen aus Neuronen des Spinalganglions lassen ebenfalls die Beteiligung präsynaptischer Opiatrezeptoren vermuten [13, 41]. In vergleichbaren Untersuchungen wurde eine Reduzierung der

Dauer des Aktionspotentials gefunden [45]. Ein solcher Effekt auf einen spannungsabhängigen Ionenkanal würde vermutlich zu einer Reduzierung der Transmitterfreisetzung aus den Terminalen führen. An isolierten Nervenfasern aus dem N. suralis der Katze reduzierten systemisch und phoretisch applizierte Opiatagonisten die antidrome Erregbarkeit von C-Fasern, ohne die Erregbarkeit von A-Fasern zu beeinflussen [11, 48]. Als Mechanismus wurde eine direkte Wirkung auf diese Terminalen angenommen, ohne daß jedoch ein eventuell primär postsynaptischer Angriffspunkt via Relais-Zellen augeschlossen werden konnte.

Opiatwirkungen stehen in engem Zusammenhang mit neuronalen Wirkungen von Ca^{++}-Ionen [53]. Versuche am Samenstrang der Maus haben gezeigt, daß durch elektrische Stimulation der afferenten Nerven Noradrenalin ausgeschüttet wird und sich dieses glatte Muskelpräparat daraufhin kontrahiert. Intrazelluläre Ableitungen von diesen Muskelzellen zeigen eine stimulusabhängige Reizantwort (Endplattenpotentiale), die durch Opiate unterdrückt werden kann. Eine Erhöhung transsynaptischer Ca^{++}-Ionenfluxe kann diesen Effekt rückgängig machen. Aus diesen Untersuchungen läßt sich folgern, daß Opiate vermutlich auch die Verfügbarkeit von Ca^{++}-Ionen für die elektrosekretorische Kopplung reduzieren [29].

Ein enkephalinerger Kontrollmechanismus im Hinterhorn

Aufbauend auf einer Zusammenschau von Befunden verschiedener Arbeitsgruppen haben wir eine Arbeitshypothese entwickelt, die im folgenden dargestellt werden soll [65].

Ausgehend von der Annahme, daß Enkephaline als Neuromodulatoren wirken und daher ihre Wirkung nicht isoliert an einzelnen Synapsen entfalten können, ist anzunehmen, daß diese Peptide lokal wie Hormone freigesetzt werden. Nach erfolgter Freisetzung erreicht das Peptid größere Areale des Dendritenbaums und kann die Wirkung von erregenden Transmittern, wie z.B. L-Glutamat, reduzieren (inhibitorische Prozesse werden offensichtlich nicht beeinflußt). Untersuchungen über die topographische Verteilung von Opiatrezeptoren lassen den Schluß zu, daß ein Großteil von ihnen an den Dendriten der Zellen aus Lamina 4 und 5 sitzt [16], die auch eine Prädelektionsstelle für L-Glutamatrezeptoren darstellen [59]. In der unmittelbaren Umgebung dieser dorsal ziehenden Dendriten liegen Isletzellen, die mit ihrer axonalen Arborisation in engen Kontakt zu diesen Strukturen treten. Elektrophysiologische Untersuchungen [12] mit extra- und intrazellulären Ableitungen haben gezeigt, daß ein Großteil dieser Zellen sponatan aktiv ist und durch synaptische Aktivität afferenter Systeme moduliert wird. Es ist daher denkbar, daß durch encephalinerge Neurone in der Substantia gelatinosa eine tonische Inhibition auf Zellen des Nucleus proprius (und Marginalzellen) und damit auf das spino-fugale System ausgeübt wird. Die Hemmwirkung von systemisch oder phoretisch applizierten Opiatagonisten ist durch Naloxon, einem spezifischen Opiatantagonisten, aufhebbar. Erwartungsgemäß führt eine phoretische Applikation von Naloxon in die unmittelbare Umgebung dieser Zellen zu einer Erhöhung der Entladungstätigkeit in der Mehrzahl der untersuchten Zellen [65]. Eine solche tonische, enkephalinerge Inhibition auf Hinterhornneurone erklärt auch Befunde, die zeigen, daß systemisch appliziertes Naloxon in verhaltensphysiologischen Experimenten zu einer geringgradigen Hyperalgesie führt. Diese Ergebnisse wurden in jüngster Zeit wiederholt bestätigt [36, 50]. Aus Befunden der Gruppe von Iggo (s.o.) geht hervor, daß C-Faserreizung häufig zu einer Abnahme, A-Faserreizung zu einer Zunahme der Entladungstätigkeit von Substantia gelatinosa-Neuronen führt. Eine solche Reduktion des enkephalinergen, inhibitorischen Tonus auf Hinterhornzellen könnte durchaus auch eine physiologische Bedeutung im Schmerzgeschehen haben: durch einen Schmerzreiz wird das dämpfende enkephalinerge System abgeschaltet, und Schmerz kann seine Warn- und Weckfunktion erfüllen. Stimulation der Substantia gelatinosa oder von A-Fasern, z.B. durch Berührungs- oder Temperaturreiz, würde den enkephalinergen Tonus heraufsetzen und bei geeigneten Reizparametern zu einer Naloxon-antagonisierbaren Abnahme der Schmerzperzeption (z.B. bei der Akupunkturanalgesie oder transkutaner Nervenstimulation führen [36, 50].

Deszendierende Bahnen (z.B. serotoninerg, dopaminerg, noradrenerg) führen vorwiegend zu einer Hemmung der Entladungstätigkeit von Hinterhornzellen (s.o.). Durch einen direkten, hemmenden Angriffspunkt an Hinterhornzellen würde eine Stimulation zu einer nicht naloxon-reversiblen Schmerzunterdrückung führen [37]. Da diese Bahnsysteme aber auch direkt oder nach Umschaltung an Neuronen der Substantia gelatinosa angreifen, ist es denkbar, daß z.B. zu den monaminergen Verbindungen auch ein enkephalinerges Bindeglied kommt. Nur dieser Teil, einer durch rostrale Stimulation ausgelösten Schmerzunterdrückung, wäre dann durch den Opiatantagonisten beeinflußbar. Eine Beschreibung der Befunde, die diese Annahme stützen, geht über den Rahmen dieses Beitrages hinaus (als Übersichtsarbeiten siehe z.B. Basbaum u. Fields [2]; Herz [24]; Mayer u. Price [42]; Pert [46]; Yaksh u. Rudy [57]).

Schlußfolgerungen

Man kann heute davon ausgehen, daß Opiate und opiatartig wirkende Peptide ihre vorwiegend inhibitorische Wirkung auf die neuronale Entladungstätigkeit nicht nur auf spinaler, sondern auf allen Ebenen der Neuraxis ausüben. Diese Wirkungen umfassen selbstverständlich auch das limbische System, das durch seinen Einfluß auf den affektiven Tonus für die Schmerzperzeption besonders beim Menschen von großer Bedeutung sein dürfte. Ferner führt eine Aktivierung verschiedener, meist im Hirnstamm entspringender, deszendierender Bahnsysteme zu einer im Hinterhorn des Rückenmarks wirksam werdenden Modulation schmerzhafter peripherer Reizung. Aus der Modulation spinaler, endorphinerger Mechanismen durch deszendierende Bahnen und afferente Nerven ergeben sich neue therapeutische Ansätze für die Behandlung von Schmerzen unterschiedlicher Genese.

Literatur

1. Barker JL, Neal JH, Smith, TG jr, Macdonald RC (1978) Opiate peptide modulation of amino acid responses suggests novel form of neuronal communication. Science 199:1451
2. Basbaum AI, Fields HL (1978) Endogenous pain control mechanisms: Review and hypothesis. Ann Neurol 4:451
3. Beaumont A, Hughes J (1979) Biology of opioid peptides. Ann Rev Pharmacol Toxicol 19:245
4. Belcher G, Ryall RW, Schaffner R (1978) The differential effect of 5-hydroxytryptamine, noradrenaline and raphe stimulation on nociceptive and non-nociceptive dorsal horn interneurones in the cat. Brain Res 151 307

5. Bennett GJ, Hayashi H, Abdelmoumene M, Dubner R (1979) Physiological properties of stalked cells of the substantia gelatinosa intracellulary stained with horseradish peroxidase. Brain Res 164:285
6. Besson JM, Le Bars D (1978) Effect of morphine on the transmission of painful messages at the spinal level. In: Adler MT, Manara L, Samanin R (eds) Factors affecting the action of narcotics. Raven Press, New York, p 103
7. Bläsig J (1978) On the role of brain catecholamines in acute and chronic opiate action. In: Herz A (ed) Developments in opiate research. Dekker M, New York p 279
8. Bovie J (1979) An anatomical reinvestigation of the termination of the spinothalamic tract in the monkey. J Comp Neurol 186:343
9. Brown AG (1973) Ascending and long spinal pathways dorsal columns spinocervical tract and spinothalamic tract. In: Iggo A (ed) Handbook of sensory physiology, Vol II. Springer, Berlin Heidelberg New York, p 321
10. Carstens E, Trevino DL (1978) Laminar origins of spinothalamic projections in the cat as determined by the retrograde transport of HRP J Comp Neurol 182:151
11. Carstens E, Tulloch IF, Zieglgänsberger W, Zimmermann M (1979) Presynaptic excitability changes induced by morphine in single cutaneous afferent C- and A-fibers. Pflügers Arch 379:143
12. Cervero F, Molony V, Iggo A (1977) Extra- and intracellular recordings from neurones in the substantia gelatinosa Rolandi. Brain Res 136:565
13. Crain SM, Peterson ER, Crain B, Simon EJ (1977) Selective opiate depression of sensory evoked synaptic networks in the dorsal horn regions of spinal cord cultures. Brain Res 133:162
14. Dennis SG, Melzack R (1977) Pain signalling systems in the dorsal and ventral cord. Pain 4:97
15. Dodd J, Kelly JF (1978) Is somatostatin an excitatory transmitter in the hippocampus? Nature 273:674
16. Duggan AW, Griesmith BT, Headley PM, Hall JG (1979) Lack of effect by substance P at sites in the substantia gelatinosa where met-enkephalin reduces the transmission of nociceptive impulses. Neurosci Letters 12:313
17. Dykes RW (1975) Nociception, Brain Res 99:229
18. Emson PC, Hunt SP, Rehfeld JF, Fahrenkrug J (1979) Neurochemical studies on several brain peptides. In: Trabucchi M (ed) Regulation and function of neural peptides. Raven Press, New York
19. Engberg I, Ryall RW (1966) The inhibitory action of noradrenaline and other monoamines on spinal neurones. J Physiol (Lond) 185:298
20. Fields HL, Basbaum AI (1978) Brainstem control of spinal pain transmission neurons. Ann Rev Physiol 40:193
21. Geisler GJ jr, Menerey D, Basbaum AI (1979) Differential origins of spinothalamic tract projections to medial and lateral thalamus in the rat. J Comp Neurol 184:107
22. Headley PM, Duggan AW, Griesmith BT (1978) Selective reduction of noradrenaline and 5-hydroxytryptamine of nociceptive responses of cat dorsal horn neurones. Brain Res 145:185
23. Heinz G, Jurna I (1979) The anti-nociceptive effect of reserpine and haloperidol mediated by the nigrostriatal system: Antagonism by naloxone. Naunyn-Schmiedebergs Arch Pharmacol 306:97
24. Herz A (1978) Sites of opiate action in the central nervous system. In: Herz A (ed) Developments in opiate research. M. Dekker, New York, p 153
25. Hökfelt T, Ljundahl A, Terenius L, Elde R, Nilsson G (1977a) Immunohistochemical analysis of peptide pathways possibly related to pain and analgesia: Enkephalin and substance P. Proc Natl Acad Sci USA 74:3081
26. Hökfelt T, Elfuin LG, Elde R, Schultzberg M, Goldstein M, Luft R (1977b) Occurrence of somatostatin-like immunoreactivity in some peripheral sympathetic noradrenergic neurones. Proc Natl Acad Sci USA 74:3587
27. Höllt V, Wüster M (1978) The opiate receptors. In: Herz A (ed) Developments in opiate research. M. Dekker, New York, p 1

28. Hunt SP, Emson PC, Kelly JS (1979) The immunohistochemical localization of met-enkephalin within the rat spinal cord: Light and electromicroscopic observations. Neurosci Letters (Suppl) 3:200
29. Illes P, Zieglgänsberger W, Herz A (1979) Normorphine inhibits neurotransmission in the mouse vas deferens by a calcium-dependent mechanism. Neurosci Letters (Suppl) 3:238
30. Jessel TM, Iversen LL.: Opiate analgesics inhibit substance P release from rat trigeminal nucleus. Nature (Lond) 268:549
31. Jurna I, Grossmann W, Theres C (1973) Inhibition by morphine of repetitive activations of cat spinal motoneurones. Neuropharmacology 12:983
32. Jurna I, Heinz G, Blinn G, Nell T (1978) The effect of substantia nigra stimulation and morphine on α-motoneurones and the tail-flick responses. Eur J Pharmacol 51:239
33. Kerr FWL (1975) Neuroanatomical substrates of nociception in the spinal cord. Pain 1:325
34. Kerr FWL, Casey KL (1978) Pain. Neurosci Res Prog 16:1
35. Kerr FWL, Wilson PR (1978) Pain. Ann Rev Neurosci 1:83
36. Kosterlitz HW (1979) Endogenous peptides and the control of pain. Psychol Med 9:1
37. Kuraishi Y, Harada Y, Takagi H (1979) Noradrenaline regulation of pain-transmission in the spinal cord mediated by α-adrenoceptors. Brain Res 714:333
38. La Motte C, Pert CB, Snyder SH (1976) Opiate receptor binding in primate spinal cord: distribution and changes after dorsal root section. Brain Res 112:407
39. Lembeck F (1953) Zur Frage der zentralen Übertragung afferenter Impulse. III: Das Vorkommen und die Bedeutung der Substanz P in den dorsalen Wurzeln des Rückenmarks. Naunyn-Schmiedebergs Arch Pharmacol 219:107
40. Lippmann HH, Kerr FWL (1972) Light and electromicroscopic study of crossed ascending pathways in the anterolateral funiculus in the monkey. Brain Res 40:496
41. Macdonald RL, Nelson PG (1978) Specific opiate induced depression of transmitter release from dorsal root ganglion cells in culture. Science 199:1449
42. Mayer DJ, Price DD (1976) Central nervous mechanisms of analgesia. Pain 2:379
43. Miletić V, Kavacs MS, Randić M (1977) Actions of somatostatin and methionine-enkephalin on cat dorsal horn neurones activated by noxious stimuli. Neurosci Abs 3:488
44. Miletić V, Randić M (1978) Excitatory action of neurotensin on cat dorsal horn neurons in Lamina I-II. Abst. 7th Intern. Cong. Pharmacol, p 472
45. Mudge AW, Leemann SE, Fischbach GD (1979) Enkephalin inhibits release of substance P from sensory neurones in culture and decreases action potential duration. Proc Natl Acad Sci USA 76:526
46. Pert A (1978) Central sites involved in opiate actions. In: Fishman J (ed) The bases of addiction, Dahlem Konferenzen. Berlin, p 299
47. Randić M, Miletić V (1977) Effects of substance P in cat dorsal horn neurons activated by noxious stimuli. Brain Res 128:164
48. Sastry BR (1979) Presynaptic effects of morphine and methionine-enkephalin in feline spinal cord. Neuropharmacology 18:367
49. Satoh M, Akaike A, Takagi H (1979) Excitation by morphine and enkephalin of single neurons of nucleus reticularis paragiantocellularis in the rat: a probable mechanism of analgesic action of opioids. Brain Res 169:406
50. Terenius L (1978) Endogenous peptides and analgesia. Ann Rev Pharmacol Toxicol 18:189
51. Teschemacher HJ (1978) Endogenous ligands of opiate receptors (endorphins). In: Herz A (ed) Developments in opiate research. M. Dekker, New York p 67
52. Wall PD (1973) Dorsal horn electrophysiology. In: Iggo A (ed) Handbook of sensory physiology, Vol II, Springer, Berlin Heidelberg New York, p 253
53. Way EL (1979) Reviews and overviews of four decades of opiate research. In; Neurochemical mechanisms of opiate and endorphins. Adv Biochem Psychopharmacol, 20:1

54. Williams J, North RA (1979) Effects of neurotensin on single myenteric neurons. graphic sensitivity to glutamate and glycine. Brain Res 160:95
55. Willis WD, Coggeshall RE (1978) Sensory mechanisms of the spinal cord. Plenum press, New York
56. Yaksh T (1979) Direct evidence that spinal serotonin and noradrenaline terminals mediate the spinal antinociceptive effects of morphine in the periaqueductal gray. Brain Res 160:180
57. Yaksh TL, Rudy TA (1978) Narcotic analgesics: CNS sites of action as revealed by intracerebral injection techniques. Pain 4:299
58. Zieglgänsberger W, Bayerl J (1976) The mechanism of inhibition of neuronal activity by opiates in the spinal cord of the cat. Brain Res 115:111
59. Zieglgänsberger W, Champagnat J (1979) Cat spinal motoneurones exhibit topographic sensitivity to glutamate and glycine. Brain Res 160:95
60. Zieglgänsberger W, French ED Siggins GB, Bloom FE (1979) Opioid peptides may excite hippocampal pyramidal neurones by inhibiting adjacent inhibitory interneurones. Science 205:415
61. Zieglgänsberger W, Fry JP (1978) Action of opioids on single neurones. In: Herz A (ed) Developments in opiate research. M. Dekker, New York, p 193
62. Zieglgänsberger W, Puil AE (1973) Actions of glutamic acid on spinal neurones. Exp Brain Res 17:35
63. Zieglgänsberger W, Siggins G, Brown M, Vale W, Bloom FE (1978) Action of neurotensin upon single neurone activity in different regions of the rat brain. Abst. 7th Intern. Cong. Pharmacol., p 126
64. Zieglgänsberger W, Tulloch IF (1979a) Effects of substance P on neurones in the dorsal horn of the spinal cord of the cat. Brain Res 166:273
65. Zieglgänsberger W, Tulloch IF (1979b) The effects of methionine- and leucine-enkephalin on spinal neurones of the cat. Brain Res 167:53
66. Zimmermann M (1976) Neurophysiology of nociception. In: Neurophysiology, II. Int Rev Physiol 10:179

Beeinflussung nozizeptiver Mechanismen auf spinaler Ebene

I. Jurna

Das nozizeptive System

Eine Gewebsschädigung, beispielsweise eine Verletzung der Haut, ruft eine Vielzahl von Reaktionen hervor, die unter Beteiligung des Zentralnervensystems zustandekommen. Folge der schädigenden Reizungen sind Änderungen des Wachzustandes und vegetativer Funktionen (Blutdruck, Herzfrequenz, Atmung, Schweißsekretion etc.), Flucht- oder nozizeptive Reflexe, zu denen auch die Schonhaltungen zu zählen sind, und nicht zuletzt die Schmerzempfindung. Die Gewebsschädigung löst einen Einstrom repetitiver Impulse über afferente Nervenfasern (A-δ- und C-Fasern) aus, die über die Hinterwurzeln (oder entsprechende Hirnnerven) bestimmte Interneurone im Rückenmark (bzw. in der Medulla oblongata) erreichen. Im Rückenmark erfolgt eine synaptische Überleitung der einlaufenden Impulse auf die nachgeschalteten Neurone (Abb. 1). Die Impulsüberleitung kann segmental-spinal innerhalb motorischer Reflexbögen erfolgen, wobei ipsilateral Flexormotoneurone, und kontralateral Extensormotoneurone aktiviert werden. Die Aktivierung der beiden Motoneuronentypen bildet die Grundlage der nozizeptiven Reflexe, die der Vermeidung weiterer Schäden dienen. Die Impulsüberleitung erfolgt außerdem auf Interneurone, die ihre Axone hirnwärts senden. Hierbei handelt es sich vor allem um Interneurone vom sog. Lamina-V-Typ.

Synapsen bilden eine gegenüber Pharmaka besonders empfindliche Stelle in einer Neuronenkette, weil durch verschiedene Substanzen die Synthese des Überträgers, seine Speicherung, Freisetzung, Bindung an Rezeptoren und Inaktivierung beeinflußt werden kann. Über die Natur des Überträgerstoffes, der die Überleitung von Impulsen aus nozizeptiven primären Afferenzen im Rückenmark auf nachfolgende Neurone des nozizeptiven Systems vermittelt, gibt es noch keine endgültige Sicherheit, jedoch spricht vieles dafür, daß es sich um Substanz P, ein Polypeptid, handelt: (a) die Konzentration von Substanz P ist in der Hinterwurzel höher als in der Vorderwurzel [22, 30, 31]; dies ist ein Befund, der Lembeck [22] schon 1953 zu der Vermutung veranlaßte, die Substanz P könne ein Überträgerstoff primärer Afferenzen sein. – (b) Eine besonders hohe Konzentration an Substanz P findet man im Hinterhorn des Rückenmarkes [4, 23], wo primäre Afferenzen enden. – (c) Ein dichtes Substanz-P-positives Netz von Filamenten befindet sich im Bereich der Lamina I–III und im Lissauerschen Trakt, wie immunhistologische Untersuchungen von Hökfelt u. Mitarb. [12–14] gezeigt haben. – (d) Mikroelektrophoretische Anwendung von Substanz P erregt nur Interneurone im Hinterhorn des Rückenmarkes, die sich durch eine schmerzhafte Reizung in der Peripherie aktivieren lassen [9, 27, 35]. – (e) Substanz P wird aus dem isolierten Rückenmark bei elektrischer Reizung der Hinterwur-

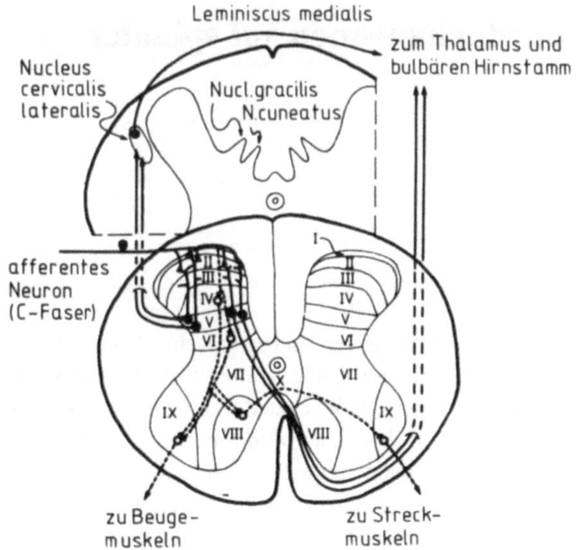

Abb. 1. Erregung nozizeptiver Afferenzen (z.B. C-Fasern) löst Flucht- oder nozizeptive Reflexe und Aktivität in aszendierenden Axonen im Rückenmark aus. Modifiziert nach Webster [33]

zeln freigesetzt [26]. – (f) Capsaicin, ein Wirkstoff aus dem Paprika, vermindert die Konzentration von Substanz P in den Terminalen primärer Afferenzen in der Substantia gelatinosa [17] und vermindert eine nozizeptive Reflexaktivität [15].

Dämpfung der Funktionen des nozizeptiven Systems durch Morphin

Auffallenderweise sind alle stark wirksamen Analgetika (Analgetika vom Typ des Morphins) in der Lage, eine Schmerzempfindung und sämtliche durch einen Schmerzreiz ausgelösten Reaktionen einschließlich nozizeptiver Reflexe abzuschwächen oder zu unterdrücken. Morphin und seine Verwandten üben ihre dämpfende Wirkung auf Neurone des nozizeptiven Systems schon auf spinaler Ebene aus.

Nozizeptive Reflexe. Substanzen werden auf eine analgetische Wirkung routinemäßig an nozizeptiven Reflexen geprüft. Auf einem derartigen Reflex beruht die sog. Tail-flick-Reaktion. Man richtet einen Brennstrahl konstanter Intensität auf den Schwanz einer Ratte. Es kommt hierbei zu einer Schädigung, die um so intensiver wird, je länger die Hitze einwirkt. Irgendwann ist der schädigende Reiz dann so stark, daß ein Fluchtreflex ausgelöst wird: die Ratte zieht den Schwanz weg. Mit einer Stoppuhr wird die Zeit gemessen, die vom Augenblick des Beginns der Hitzeeinwirkung bis zum Wegziehen des Schwanzes vergeht. Diese Reaktionszeit wird in größeren Kollektiven vor und nach Anwendung der zu prüfenden Substanz bestimmt. Morphin in einer Dosis von 2 mg/kg i.p. injiziert verlängerte eindeutig die Reaktionszeit bei intakten und bei spinalisierten

Tieren (Abb. 2). Reserpin in einer Dosis von 10 mg/kg i.p. hatte bei intakten Ratten ebenfalls einen deutlichen antinozizeptiven Effekt, nicht jedoch bei spinalisierten Ratten (Abb. 2). Dies deutet darauf hin, daß Reserpin seine anti-nozizeptive Wirkung auf den Fluchtreflex oberhalb des Rückenmarkes entfaltet und nicht wie Morphin schon auf spinaler Ebene. Tatsächlich unterdrückte die lokalisierte Ausschaltung dopaminerger Neurone in der Substantia nigra ebenfalls den nozizeptiven Reflex (Abb. 2). Die dopaminergen Neurone wurden durch eine Mikroinjektion von 6-Hydroxydopamin in die Substantia nigra zerstört, was außerdem zur Entstehung eines parkinsonähnlichen Syndroms bei den Ratten führte. Aus der Klinik ist bekannt, daß Reserpin zwar auch ein Parkinson-Syndrom induziert, jedoch keine analgetische Wirkung besitzt [29]. Das bedeutet, daß Dopamin in supraspinalen Bereichen den Ablauf nozizeptiver Reflexe kontrolliert. Dies geschieht über deszendierende Bahnen, denn eine Spinalisierung beseitigt den Effekt von Reserpin. Dopamin hat jedoch nichts mit der Schmerzempfindung zu tun.

Morphin hob bei den Ratten mit intaktem Rückenmark den antinozizeptiven Effekt von Reserpin oder einer Ausschaltung dopaminerger Neurone in der Substantia nigra auf (Abb. 2). Dies beruht wahrscheinlich darauf, daß Reserpin (oder eine Ausschaltung dopaminerger Neurone in der Substantia nigra) monosynaptische Reflexe steigert und gleichzeitig über eine reziproke Hemmung die polysynaptische, speziell die nozizeptive Reflexaktivität vermindert, und daß Morphin die reziproke Hemmung beseitigt [8].

Aszendierende Aktivität. Setzt man bei einem Versuchstier eine Schädigung in der Haut, beispielsweise durch Kneifen, oder reizt man nozizeptive Afferenzen in einem Hautnerven, so werden im Rückenmark Interneurone in der Lamina V und aszendierende Axone, die von diesen Interneuronen ausgehen, aktiviert. Eine i.V. Injektion von Morphin 2 mg/kg dämpfte die Impulsüberleitung von afferenten C-Fasern auf Neurone des Lamina-V-Typs, schwächte auch die Impulsüberleitung von afferenten A-δ-Fasern ab, hatte jedoch keinen Einfluß auf die Überleitung einer Erregung aus den schnell leitenden Afferenzen (Abb. 3). Die dämpfende Wirkung wurde durch den Morphinantagonisten Naloxon aufgehoben, war also als spezifisch anzusehen. Sie beruhte auf einem Angriff von Morphin auf Rückenmarksebene, denn sie wurde an spinalisierten Tieren unterhalb der Durchtrennungsstelle im Rückenmark beobachtet; Einflüsse aus supraspinalen Bereichen konnten sich nicht auswirken.

Ähnliche Befunde wurden gewonnen, wenn bei spinalisierten Katzen von aszendierenden Axonen [7, 18], und nicht von Interneuronen der Lamina V abgeleitet wurde. Es ist allerdings festzustellen, daß die Katze kein gutes Modell für eine Prüfung der Wirkung von Morphin oder morphinähnlicher Analgetika auf Neurone des nozizeptiven Systems ist. Die Katze gerät unter dem Einfluß von Morphin in einen eigentümlichen Erregungszustand. Nagetiere wie Ratten und Mäuse werden durch Morphin nicht erregt, wie im allgemeinen auch nicht der Mensch. Es empfahl sich daher, den Einfluß von Morphin auf die aszendierende Aktivität im Rückenmark spinalisierter Ratten zu prüfen. Hierbei zeigte sich, daß Morphin in einer Dosis von 0,5 mg/kg i.v. die durch Reizung afferenter C-Fasern eines Hautnerven ausgelöste aszendierende Aktivität deutlich dämpfte (Abb. 4), während es eine Aktivierung durch Reizung afferenter A-β- oder A-δ-Fasern in dieser Dosierung nicht hemmte. Die wirksame Dosis von Morphin liegt übrigens sehr nahe derjenigen, die beim Menschen zur Dämpfung von Schmerzzuständen angewendet wird: 10–15 mg Morphin pro durchschnittlich 70 kg Körpergewicht beim Erwachsenen ergeben eine Dosis von etwa 0,15–0,2 mg/kg. Die hemmende Wirkung von Morphin ließ sich durch Naloxon aufheben.

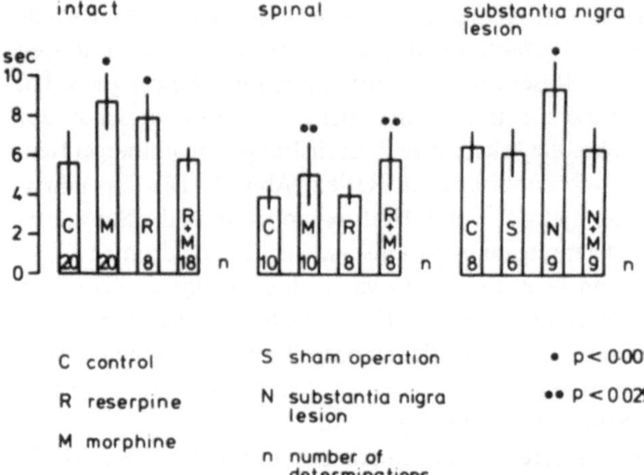

Abb. 2. Reaktionszeiten der Tail-flick-Reaktion bei Ratten. Die Reaktionszeit ist in Sekunden auf der Skala angegeben und wurde bei Ratten mit intaktem Rückenmark (*intact*), nach akuter Durchtrennung des Rückenmarkes im unteren Thorakalbereich (*spinal*) und nach bilateraler Mikroinjektion von 6-Hydroxydopamin in die Substantiae nigrae (*substantia nigra lesion*) bestimmt. Morphin 2 mg/kg und Reserpin 10 mg/kg wurden i.p. injiziert. Morphin dämpfte den nozizeptiven Reflex bei intakten und spinalisierten Tieren signifikant. Reserpin dämpfte den Reflex nur bei intakten Tieren; es wirkte wie eine Zerstörung dopaminerger Neurone in der Substantia nigra. Modifiziert nach Grossmann et al. [8]

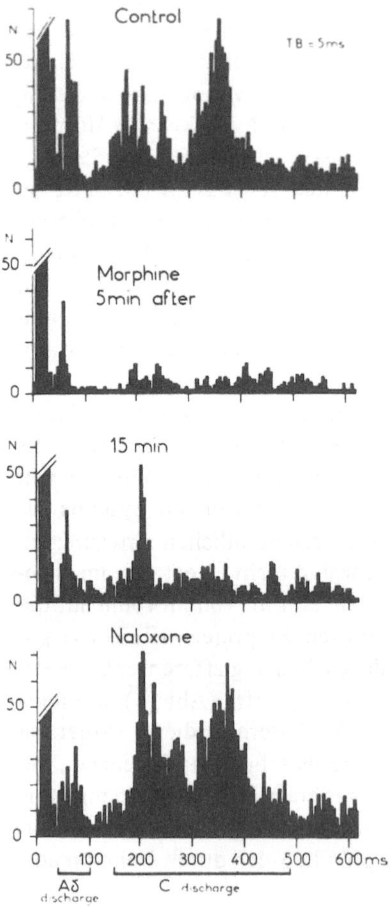

Abb. 3. Aktivität eines Neurons vom Lamina-V-Typ, die durch elektrische Reizung der Afferenzen des ipsilateralen N. suralis mit einzelnen Rechteckimpulsen ausgelöst wurde. Jedes Histogramm gibt die Mittelung der Antwort auf 50 aufeinanderfolgende Reizungen des Nerven wieder. Ordinaten: Anzahl der Impulsentladungen. Abszissen: Zeit in Millisekunden nach der Reizung. Morphin 2 mg/kg i.v. dämpfte die Aktivität, die durch Reizung afferenter A-δ- und C-Fasern ausgelöst wurde. Naloxon hob die Wirkung von Morphin auf. Katze, dezerebriert und in Höhe von C_1 spinalisiert. Aus Le Bars et al. [21]

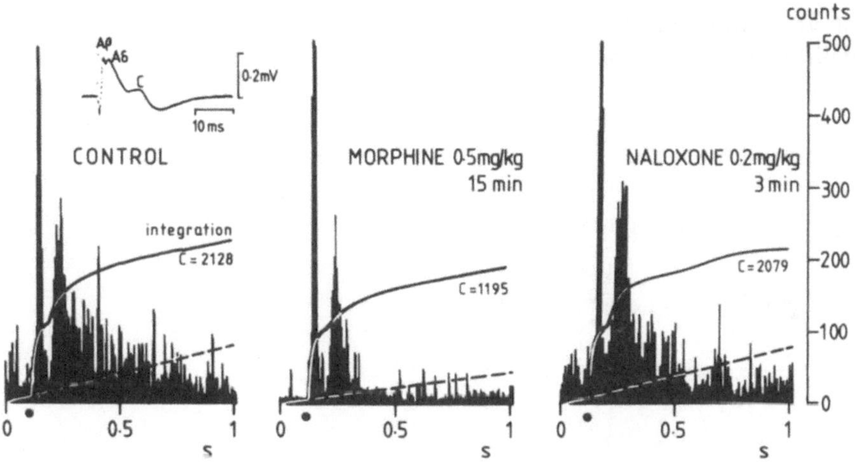

Abb. 4. Aktivität eines aszendierenden Axons, die durch Reizung afferenter A-δ- und C-Fasern des ipsilateralen N. suralis mit einzelnen Rechteckimpulsen ausgelöst wurde. Jedes Histogramm ist die Mittelung der Antwort auf 50 aufeinanderfolgende Reizungen. Die Registrierung über dem linken Histogramm gibt das vom gereizten Nerven abgeleitete Summenaktionspotential mit Reizartefakt und den Komponenten der erregten A-β-, A-δ- und C-Fasern wieder. Die Skala gibt die Anzahl der Impulsentladungen an, die Punkte unter den Histogrammen den Augenblick der Reizung. Die Kurven sind progressive elektronische Integrationen der Gesamtaktivität (*C*), die gestrichelten Geraden die extrapolierte Spontanaktivität. Morphin i.v. hatte keinen Einfluß auf den durch Reizung der A-δ-Fasern hervorgerufenen ersten Aktivitätsgipfel, dämpfte jedoch die Spontanaktivität und den durch Reizung der C-Fasern hervorgerufenen zweiten Aktivitätsgipfel. Ratte, dezerebriert und im Bereich von Th_{10} spinalisiert. Aus Jurna und Heinz [19]

Spinale Komponente der anti-nozizeptiven und analgetischen Wirkung

Die spezifische und selektive Wirkung von Morphin auf die Aktivität in aszendierenden Axonen, die durch Reizung afferenter C-Fasern ausgelöst wurde, beruht sehr wahrscheinlich auf einem Angriff an Opiatrezeptoren, an denen das Hinterhorn des Rückenmarkes der Ratte besonders reich ist [2]. Diese Hemmung der Erregungsüberleitung von afferenten C-Fasern auf Neurone mit aszendierenden Axonen zeigt, daß Morphin schon im Bereich des Rückenmarkes analgetisch wirksam wird, denn die durch C-Faserreizung ausgelöste aszendierende Aktivität wäre von einem Menschen sicherlich als schmerzhaft empfunden worden.

Betrachtet man die Verteilung von Substanz P, Metenkephalin (einem körpereigenen morphinähnlich wirksamen Peptid) und Opiatrezeptoren im Hinterhorn des Rückenmarkes (Abb. 5), so erscheint einem ein Zusammenhang zwischen der Überleitung nozizeptiver Impulse und ihrer Beeinflussung durch Morphin naheliegend. Jessell und Iversen [16] haben aufgrund eines ähnlichen Verteilungsmusters in den Trigeminuskernen ein Modell der Neuronenverschaltung entworfen, das auch für das Rückenmark gelten kann (Abb. 6). Impulse, die über afferente C-Fasern in das Rückenmark gelangen, werden an Synapsen mit den Dendriten der Interneurone vom Lamina-V-Typ übergeleitet, und zwar durch Vermittlung der Substanz P als Überträger. Auf den Endigungen der C-Fasern befinden sich Opiatrezeptoren, die für den Angriff des Überträgerstoffes Metenkephalin

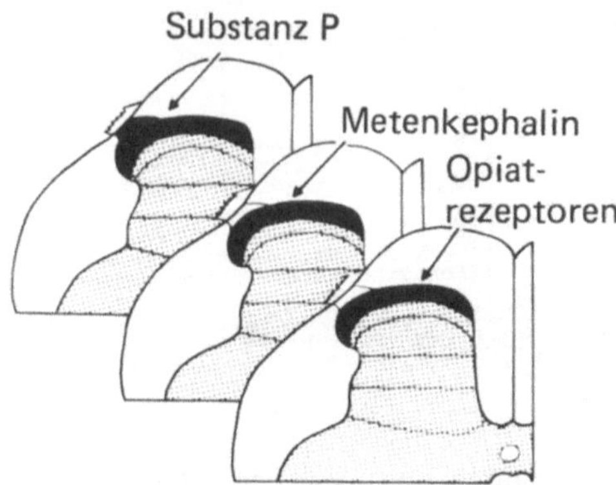

Abb. 5. Aus Besson et al. [3]

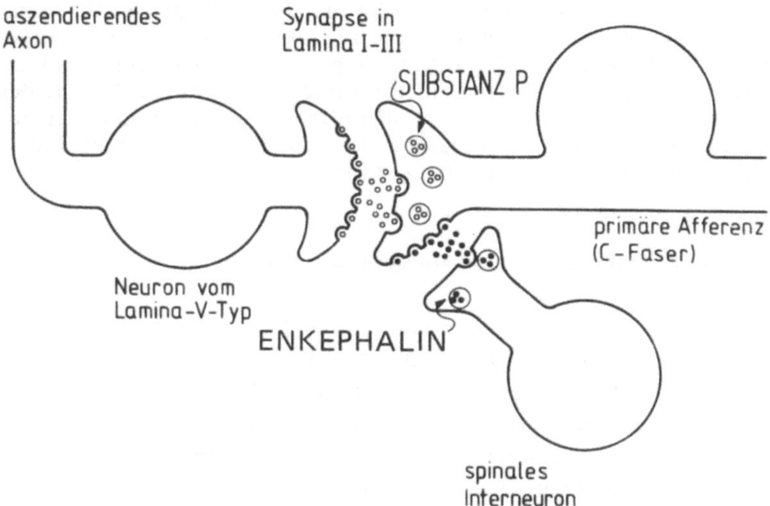

Abb. 6. Modell der synaptischen Verschaltung einer primären nozizeptiven (Substanz-P-haltigen) Afferenz mit einem Neuron vom Lamina-V-Typ und einem enkephalinergen inhibitorischen Neuron. Der Dendrit des Lamina-V-Neurons befindet sich in den Laminae I–III, das Soma des Neurons in Lamina V. Nach Jessell und Iversen [16]

bestimmt sind, für die aber auch Morphin eine hohe Affinität besitzt. Metenkephalin wird aus den Endigungen eines Interneurons freigesetzt, das synaptischen Kontakt mit den Endigungen der afferenten C-Fasern eingeht. Besetzung der Opiatrezeptoren mit Metenkephalin, Morphin oder morphinähnlich wirkenden Analgetika blockiert die Freisetzung von Substanz P und dadurch die Impulsüberleitung von den afferenten C-Fasern auf die Dendriten der Interneurone vom Lamina-V-Typ.

Supraspinale Komponente der anti-nozizeptiven und analgetischen Wirkung

Morphin entfaltet seine anti-nozizeptive analgetische Wirkung keineswegs ausschließlich auf spinaler Ebene. Tsou und Jang [32] sowie Herz u. Mitarb. [10, 11] haben zeigen können, daß Morphin, in einer Dosierung im Mikrogrammbereich in das Ventrikelsystem gebracht, nozizeptive Reflexe unterdrückt. Inzwischen ist bekannt, daß ein Angriffsort für Morphin das periaquäduktale Grau ist. Eine Mikroinjektion von Morphin in das periaquäduktale Grau dämpft im Tierversuch nozizeptive Reflexaktivität (Abb. 7). Den gleichen Effekt hat eine elektrische Reizung des periaquäduktalen Graus und verschiedener Areale des Hirnstammes, wie zuerst von Reynolds [28] beschrieben und nachfolgend von verschiedenen Forschergruppen bestätigt wurde. Diesen Beobachtungen ist es zu verdanken, daß eine elektrische Reizung im Hirnstamm zur Bekämpfung chronischer Schmerzzustände auch bei Patienten mit gutem Erfolg eingesetzt wird.

Der durch elektrische Reizung in Strukturen des Hirnstammes oder durch Angriff von Morphin an diesen hervorgerufene anti-nozizeptive Effekt scheint von 5-Hydroxytrypta-

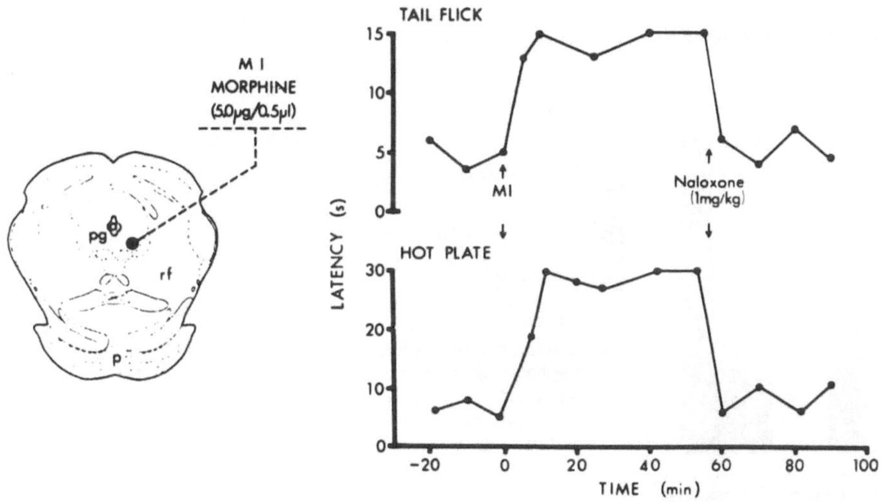

Abb. 7. Hemmung nozizeptiver Reflexe durch Mikroinjektion von Morphin (*MI*) in das periaquäduktale Grau. Die Ordinaten der Diagramme geben die Reaktionszeiten in der Tail-flick-Reaktion und bei Anwendung des Tests der heißen Platte (hot plate) an. Morphin dämpfte die nozizeptiven Reflexe. Nalaxon i.p. hob den Effekt von Morphin auf. Ratte. Aus Yaksh et al. [34]

min (5-HT) abhängig zu sein, denn (a) eine durch p-Chlorphenylalanin herbeigeführte Verarmung an 5-HT im Zentralnervensystem schwächt den anti-nozizeptiven Effekt einer elektrischen Reizung im periaquäduktalen Grau ab [1]; (b) ein anti-nozizeptiver Effekt wird durch eine elektrische Reizung vor allem solcher Strukturen im Hirnstamm ausgelöst, die wie die Raphé nuclei besonders reich an 5-HT sind [24]; (c) eine Blockade 5-HTerger Rezeptoren durch Cinanserin vermindert den anti-nozizeptiven Effekt einer Mikroinjektion von Morphin in den Nucleus raphé magnus [6]; (d) eine lokalisierte Verarmung an 5-HT in Raphé nuclei oder im Rückenmark vermindert die anti-nozizeptive Wirkung von Morphin [5]; (e) eine elektrische Reizung im Nucleus raphé magnus verliert allmählich ihre antinozizeptive Wirkung, wenn sie häufig innerhalb kurzer Zeit wiederholt wird, gewinnt aber ihre Wirkung nach systemischer Anwendung von 5-Hydroxytryptophan, der Synthesevorstufe von 5-HT, wieder zurück [25].

Dissoziation anti-nozizeptiver und analgetischer Wirkung

Eine Hemmung nozizeptiver Reflexaktivität und eine Hemmung der durch Reizung nozizeptiver Afferenzen ausgelösten aszendierenden Aktivität sind nicht immer miteinander gekoppelt. Zwar unterdrückt Morphin beim Menschen nozizeptive Reflexe und die Schmerzempfindung. Es dämpft bei spinalisierten Tieren nozizeptive Reflexe und die Aktivität der Neurone vom Lamina-V-Typ bzw. aszendierende Aktivität. Ein eindeutiger Unterschied in der motorischen Antwort und der Antwort aszendierender Axone auf Reizung nozizeptiver Afferenzen ist jedoch nach Morphin bei pränigral dezerebrierten Ratten zu beobachten (Abb. 8). Pränigrale Dezerebrierung hebt die antinozizeptive Wir-

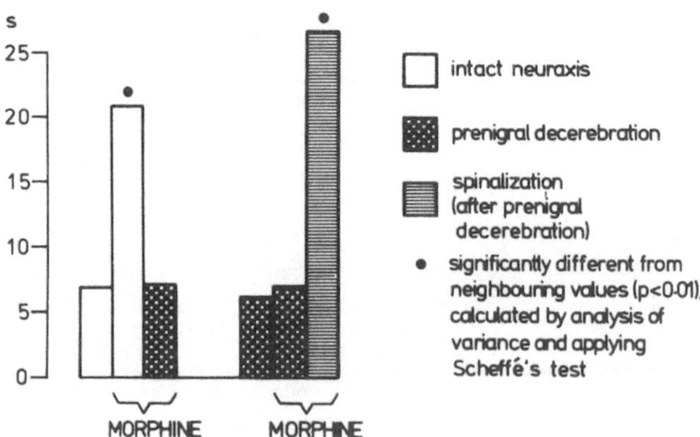

Abb. 8. Wirkung von Morphin auf die Tail-flick-Reaktion bei intakten, pränigral dezerebrierten und spinalisierten Ratten. Morphin 2 mg/kg i.p. dämpfte den nozizeptiven Reflex bei Tieren mit intaktem Zentralnervensystem. Pränigrale Dezerebrierung hob die Wirkung von Morphin auf, und Spinalisierung ließ sie wieder zum Vorschein kommen. Aus Jurna et al. [20]

kung von Morphin auf, eine Spinalisierung bringt sie wieder zum Vorschein. Es sieht demnach so aus, als würde die spinale, dämpfende Wirkung von Morphin auf den nozizeptiven Reflex durch eine supraspinale, beim pränigral dezerebrierten Präparat hervorgerufene erregende Wirkung aufgehoben. Morphin verliert bei pränigral dezerebrierten Ratten allerdings nur seine anti-nozizeptive Wirkung, nicht jedoch seine hemmende Wirkung auf die Aktivität in aszendierenden Axonen, die durch Reizung afferenter C-Fasern eines Hautnerven ausgelöst wurde (Abb. 9). Diese aszendierende Aktivität ließ sich durch eine elektrische Reizung im periaquäduktalen Grau hemmen. Eine Hemmung ist jedoch auch nach intravenöser Injektion von Morphin 0,5 mg/kg zu beobachten. Die Wirkung von Morphin war spezifisch, denn sie wurde durch Naloxon aufgehoben. Daß Morphin die durch Reizung nozizeptiver Afferenzen ausgelöste aszendierende Aktivität hemmt, an der durch Reizung nozizeptiver Afferenzen ausgelöste Reflexaktivität jedoch unwirksam ist, kann nur bedeuten, daß die Neurone, von denen die aszendierenden Axone ihren Ausgang

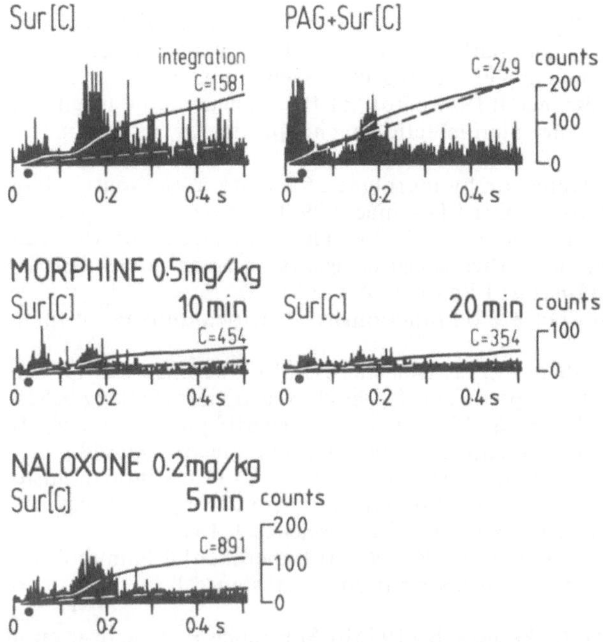

Abb. 9. Aktivität eines aszendierenden Axons, die durch Reizung von afferenten C-Fasern des N. suralis (*Sur* [*C*]) bei einer pränigral dezerebrierten Ratte ausgelöst wurde. Registrierungen wie in Abb. 4. Repetitive elektrische Reizung im periaquäduktalen Grau mit Impulszügen (Dauer der Reizung mit 300 Hz ist durch horizontale Balken unter der Registrierung (*PAG + Sur* [*C*]) angegeben) steigert initial die aszendierende Aktivität (Aktivität vor Reizung des Nerven, angezeigt durch Punkt unter Registrierung), hemmt jedoch die Erregung des aszendierenden Axons durch Reizung der C-Fasern im Nerven: die insgesamt hirnwärts geleitete Aktivität ist bei konditionierender Reizung des periaquäduktalen Graus mit nachfolgender Reizung des Nerven geringer als bei Reizung des Nerven allein. Morphin dämpfte die durch Reizung der C-Fasern im N. suralis hervorgerufene aszendierende Aktivität (10 min und 20 min). Nalaxon hob die Wirkung von Morphin auf

nehmen, also die Neurone vom Lamina-V-Typ, nicht Bestandteil der Bahn des nozizeptiven Reflexes sind. Für diese Annahme gibt es eine Reihe weiterer Hinweise. Eine Dämpfung von Fluchtreflexen darf nicht ohne weiteres mit einer Dämpfung aszendierender Aktivität und damit einer analgetischen Wirkung gleichgesetzt werden.

Literatur

1. Akil H, Mayer DJ (1972) Antagonism of stimulation-produced analgesia by p-CPA, a serotonin synthesis inhibitor. Brain Res 44:692
2. Atweh SF, Kuhar MJ (1977) Autoradiographic localization of opiate receptors in rat brain. I. Spinal cord and lower medulla. Brain Res 124:53
3. Besson JM, Le Bars D, Oliveras JL (1978) L'Analgésie morphinique: données neurobiologiques. Ann Anesth Franc 19:343
4. Cuello A, Polak JM, Pearse AGE (1976) Substance P: a naturally occurring transmitter in human spinal cord. Lancet II:1054
5. Deakin JFW, Dostrovsky JO (1978) Involvement of the periaqueductal grey matter and spinal 5-hydroxytryptaminergic pathways in morphine analgesia: effects of lesioning and 5-hydroxytryptamine depletion. Br J Pharmacol 63:159
6. Dickenson AH, Oliveras JL, Besson JM(1979) Role of the nucleus raphé magnus in opiate analgesia as studied by the microinjection technique in the rat. Brain Res 170:95
7. Grossmann W, Jurna I (1974) Depression by morphine of activity in the ventrolateral tract evoked from cutaneous A-fibres. Eur J Pharmacol 29:171
8. Grossmann W, Jurna I, Nell T, Theres C (1973) The dependence of the antinociceptive effect of morphine and other analgesic agents on spinal motor activity after central monoamine depletion. Eur J Pharmacol 24:67
9. Henry JL (1976) Effects of substance P on functionally identified units in cat spinal cord. Brain Res 114:439
10. Herz A, Albus K, Metyš J, Schubert P, Teschemacher HJ (1970) On the central sites for the antinociceptive action of morphine and fentanyl. Neuropharmacology 9:539
11. Herz A, Metyš J, Schöndorf N, Hoppe S (1968) Über den Angriffspunkt der analgetischen Wirkung von Morphin. Naunyn-Schmiedebergs Arch Pharmacol 260:143
12. Hökfelt T, Elde R, Johansson O, Luft R, Nilsson G, Arimura A (1976) Immunohistochemical evidence for separate populations of somatostatin-containing and substance-P-containing primary afferent neurons in the rat. Neuroscience 1:131
13. Hökfelt T, Kellerth JO, Nilsson G, Pernow B (1975a) Experimental immunohistochemical studies on the localization and distribution of substance P in cat primary sensory neurons. Brain Res 100:235
14. Hökfelt T, Kellerth JO, Nilsson G, Pernow B (1975b) Substance P: Localization in the central nervous system and in some primary sensory neurons. Science 190:889
15. Holzer P, Jurna I, Gamse R, Lembeck F (1979) Nociceptive threshold after neonatal capsaicin treatment. Eur J Pharmacol 58:511
16. Jessell TM, Iversen LL (1977) Opiate analgesics inhibit substance P release from rat trigeminal nucleus. Nature (Lond) 268:549
17. Jessell TM, Iversen LL, Cuello AC (1978) Capsaicin-induced depletion of substance P from primary sensory neurones. Brain Res 152:183
18. Jurna I, Grossmann W (1976) The effect of morphine on the activity evoked in ventrolateral tract axons in the cat spinal cord. Exp Brain Res 24:473
19. Jurna I, Heinz G (1979) Differential effects of morphine and opioid analgesics on A and C fibre-evoked activity in ascending axons of the rat spinal cord. Brain Res 171:573

20. Jurna I, Heinz G, Blinn G, Nell T (1978) The effect of substantia nigra stimulation and morphine on α-motoneurones and the tail-flick response. Eur J Pharmacol 51:239
21. Le Bars D, Guilbaud G, Jurna I, Besson JM (1976) Differential effects of morphine on responses of dorsal horn lamina V type cells elicited by A and C fibre stimulation in the spinal cat. Brain Res 115:518
22. Lembeck F (1953) Zur Frage der zentralen Übertragung afferenter Impulse. III. Mitteilung. Das Vorkommen und die Bedeutung der Substanz P in den dorsalen Wurzeln des Rückenmarkes. Naunyn-Schmiedebergs Arch Pharmacol 219:197
23. Lembeck F, Zetler G (1971) Substance P. In: Walker JM (ed) International Encyclopaedia of Pharmacology and Therapeutics, Section 72. Pergamon Press, Oxford, p 29
24. Oliveras JL, Guilbaud G, Besson JM (1979) A map of serotoninergic structures involved in stimulation producing analgesia in unrestrained freely moving cats. Brain Res 164:317
25. Oliveras JL, Hosobuchi Y, Guilbaud G, Besson JM (1978) Analgetic electrical stimulation of the feline nucleus raphe magnus: development of tolerance and its reversal by 5-HTP. Brain Res 146:404
26. Otsuka M, Konishi S (1976) Release of substance P like immunoreactivity from isolated spinal cord of newborn rat. Nature (Lond) 264:83
27. Randić M, Miletić V (1977) Effect of substance P in cat dorsal horn neurones activated by noxious stimuli. Brain Res 128:164
28. Reynolds DV (1969) Surgery in the rat during electrical analgesia induced by focal brain stimulation. Science 164:444
29. Sternbach RA, Janowsky DS, Huey LY, Segal DS (1976) Effects of altering brain serotonin activity on human chronic pain. In: Bonica JE, Albe-Fessard D (eds) Advances in Pain Research and Therapy, Vol. 1. Raven Press, New York, p 601
30. Takahashi T, Konishi S, Powell D, Leeman SE, Otsuka M (1974) Identification of the motoneuron-depolarizing peptide in bovine dorsal root as hypothalamic substance P. Brain Res 73:59
31. Takahashi T, Otsuka M (1975) Regional distribution of substance P in the spinal cord and nerve roots of the cat and the effect of dorsal root section. Brain Res 87:1
32. Tsou K, Jang CS (1964) Studies on the sites of analgesic action of morphine by intracerebral micro-injection. Sci Sin 13:1099
33. Webster KE (1977) Somaesthetic pathways. Br Med Bull 33:113
34. Yaksh TL, Yeung JC, Rudy TA (1976) Systematic examination in the rat of brain sites sensitive to the direct application of morphine: observation of differential effects within the periaqueductal grey. Brain Res 114:83
35. Zieglgänsberger W, Tulloch IF (1979) Effects of substance P on neurones in the dorsal horn of the spinal cord of the cat. Brain Res 166:273

Einige periphere Schmerzmechanismen beim Menschen*

R.G. Hallin

Einleitung

In konventionellen klinischen neurographischen Studien von peripheren Funktionen der sensorischen Nervenfasern beim Menschen werden regelmäßig periphere elektrische Nervenreizungen benutzt um neurale Aktivität auszulösen. Diese Aktivität kann als evozierte Potentiale mit außerhalb des Nerven angebrachten Makroelektroden registriert werden. Die evozierten Potentiale stammen von synchronisierter Aktivität in dicken und dünnen myelinisierten (A) Fasern mit Leitgeschwindigkeiten zwischen 70 und 20 m/s [1]. Aktivität von den dünnsten unmyelinisierten (C) Fasern mit Leitgeschwindigkeiten um 1m/s konnte bisher nicht erfolgreich mit dieser Methode registriert werden. Bis jetzt waren nur experimentelle, mehr oder weniger traumatische, Techniken für solche Studien zugänglich [2–4].

Methode

In dieser Arbeit werden einige neue Befunde über periphere Schmerzmechanismen beschrieben, die mit der perkutanen Mikroelektrodentechnik am unversehrten Menschen gewonnen wurden. Diese Methode wurde von Vallbo und Hagbarth entwickelt und von diesen und anderen Autoren mehrfach eingehend beschrieben [5, 8, 10, 12, 13]. In Abb. 1 wird schematisch gezeigt, wie die aktive Elektrode in einen Faszikel des N. radialis am Handgelenk eingeführt worden ist. Die Referenzelektrode ist subkutan in der Nähe des Nerven eingesteckt.

Resultate

Nervenregistrierungen an gesunden Versuchspersonen

Aktivität sowohl von myelinisierten A-[5, 8, 10, 12] als auch unmyelinisierten C-Fasern [6–16] in intakten Hautnerven beim Menschen kann mit dieser Methode registriert werden. In Abb. 2 wird Multiunitaktivität gezeigt, also Aktivität mehrerer Nervenfasern,

* Die Untersuchungen erfolgten mit Unterstützung von Karolinska Institutets Forskningsfonder, Harald Jeanssons Stiftelse, Harald och Greta Jeanssons Stiftelse und der Schwedischen Forschungsgemeinschaft (Anslag Nr. K 79–14V-5318-02)

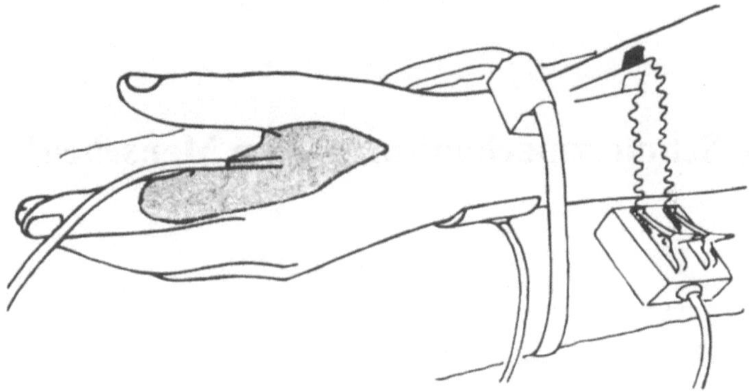

Abb. 1. Schematische Zeichnung der perkutanen Mikroelektrodentechnik. Die aktive Elektrode (schwarz) ist in einen Faszikel des N. radialis eingeführt, die Referenzelektrode (weiß) steckt subkutan in der Nähe des Nerven. Natürliche oder elektrische Reize im rezeptiven Feld (grau) können Nervenaktivität evozieren. Registrierung am N. radialis ist günstig, weil selektive Nervenblockaden mit Druck – wie gezeigt – oder mit Injektionen von Lidocain nahe des Nerven zwischen Stimulationspunkt und Registrierungspunkt ausgeführt werden können. Erdung unter dem Arm [12]

die von der Mikroelektrode erfaßt worden ist. Die Aktionspotentiale wurden nach elektrischer Reizung des entsprechenden Hautareals mit zunehmender Intensität evoziert und dann elektronisch gemittelt. Links ist A-Faser-Aktivität dargestellt und rechts mit größerer Zeitbasis Aktivität in C-Fasern. Mit geringen Reizintensitäten, die nicht als schmerzhaft, sondern als Berührung empfunden werden, kann nur A-Faser-Aktivität registriert werden (Abb. 2A). Mit höheren Intensitäten wird neben A- auch C-Faser-Aktivität registriert und gleichzeitig Schmerz perzeptiert (Abb. 2C).

Diese Befunde und andere, alte und neue, von Experimenten mit selektiven Nervenblockaden erhobene Resultate bestätigen, daß die Aktivität dicker A-Fasern für Berührungsempfindungen verantwortlich ist, während Signale in dünneren A-delta- und C-Fasern für Schmerzempfindungen wesentlich sind [2, 3, 9, 10,12].

Nicht nur Multiunitaktivität, sondern auch Einzelfaseraktivität kann von Hautnerven registriert werden. Sogar Einzelfaseraktivität in C-Fasern kann erfaßt werden [7, 11, 13, 14]. In Abb. 3 sind einige Charakteristika einer häufig vorkommenden afferenten C-Einheit subsummiert. Das rezeptive Feld dieser Faser lag in der Haut des Handrückens, und die Leitgeschwindigkeit betrug 0,8 m/s (Abb. 3C, D). Nach Reizung des rezeptiven Areals mit leichtem Druck ergab sich eine schwache Reizantwort (Abb. 3A). Auf Nadelstiche war die Reizantwort bedeutend heftiger. Die heftigste Reizantwort folgte jedoch auf Hitzeapplikation (Abb. 3B).

Diese sensible Faser wurde wie viele andere untersuchte Einheiten durch ganz verschiedene Reize erregt, sowohl mechanische, chemische und thermische. Solche Fasern wurden deshalb als polymodale Einheiten bezeichnet. Die stärkste Entladung folgte jedoch stets nozizeptiven Reizen, solchen, die die Haut in ihrer Integrität zu zerstören drohen. Diese Reize wurden auch als am schmerzhaftesten empfunden. Dieser Typ von C-Einheit wird deshalb als *nozizeptiv* und *polymodal* bezeichnet.

Polymodale C-Nozizeptoren (oder populärwissenschaftlich ausgedrückt „Schmerzrezeptoren“) haben gewisse Entladungscharakteristika. Werden sie wiederholt mit gleichstarken Reizen erregt, nimmt ihre Antwortfrequenz ab. Diese Eigenschaft wird als *Ermü-*

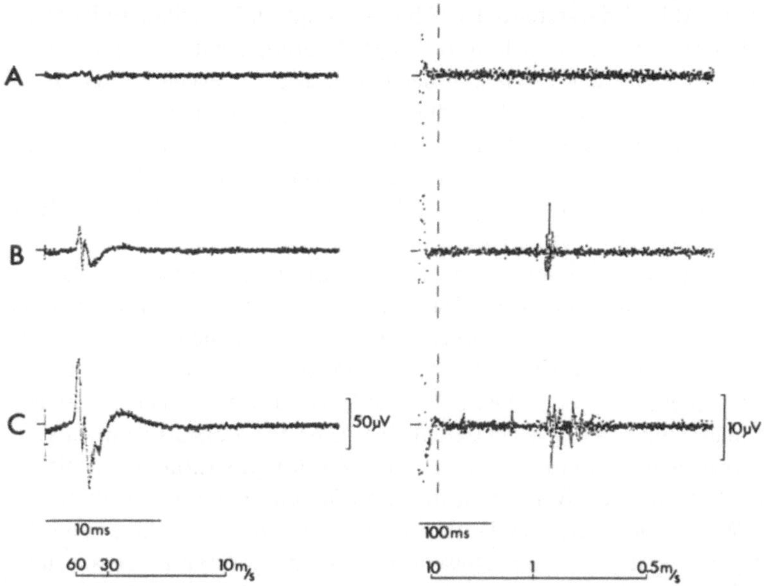

Abb. 2. Multiunitaktivität in A- und C-Fasern von elektrischen Reizen (0,5 /s) in der Haut vom Zeigefinger evoziert. Abstand zum Registrierungspunkt im N. medianus 15,5 cm. Elektronische Mittlung von 50 Reizantworten. Links sind frühe Komponenten der Antwort dargestellt, rechts werden spätere Komponenten gezeigt. Die vertikale gestrichelte Linie begrenzt den ersten Teil der Reizantwort, wo die Aktivität mit größerer Zeitbasis dargestellt ist. Um die verschiedenen Komponenten der Registrierung hervorzuheben, sind die Punkte der Antwort mit Linien verbunden. A: Mit geringen nicht schmerzhaften Reizintensitäten kann nur A-Faser-Aktivität registriert werden. B: Mit höheren Intensitäten wird neben A- auch C-Faser-Aktivität registriert. C: Mit sehr schmerzhaften Reizen werden weitere A- und C-Komponenten rekrutiert [8]

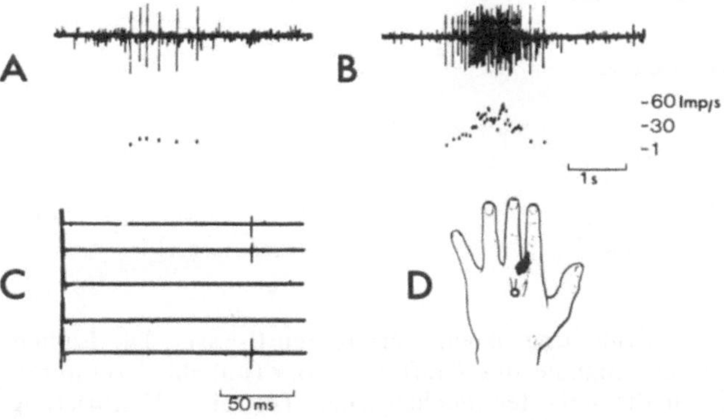

Abb. 3. Reizantworten in einer afferenten C-Faser auf natürliche und elektrische Hautstimulation. Abstand bis zum Registrierungspunkt am N. radialis 12 cm. Kalibrierung gemeinsam für A und B. A: Leichter Druck löste eine schwache Reizantwort aus. B: Eine heftige Reizantwort, die auch am schmerzhaftesten erlebt wurde, folgte auf Hitzeapplikation. C: Elektrische Reize evozierte die Einheit mit einer Latenz von 150 ms D: Das rezeptive Feld der Faser lag in der Haut des Handrückens (Kreis). (Modifiziert nach [13])

dung bezeichnet, was in Abb. 4 dargestellt ist. Abb. 4A zeigt, daß fortdauernder Druck initial eine relative, hochfrequente Entladungsrate von Aktionspotentialen bewirkt, die mit der Zeit abnimmt. Nachdem der Testreiz – der Druck also – weggenommen wurde, blieben vereinzelte Nachentladungen bestehen, die jedoch bei erneutem Testreiz vollständig verschwanden. Die Einheit produzierte in B auf rasch wiederholtes Beklopfen ihres rezeptiven Hautareals nach einer gewissen Zeit keine Reizantworten mehr (Abb. 4B, links). Die Einheit konnte jedoch durch weiteres Beklopfen eines angrenzenden Hautareals wieder aktiviert werden (Abb. 4B, rechts).

Paradoxerweise zeigen jedoch C-Fasern unter gewissen Umständen auch eine Tendenz zu Zunahme der Entladung nach wiederholten Hautreizen, besonders nach Wärmeapplikation. Diese Eigenschaft, genannt *Sensibilisierung,* ist in einem einfachen Testmodell studiert worden, das auf der Tatsache basiert, daß oft mehrere Antwortgipfel für eine Einheit im rezeptiven Feld bestehen, was wahrscheinlich macht, daß das Axon sich in der Peripherie teilt. Deshalb müßte ein rezeptives Hautareal eines C-Nozizeptors als Kontrolle und ein anderes als Testareal benutzt werden können. Vor Wärmeapplikation waren die von Kontroll- und Testareal induzierten Antworten und Empfindungen ähnlich. Während der ersten Minuten nach Wärmeapplikation im Testareal war der C-Nozizeptor desensibilisiert und antwortete weniger frequent auf mechanische und thermische Hautreize als zuvor. Diese Reize wurden als nicht schmerzhaft empfunden. Im Kontrollareal appliziert waren dieselben Reize jedoch gleich schmerzhaft wie zuvor. Dieser *Hypoalgesie* folgte *Hyperalgesie* während 20–60 Minuten nach der Hitzeläsion. Die Antworten der C-Fasern waren

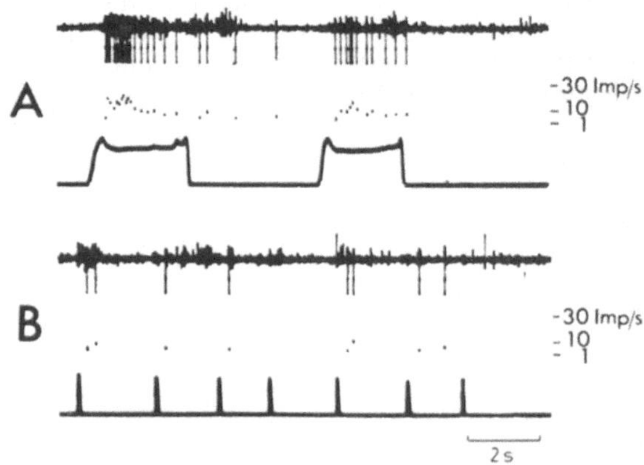

Abb. 4A, B. Nachentladungen und Ermüdung in einer afferenten C-Faser. Die Einheit wurde am N. saphenus registriert. Die Signale des Kraftindikators (unkalibriert) unterhalb der Nervenaktivität bezeichnen die Zeit der mechanischen Testreize. Kalibrierung gemeinsam für **A** und **B**. **A**: Fortdauernder Druck bewirkte initial eine relativ hochfrequente Entladungsrate von Aktionspotentialen, die von vereinzelten Nachentladungen gefolgt war. Bei erneutem Testreiz war die Antwort der Einheit geringer und die Nachentladungen verschwanden vollständig (rechts). **B**: Die Faser produziert auf rasch wiederholtes Beklopfen ihres rezeptiven Hautareals nach einiger Zeit keine Reizantworten mehr (**Abb. 4B** links). Die Einheit konnte jedoch durch weiteres Beklopfen eines angrenzenden Hautareals wieder aktiviert werden (**Abb. 4B** rechts). (Modifiziert nach [13])

häufiger, und deren Reizschwelle war herabgesetzt für Reize im Testareal, verglichen mit dem Kontrollareal. Auch schwache Reize, die zuvor nicht schmerzhaft waren, wurden als schmerzhaft und unangenehm empfunden, wenn man sie im Testareal applizierte. Dies macht wahrscheinlich, daß Sensibilisierung in den terminalen Nervenendigungen und nicht im gemeinsamen Axon stattfindet. Andere Resultate gaben jedoch auch Grund zu der Annahme, daß der Sensibilisierungs-Desensibilisierungseffekt ebenfalls in anderen von A-delta-Fasern innervierten Nozizeptoren vorkommt.

Ermüdungs- und Sensibilisierungseffekte von Nozizeptoren wurden bei der Katze und beim Affen nachgewiesen. Diese peripheren neuralen Faktoren gelten auch beim Menschen und modulieren so wahrscheinlich den nozizeptiven Input wie eben beschrieben.

Einige Befunde an Patienten mit Kausalgie

In diesem Abschnitt werden kürzlich an Kausalgiepatienten erhobene Befunde bezüglich Hyperalgesie erwähnt [16]. – Unter Kausalgie versteht man ein chronisches Schmerzsyndrom, das sich nach einem peripheren Nerventrauma entwickeln kann. Der kausalgieforme Schmerz ist zumindest teilweise peripher bedingt. Kausalgiepatienten klagen über 1) spontan auftretende brennende Schmerzen, 2) über Hyperalgesie bei Berührung der Haut und 3) über Zeichen autonomer Dysfunktion der verletzten Extremität. Vorübergehende oder dauernde Schmerzfreiheit kann durch Sympathikusblockade erreicht werden.

Eine Gruppe von 4 Patienten mit einem kausalgieformen Schmerzsyndrom wurde untersucht. Bei einem sympathektomierten Patienten, der gerade von seinen Schmerzen befreit war, wurde durch Injektion von Noradrenalin in dem zuvor schmerzhaften Hautbezirk wieder Hyperalgesie erzeugt. Bei Normalpersonen führt Noradrenalininjektion nicht zu Schmerzen. In Abb. 5 wird gezeigt, wie sich nach iontophoretischer Noradrenalinapplikation eine hyperalgische Zone am Fuß entwickelt. Diese wurde etwa 30 Minuten nach der Noradrenalinapplikation festgestellt und erreichte ihr Maximum nach etwa 40 Minuten. Diese Hyperalgesie verschwand allmählich innerhalb von einigen Stunden oder rasch durch transkutane Nervenstimulation (TNS) des Nerven, der den schmerzhaften Bezirk versorgte.

Der durch kurze Berührungsreize induzierte Schmerz in dem noradrenalinsensibilisierten Hautbezirk trat mit kurzer Latenzzeit auf, was wahrscheinlich macht, daß rasche Fasern für diese Schmerzinformation verantwortlich sind. Um den relativen Anteil verschiedener Fasern für die Impulsleitung dieser Form von Hyperalgesie zu ermitteln, wurden die myelinisierten Fasern des N. radialis an der Hand, bei einer Patientin mit kausalgieformen Schmerzen an der Haut des Handrückens, durch Druck blockiert. Wenn diese Patientin gerade noch Wärme und langsam geleiteten Schmerz empfand, was wahrscheinlich machte, daß lediglich noch C-Fasern leiteten, dann war auch ihre Hyperalgesie wesentlich geringer. Die Bedeutung der C-Fasern bei dieser Hyperalgesie kann daraus jedoch nicht vollständig negiert werden.

Diese Befunde legten somit die Annahme nahe, daß bei Patienten mit sympathikusabhängigen Schmerzen eine abnorme Änderung der Reizcharaktere dünner Nervenendigungen auf Noradrenalin hin ein möglicher pathogenetischer Faktor sein kann. Diese Hypothese wird durch die Befunde von Wall und Gutnick gestützt, wonach A-delta-Fasern im Rattenneurom nach intravenöser Applikation von Noradrenalin vermehrt entladen [17].

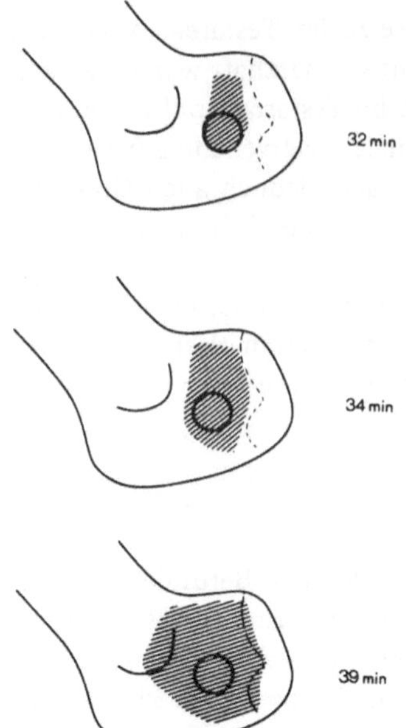

Abb. 5. Entwicklung von hyperalgischer Zone (schattiertes Areal) nach iontophoretischer Noradrenalinapplikation, 0,2 mg/ml an 2 cm^2 Hautareal (mit Kreis bezeichnet) bei einem sympathektomierten Patienten mit kausalgieformem Schmerzsyndrom. Die schmerzhafte Zone wurde etwa 30 Minuten nach der Noradrenalinapplikation festgestellt und erreichte ihr Maximum nach etwa 40 Minuten [16]

In den bis jetzt gelungenen wenigen Nervenregistrierungen an Patienten konnte bislang allerdings keine Sensibilisierung von Nervenendigungen nachgewiesen werden. Auch wenn rein theoretisch und hypothetisch solche periphere Mechanismen wahrscheinlich wären, so wären bei der Pathogenese des Kausalgiesyndroms Veränderungen entlang des Nerven oder im Zentralnervensystem nicht ausgeschlossen.

Zusammenfassung

Die beschriebenen klinischen und neurophysiologischen Befunde unterstreichen die Bedeutung der dünnen myelinisierten (A delta) und unmyelinisierten (C) Fasern für den Schmerzsinn des Menschen [2–4, 6–16, 18].

Literatur

1. Buchtal F, Rosenfalck A (1966) Brain Res 3:1
2. Clark D, Hughes J, Gasser HS (1935) Am J Physiol 114:69
3. Collins WF, Nulsen FE, Randt CT (1960) Arch Neurol 3:381
4. Dyck PJ, Lambert EH, Nichols PC (1972) In: Cobb WA (ed) Handbook of electroencephalography and clinical neurophysiology, Vol 9. Elsevier, Amsterdam, p 83
5. Hagbarth KE, Hongell A, Hallin RG, Torebjörk HE (1970) Brain Res 24:423
6. Hallin RG, Torebjörk HE (1970a) Acta Soc Med Ups 75:77
7. Hallin RG, Torebjörk HE (1970b) Acta Soc Med Ups 75:277
8. Halin RG, Torebjörk HE (1973) Exp Brain Res 16:309
9. Hallin RG, Torebjörk HE (1976) In: Zotterman Y (ed) Sensory functions of the skin in primates with special reference to man. Pergamon Press, Oxford, p 137

10. Mackenzie RA, Burke D, Skuse NF, Lethlean AK (1975) J Neurol Neurosurg Psychiat 38:865
11. Torebjörk HE, Hallin RG (1970) Acta Soc Med Ups 75:81
12. Torebjörk HE, Hallin RG (1973) Exp Brain Res 16:321
13. Torebjörk HE, Hallin RG (1974) Brain Res 67:387
14. Torebjörk HE, Hallin RG (1976) In: Zotterman Y (ed) Sensory functions of the skin in primates with special reference to man. Pergamon Press, Oxford, p 475
15. Torebjörk HE, Hallin RG (1978) Acta Anaesth Scand (Suppl) 70:142
16. Wallin BG, Torebjörk HE, Hallin RG (1976) In: Zotterman Y (ed) Sensory functions of the skin in primates with special reference to man. Pergamon Press, Oxford, p 489
17. Wall PD, Gutnick M (1974) Exp Neurol 43:580
18. Zotterman Y (1933) Acta Med Scand 80:185

Quantifizierbare Reaktionsparameter bei wiederholten Schmerzreizen im Humanexperiment

B. Bromm und E. Scharein

Die grundsätzliche Problematik sinnesphysiologischer Messungen ist bekannt; der Versuch einer Schmerzmessung ist darüber hinaus durch komplexe emotionale Reaktionen und kognitive Interpretationen erschwert (zur Übersicht s. Hilgard [6]). Andererseits macht die stürmische Entwicklung verschiedenster Methoden zur Schmerzbekämpfung und die Forderung nach deren Überprüfbarkeit das Bemühen um eine Quantifizierung von Schmerzen unerläßlich. Aufgrund der ausgedehnten emotionalen Komponente hängt die Schmerzempfindung im besonderen Maße ab von der äußeren und inneren Situation, in der sich der leidende Mensch befindet. Schmerzen, die im Laborexperiment gesetzt werden, haben einen ganz anderen Charakter als solche, die ein Patient während einer Krankheit erleidet. Der experimentell gesetzte Schmerzreiz ist jederzeit absetzbar, die Versuchspersonen sind aufgeklärt über das Geschehen und arbeiten als Teil des Experimentes mit an dessen Gelingen. Dennoch sehen wir keine andere Möglichkeit für den Versuch einer objektiven Algesimetrie als in dem Bemühen, möglichst viele physiologische Reaktionsparameter gegenüber definierten schmerzhaften Reizen zu erfassen und mit der subjektiven Angabe der Empfindungsstärke und des Empfindungscharakters zu korrelieren; die letztgenannte Forderung ist essentiell und macht das Humanexperiment in der Schmerzforschung unerläßlich.

Nachfolgend soll eine bei der Darstellung der Wirkung schmerzlindernder Substanzen im psychophysischen Experiment bisher so gut wie gar nicht untersuchte Eigenschaft objektiv meßbarer Schmerzreaktionen herausgearbeitet werden, nämlich deren Habituation auf Reize gleicher Stärken. Hierzu wurden pro Versuchsperson (VP) 4 identische Experimente in exakt zweitägigen Abständen durchgeführt, für die einzelne VP also jeweils zu gleichen Tageszeiten. Als Reize wurden in dieser Studie elektrische Impulse (Salven von 4 Rechteckimpulsen à 2,5 ms Dauer in 2,5 ms Abstand) unter Konstantstrom-Bedingungen erdfrei an die Beere des linken Mittelfingers appliziert; die indifferente Elektrode lag in 10 mm Abstand ringförmig um den gleichen Finger. Ein Beispiel für das Reizprogramm ist in Abb. 1 wiedergegeben: 4 verschiedene Reizstärken I, bezogen auf eine mittlere Schmerzschwelle I_s von 4.8 mA [3], wurden in statistischer Folge durch einen Mikroprozessor vorgegeben, jede Reizstärke erschien 40mal während einer Sitzung, um Mittelungen durchführen zu können. Die subjektive Empfindung E wurde in 7 Kategorien angegeben (s. Legende Abb. 1). Die VPn (11 Studenten im Alter von 21–30 Jahren) wußten nicht, um wieviel verschiedene Reizstärken es sich tatsächlich handelte. Die einzelnen physiologisch faßbaren Reaktionen, die für diese Untersuchung herangezogen wurden, sind in Tabelle 1 aufgelistet, mit Angaben zur Meßmethode. Alle Reaktionen wurden zusammen mit der Reizstärke und der subjektiven Empfindungsangabe in einen Rechner (PDP 11/34) gegeben und auf Platten katalogisiert. Je nach Fragestellung wurden

Tabelle 1. Übersicht über die gemessenen objektiven Reaktionsvariablen und deren Parametrisierung

Somatosensorisch evoziertes Potential (SSEP):

Abgriff:	Vertex vs. verbundene Ohrläppchen
Dauer des Analyseintervalls:	500 ms
Abtastfrequenz:	1000 Hz
System-Bandpass:	.16–30 Hz
Anzahl der Aufsummierungen:	29–436
Quantifizierung:	Amplitudendifferenz zwischen den Spitzen P 150 und N 230; P = relative Vertexpositivität N = relative Vertexnegativität Zahlen = mittlere Spitzenlatenz in ms

Gemitteltes Elektrookulogramm ($\overline{EOG}$):

Abgriff:	ipsilateral, infraorbital vs. äußerer Canthus
Dauer des Analyseintervalls:	500 ms
Abtastfrequenz:	1000 Hz
System-Bandpass:	.16–30 Hz
Anzahl der Aufsummierungen:	40
Quantifizierung:	Gleichrichtung und Integration der Spannung über die Zeit zwischen 30 ms und 500 ms nach Reizbeginn

Elektromyogramm (EMG):

Abgriff:	ipsilateral bipolar über M. extensor digitorum longus
Abtastfrequenz:	1000 ms
System-Bandpass:	60–500 Hz
Quantifizierung:	Gleichrichtung und Integration der Spannung über die Zeit zwischen 30 ms und 200 ms nach Reizbeginn

Psychogalvanische Hautreaktion:

Abgriff:	ipsilateral zwischen Tenar und Hypotenar
System-Bandpass:	.02–5 Hz
Meßprinzip:	Messung der Hautleitfähigkeit (in μS) bei konstanter Sinus-Wechselspannung (10 Hz, 0,85 V_{ss})
Quantifizierung:	Maximale Amplitude der innerhalb eines Zeitraumes von 1,5–3 s nach Reizbeginn auftretenden psychogalvanischen Reaktion

sie bei der nachfolgenden Auswertung auf gleiche Reizstärken I oder gleiche Empfindungen E bezogen.

Abb. 2 stellt die gemessenen Reaktionen in einem Einzelversuch dar, bei der höchsten vorgegebenen Reizstärke 10 mA. Die oberste Kurve gibt die subjektive Einschätzung der Empfindung wieder, darunter die für jeden Reiz ausgewerteten Amplituden der psychogalvanischen Hautreaktion. Die beiden unteren Kurven zeigen Originalregistrierungen für das somatosensorisch evozierte Potential und das gleichzeitig registrierte Elektrookulo-

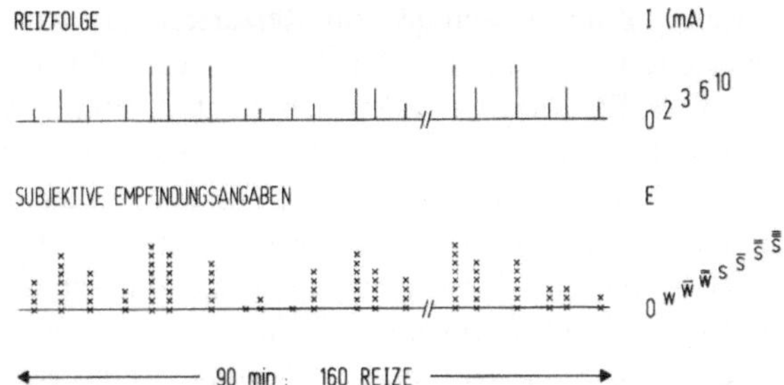

Abb. 1. *Schematische Darstellung von Reizfolge und Empfindungsskalierung für eine experimentelle Sitzung.* I = Reizstärke in mA; mittlere Schmerzschwelle I_s = 4.8 mA. E = Empfindung; w : schwach wahrgenommen; $\bar{w}$: wahrgenommen; $\bar{\bar{w}}$: deutlich wahrgenommen; s : schwach schmerzhaft; $\bar{s}$: schmerzhaft; $\bar{\bar{s}}$: stark schmerzhaft; $\bar{\bar{\bar{s}}}$: kaum tolerierbar

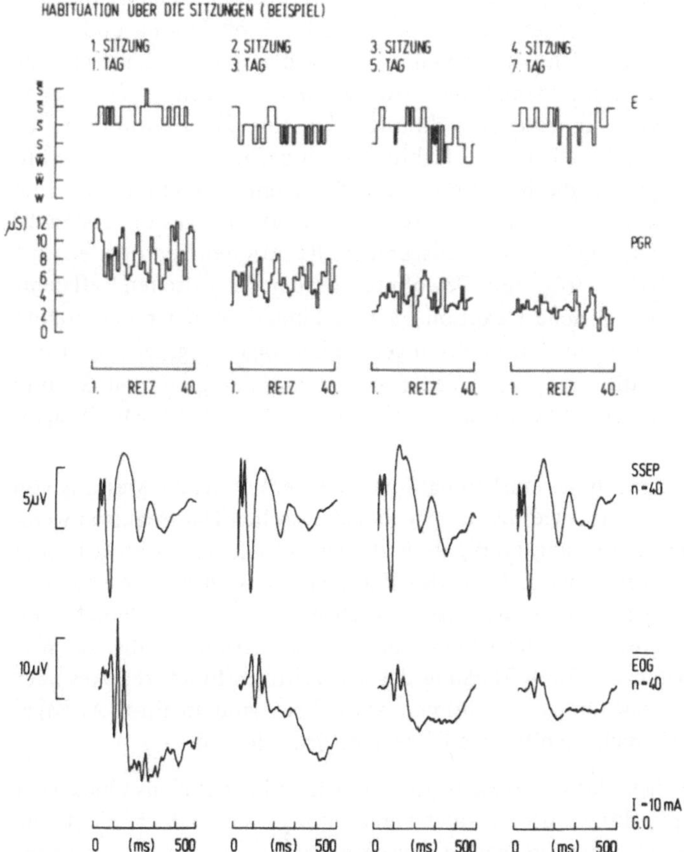

Abb. 2. *Darstellung der Meßwerte für eine VP (G.O.) bei maximaler Reizstärke.* E : Empfindung und PGR: Psychogalvanische Hautreaktion, angegeben für jeden Einzelreiz. SSEP gemitteltes somatosensorisch evoziertes Potential. EOG: Gemitteltes Elektrookulogramm; n = 40 Aufsummierungen

gramm, beide aufsummiert über je 40 Reize. Zum Ausschluß von Reizartefakten wurde die Registrierung während der Reizperiode (20 ms) durch den Rechner unterdrückt. Kreuzkorrelationen zwischen EOG und SSEP machten deutlich, daß zumindest in den frühen kortikalen Antworten myogene Beimischungen durch die nozizeptiv bedingten Augenbewegungen nicht auszuschließen sind (s. auch Stowell [7]). Man erkennt bereits in dieser exemplarischen Darstellung der Versuchsergebnisse an einem einzelnen Probanden, daß die subjektive Einschätzung des durch gleiche Reizstärken hervorgerufenen Schmerzes zwar relativ stark streut, jedoch kaum eine Habituation zeigt, ebenso wenig wie die späten Komponenten des evozierten kortikalen Potentials. Demgegenüber zeigen der psychogalvanische Hautreflex, vor allem jedoch die motorischen Reaktionen eine sehr ausgeprägte Habituation über die einzelnen Sitzungen; das identische Reizprogramm bewirkt von Experiment zu Experiment kleinere Amplituden in diesen Reaktionen.

Die gemittelten Ergebnisse an allen Versuchspersonen machen diese Effekte noch deutlicher (Abb. 3): Für die Mittelwertbildung wurden die einzelnen Reaktionsparameter auf deren individuellen Maximalwert normiert, daher die dimensionslosen Skalen links und die relativ kleinen Standardabweichungen. Während subjektive Empfindung und kortikales Potential über die Sitzungen nicht abnehmen – die in der oberen Reihe erkennbare Sensibilisierung ist statistisch auf dem 1%-Niveau signifikant –, zeigt sich bei allen anderen Meßgrößen ein Abfall, d.h. eine Gewöhnung oder eine Habituation an den schmerzhaften Reiz. Ähnliches gilt auch für die Habituation innerhalb der einzelnen Sitzungen (Abb. 4), wobei jetzt jeweils die Reaktionen auf die ersten, zweiten, dritten und vierten 10 Reize jeder Sitzung gemittelt wurden. Man sieht deutlich, daß die ersten 10 Reize gleicher Stärke in jeder Sitzung besonders ausgeprägte Reaktionen hervorrufen; mit fortschreitender Stimulationsdauer erfolgt eine Gewöhnung bei den motorischen Reflexen. Auffallend ist, daß die psychogalvanische Reaktion im Mittel innerhalb der Einzelsitzung keine Habituation zeigt; dies mag mit den in zufälliger Reihenfolge vorgegebenen Reizintensitäten zusammenhängen, die eine hohe Vigilanz während der gesamten Sitzung garantieren. Die hier genannten Befunde wurden varianzanalytisch als statistisch signifikant nachgewiesen [2].

Es zeigt sich damit, daß aufgrund des starken habituativen Verhaltens die Messung von motorischen Reflexantworten ebenso wie die der psychogalvanischen Hautreaktion weniger für eine objektive Analgesie im Langzeitexperiment geeignet ist, wie es etwa für die Prüfung von Analgetika erforderlich wird. Derartige Prüfungen müssen an der einzelnen VP in einer Reihe aufeinanderfolgender Sitzungen durchgeführt werden; damit kann Habituation die Befunde verfälschen, oder anders ausgedrückt, Arbeiten, die die Wirkung schmerzlindernder Substanzen durch Messung des nozizeptiven Fluchtreflexes oder der psychogalvanischen Hautreaktion zu bestimmen versuchen, sind in ihrer Aussagekraft zu relativieren, solange sie nicht habituative Effekte berücksichtigen.

Für geeignet halten wir dagegen das somatosensorisch evozierte Potential als objektiven Ausdruck einer Schmerzempfindung oder Schmerzverarbeitung; dies jedoch nicht nur wegen der besonders geringen Habituation in und zwischen den experimentellen Sitzungen, sondern auch aufgrund der Zusammenhänge zwischen der subjektiven Angabe der Empfindungsstärke und den späten Komponenten im somatosensorisch evozierten kortikalen Potential. Abb. 5 gibt hierfür Beispiele. Links ein typischer Einzelversuch, wobei vom Computer die Registrierungen jetzt für gleiche Empfindungsangaben, nicht aber für

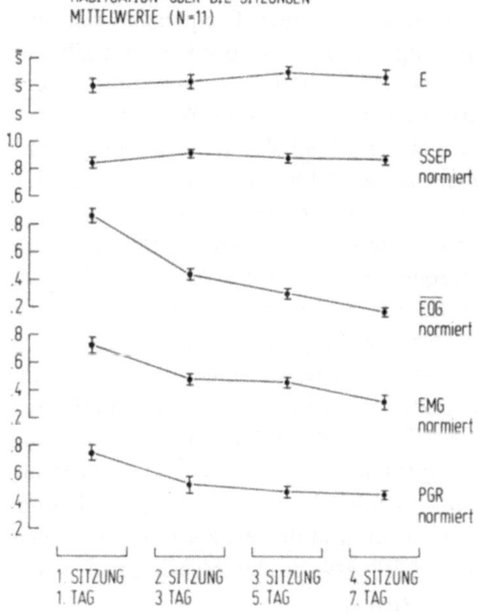

Abb. 3. *Mittelwerte und deren Standardfehler über alle VPn pro Sitzung.* Die objektiven Reaktionen wurden zur Mittelung auf die individuellen Reaktionsmaxima normiert (umgezeichnet nach [2])

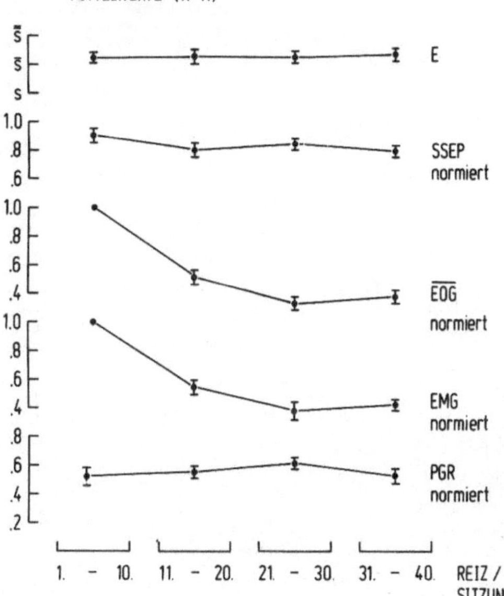

Abb. 4. *Mittelwerte und deren Standardfehler über alle VPn für verschiedene Zeitabschnitte aller Sitzungen.* Die objektiven Reaktionen wurden zur Mittelung auf die individuellen Reaktionsmaxima innerhalb jeder Sitzung normiert (umgezeichnet nach [2])

gleiche Reizstärken, aufsummiert wurden. Oben ein typischer Ausschnitt des Ruhe-EEG der betreffenden VP mit relativ niedrigen Amplituden und hohen Frequenzen während der Sitzung. Die Mittelung von über 40 Registrierungen ohne Reizapplikation ergibt die zweite Linie. Sobald ein Reiz wahrgenommen wurde, traten innerhalb von 200 ms nach Stimulation die typischen Komponenten im gemittelten EEG auf. Wenn Schmerz empfunden wurde, wie in den beiden unteren Registrierungen, erschien eine weitere Komponente bei 330 ms (Negativität des Skalpes ist, wie üblich, als Ausschlag nach oben dargestellt). Ähnliches gilt, wenn als Schmerzreize mechanische Drucke an gleicher Stelle verwendet werden [1]. Allerdings konnte diese späte Komponente nur bei solchen VPn aufgezeigt werden, die ein niederamplitudiges und hochfrequentes EEG aufweisen, d.h. die sich in einem hohen Vigilanzstadium während der Sitzung befanden. Mittelung über alle SSEP von 6 VPn dieses Kollektives für zwei verschiedene Empfindungsstärken ergibt die Registrierung in Abb. 5, rechts; oben für alle Kategorien $\overline{w}$, wahrnehmbar, unten für $\overline{\overline{s}}$, für jedermann starker Schmerz. Es zeigt sich wieder eine Zunahme in den Amplituden aller Komponenten des SSEP, besonders in den N 150- und P 230-Wellen, und es tritt die späte Komponente N 330 auf, wenn Schmerz empfunden wird (s. auch Chatrian et al. [4] und Chen et al. [5]). Bei einem anderen Kollektiv mit relativ ausgeprägtem α-Grundrhythmus fanden wir eine reizinduzierte α-Synchronisation in den evozierten Potentialen nach etwa 300 ms. Für eine genauere Analyse der SSEP, etwa in der Algesimetrie, ist daher das „baseline"-EEG der individuellen VP heranzuziehen.

Um den Zusammenhang zwischen subjektiver Empfindung und den einzelnen Amplituden im SSEP weiter zu überprüfen, wurden Versuche mit zentral wirksamen Analgeti-

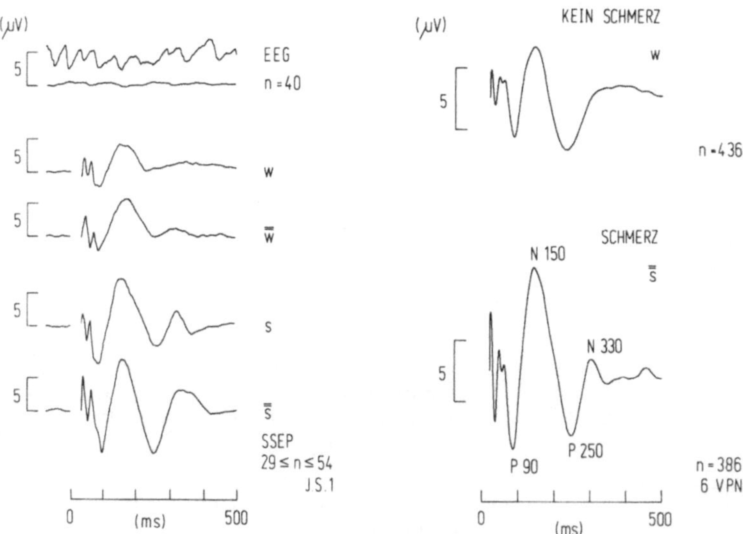

Abb. 5. *SSEP und Empfindung.* Links: Darstellung der Abhängigkeit des SSEP von der Empfindungsstärke für einen Einzelfall (J.S.1). n = Anzahl der Aufsummierungen. Oben: „baseline"-EEG, darunter Leerversuch über 40 Wiederholungen. Rechts: Gegenüberstellung des über 6 VPn gemittelten SSEP auf nicht schmerzhafte und schmerzhafte Reize. Ausschlag nach oben: relative Vertexpositivität; die einzelnen Komponenten sind durch ihre mittleren Latenzzeiten angegeben

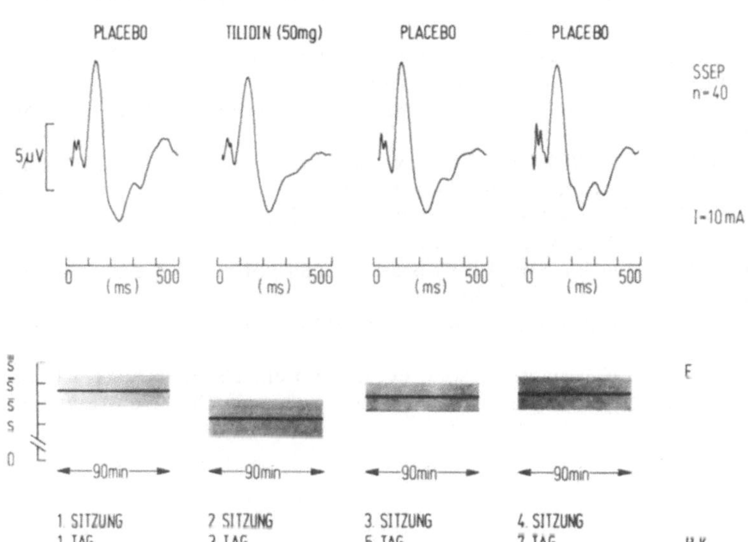

Abb. 6. *Wirkung von Tilidin (Valoron) auf das SSEP und die Schmerzempfindung bei maximaler Reizstärke.* Die schraffierten Flächen beschreiben den Bereich von ± 1 Standardabweichung pro Sitzung. Einzelfall (B.K.)

ka durchgeführt. Abb. 6 zeigt erste Ergebnisse mit Tilidin (Valoron). Hier wurde exakt der gleiche Versuchsablauf gewählt, wie er eingangs bei den Versuchen zur Habituation beschrieben wurde. In der ersten, dritten und vierten Sitzung erhielt die Versuchsperson ein Plazebo, in der zweiten Sitzung Tilidin, mit der Information, daß es sich jedesmal um einen Tranquilizer handele. Tilidin reduzierte signifikant ($p<.01$) alle Amplituden der späten Komponenten im SSEP ebenso wie die subjektive Einschätzung der Schmerzempfindung. Demgegenüber scheinen die frühen Komponenten weniger durch Tilidin beeinflußt zu werden; dies steht im Einklang mit der Beobachtung [3], daß Tilidin wie einige andere zentral wirksame Analgetika die Schwelle für die Vibrations- oder Druckempfindung weit weniger beeinflußt als die für die Schmerzempfindung. Weitere Experimente sind jedoch erforderlich, um diese Aussage zu erhärten.

Zusammenfassend sei formuliert, daß das weitgehende Fehlen einer Habituation in und zwischen den einzelnen experimentellen Sitzungen die Auswertung der somatosensorisch evozierten Potentiale für die Quantifizierung von Schmerzempfindungen im psychophysiologischen Versuch besonders geeignet macht. Darüber hinaus zeigt sich eine hohe Korrelation zwischen einzelnen Komponenten im SSEP und der subjektiven Empfindungsangabe. Für die quantitative Auswertung des SSEP sind jedoch die Frequenzen und Amplituden des Ruhe-EEG vor jedem Reiz heranzuziehen.

Literatur

1. Bromm B, Scharein E (1979) Cerebral responses in man evoked by electrical and mechanical pain stimuli. Neurosciences Letters 3 (Suppl. 3):257
2. Bromm B, Scharein E (1981) Habituation of pain evoked responses in man. Physiol Behav 27 (in press)
3. Bromm B, Treede RD (1980) Withdrawal reflex, skin resistance reaction and pain ratings due to electrical stimulation in man. Pain 9:339
4. Chatrian GE, Canfield RC, Knauss TA, Lettich R (1975) Cerebral responses to electrical tooth pulp stimulation. Neurology 25:745
5. Chen ACN, Chapman CR, Harkins SW (1979) Brain evoked potentials are functional correlates of induced pain in man. Pain 6:365
6. Hilgard ER (1978) Pain perception in man. In: Handbook of sensory physiology 8:849 (1978)
7. Stowell H (1979) Single-epoch somatosensory evoked potentials at vertex: a time window specified for electro-ocular monitoring. Electroenceph Clin Neurophysiol 46:220

Zum Verhalten der Endorphine unter der Geburt

M. Rust, K. Csontos, V. Höllt, H. Teschemacher, W. Mahr und Th. Zilker

Die Opiatforschung hat durch die Entdeckung spezifischer Opiatrezeptoren im Gehirn im Jahre 1973 [19, 20] und den Nachweis endogener Liganden für diese Rezeptoren in den Jahren 1975 und 1976 [6, 9, 11, 20] einen ungeheuren Aufschwung genommen. Diese als Endorphine bezeichneten Substanzen wurden als Peptide identifiziert und wurden im ZNS, in der Hypophyse und peripheren Organen nachgewiesen [6, 9, 11].

Die Endorphine sind identisch mit den C-terminalen Fragmenten des schon länger bekannten opiatinaktiven Hypophysenhormons β-Lipotropin [21]. Das Peptid mit der Aminosäuresequenz 61–91 wird als β-Endorphin bezeichnet und stellt das analgetisch potenteste endogene Opioid dar [14]. Es ist seit kurzem bekannt, daß β-Endorphin bzw. β-Lipotropin und ACTH aus einem gemeinsamen Vorläufermolekül enzymatisch abgespalten werden [15] und daß sie zusammen in der Hypophyse gespeichert und zusammen, z.B. unter Streßbedingungen, freigesetzt werden [8].

Die Geburt als Schmerz- und Streßereignis ersten Grades legte den Gedanken nahe, daß hierbei in Analogie zu anderen streßbedingten Funktionsänderungen antinozizeptive und endokrine Effekte der Endorphine von Bedeutung sein könnten.

Wir haben deshalb die β-Endorphin-Aktivität mittels eines von Höllt entwickelten hochsensitiven Radioimmunassays im venösen Blut Gebärender und im Nabelschnurblut Neugeborener sowie parallel dazu mittels Radioimmunassay die entsprechenden ACTH-Gehalte im Blut bestimmt [4, 10].

Wie aus Abb. 1 zu entnehmen ist, findet man während normaler Geburten sowohl in der Eröffnungsphase als auch in der Austreibungsphase signifikant erhöhte Werte von β-Endorphin und ACTH im Plasma von Gebärenden im Vergleich zu nicht-schwangeren jungen Frauen. Ein Tag post partum waren für beide Peptide gesenkte Werte zu beobachten. Setzt man die im Nabelvenenblut gefundenen Werte in Beziehung zu den Normalwerten, so findet sich auch hier eine signifikante Erhöhung, allerdings werden die hohen mütterlichen Konzentrationen während der Preßphase nicht erreicht.

Dies bestätigt sich bei dem Vergleich von arteriellen und venösen Nabelplasmakonzentrationen des Kindes mit dem venösen Plasma der Mutter unmittelbar nach der Geburt (Abb. 2). Die maximal hohen mütterlichen β-Endorphin-Konzentrationen lagen hochsignifikant über den kindlichen Konzentrationen, wobei beim Kind keine signifikanten arteriovenösen Differenzen der Plasmakonzentrationen errechnet werden konnten.

Wegen der 100%igen Kreuzreaktion des β-Endorphin-Antiserums mit β-LPH mußten die jeweiligen Anteile der Peptid-Konzentrationen potentiell durch Gelfiltration in gepoolten Plasmaproben bestimmt werden (Abb. 3). Für nicht-schwangere junge Frauen ergaben sich niedrige Plasmaspiegelwerte sowohl für β-LPH als für β-Endorphin (A). Während der Austreibungsperiode der Geburt waren demgegenüber der β-Endorphin-Gehalt absolut

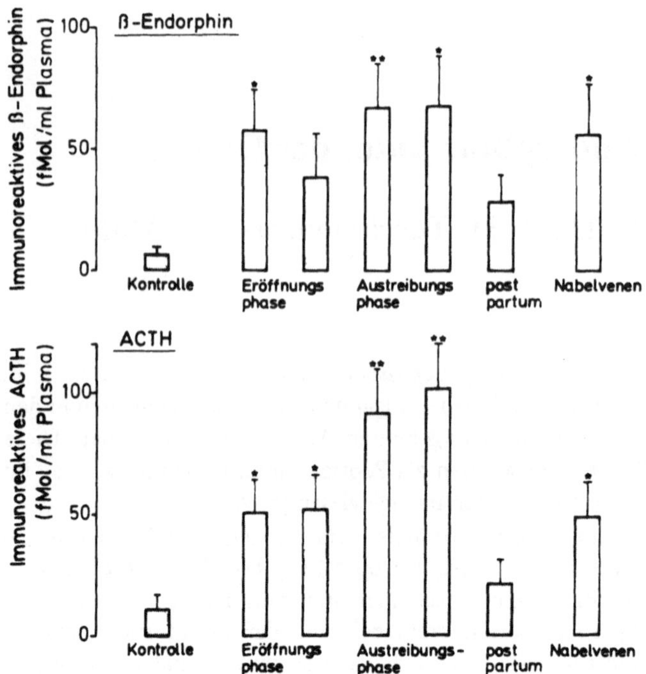

Abb. 1. Immunoreaktives β-Endorphin und ACTH während der Geburt *) $p < 0{,}05$ **) $p < 0.01$ gegenüber Kontrolle

und auch anteilmäßig stark erhöht (B). Nabelvenen- und Arterienplasma enthalten um 25% geringere Mengen beider Komponenten, wobei in der Vene ein höherer Endorphingehalt vorliegt als in der Arterie (C, D). Zum Nachweis einer kindlichen Eigenproduktion von β-Endorphin wurde fetales Hypophysengewebe der 24. Schwangerschaftswoche extrahiert (E, F). Dabei ergab die Fraktionierung große Mengen für β-LPH und β-Endorphin sowohl im Hypophysenvorderlappen als auch im Mittel- und Hinterlappen. Damit ist also auch die Synthese während der Fetalentwicklung beim Menschen wahrscheinlich gemacht, wobei allerdings nach Genazzani noch die menschliche Plazenta als zusätzlicher Syntheseort in Frage kommt [5, 18].

Bei einem Molekulargewicht von 3500 für β-Endorphin ist ein Übertritt des Peptids von der Mutter auf das Kind fraglich.

Insbesondere die Arbeitsgruppe von Guillemin hat gezeigt, daß hypophysäre Endorphine während schmerzhafter Streßsituationen ins Blut freigesetzt werden [8]. Um die Wertigkeit des Schmerzgeschehens unter der Geburt im Rahmen der endokrinen Streßregulation abzuwägen, wurden bei 17 Frauen die β-Endorphin-Konzentrationen während geburtshilflicher Epiduralanästhesien (EDA) bestimmt. Die Epiduralanästhesien wurden jeweils bei 5 cm Cervixweite mit 10 ml 0,5%igem Carbostesin in der „single-shot"-Technik angelegt.

Die Bestimmungen wurden mit 5 ml Aliquots durchgeführt. Die in Abb. 4 aufgezeichneten Werte der Immunreaktivität sind daher als Prozentsatz des postpartalen Wertes angegeben. Eine halbe Stunde nach Anlegen einer Epiduralanästhesie mit guter anal-

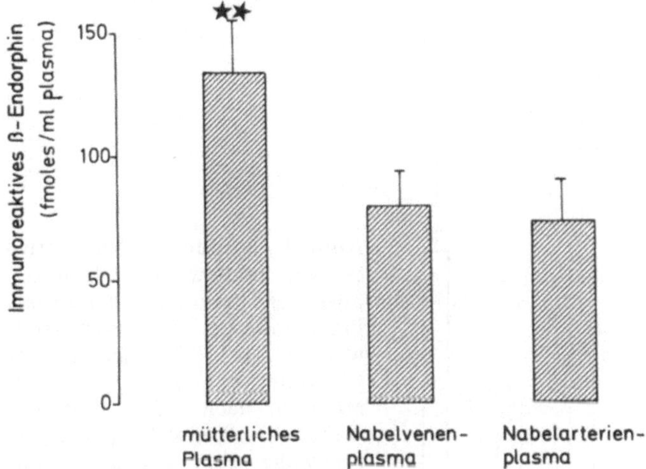

Abb. 2. Immunreaktives *β*-Endorphin im mütterlichen und kindlichen Plasma. **) p = 0.01 gegenüber Nabelschnurblut

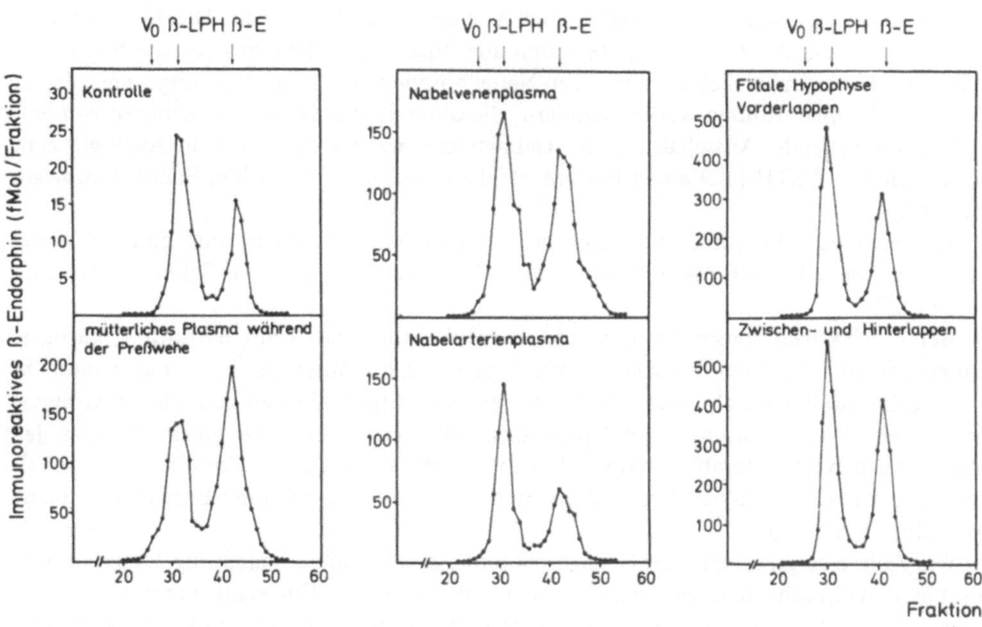

Abb. 3. Chromatographische Trennung (Sephadex G 50 SF) des immunoreaktiven Materials

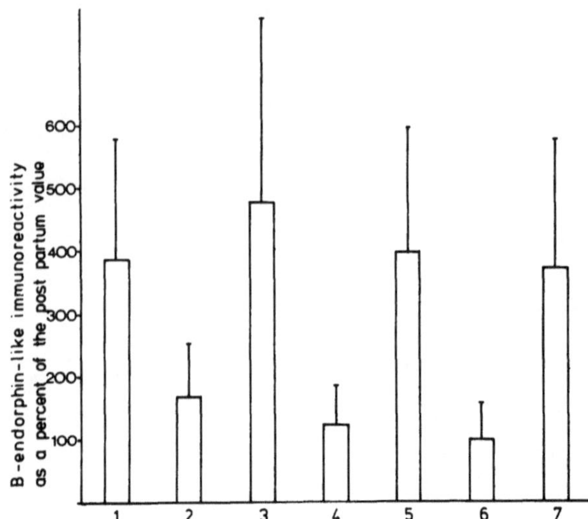

Abb. 4. β-Endorphin-like-activity vor und während geburtshilflicher Epiduralanästhesien (als Prozentangabe des Postpartalwertes). 1) Eröffnungswehe; 2) Eröffnungswehenpause; 3) 30 Minuten nach EDA während Wehe; 4) Preßwehenpause; 5) Preßwehe; 6) 1 Tag postpartal; 7) Umbilikalvene

getischer Wirkung war bei unveränderter Wehentätigkeit kein Abfall der Plasmakonzentration gegenüber der Geburtsphase ohne Analgesie zu verzeichnen. Die Konzentrationen während der Austreibungsphase waren allerdings nicht mehr so hoch wie bei Geburten ohne EDA. Im Nabelvenenblut der Neugeborenen waren die β-Endorphingehalte in derselben Größenordnung wie bei Kindern, die ohne Epiduralanästhesie geboren wurden.

Die weitgehende Ausschaltung der Geburtsschmerzen scheint also in Analogie zum Verhalten von ACTH [12] einen Einfluß auf die Höhe der mütterlichen Endorphinspiegel zu haben.

Als weiteres geburtshilfliches Ereignis mit einem möglichen Einfluß anderer Streßfaktoren, wie z.B. Narkose und Operation, bot sich die operative Schnittentbindung an (Abb. 5).

Bei 12 elektiven Kaiserschnitten, die in Intubationsnarkose mit Barbiturat, Lachgas, Sauerstoff und Halothan durchgeführt wurden, waren die Ausgangswerte an immunoreaktivem β-Endorphin erhöht und lagen über den bei Normalgeburten gefundenen Größenordnungen. Durch Narkose und Operationsstreß kam es zwar zu einem Anstieg der mütterlichen Werte, die aber statistisch nicht signifikant waren. Das kindliche Umbilikalvenenplasma ist gegenüber dem mütterlichen Wert zum Zeitpunkt der Entwicklung nicht wesentlich erniedrigt.

Wie Abb. 6 zeigt, scheint der Geburt insofern eine besondere Bedeutung zuzukommen, als bei 8 nicht-schwangeren jungen Frauen anläßlich von Curretageoperationen unter Allgemeinanästhesie mit Lachgas, Sauerstoff und Halothan nur geringe Konzentrationen von β-Endorphin nachzuweisen waren, wobei die verschiedenen Phasen von Narkose und Operationsstreß an Hand von Konzentrationsänderungen nicht zu unterscheiden waren.

Bei der Interpretation unserer Ergebnisse stellt sich die Frage nach der physiologischen Bedeutung des β-Endorphins unter der Geburt. Erhöhte Spiegel an „β-endorphin-like activity" sind nicht nur während der Geburt [4], sondern auch während der Schwangerschaft [18] und im Wochenbett [4] nachzuweisen.

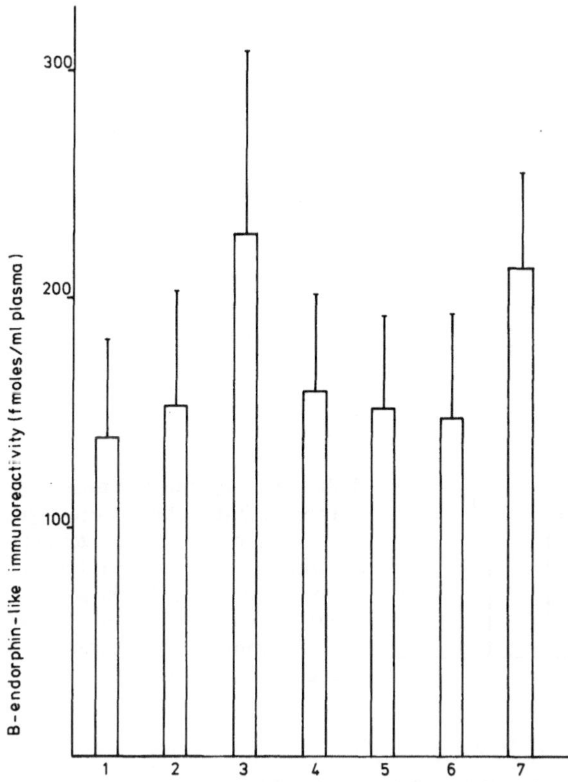

Abb. 5. β-Endorphin-like-immunoreactivity während Kaiserschnitt-Operationen unter Allgemeinanästhesie. 1) Präoperativ; 2) 5 Minuten nach Narkosebeginn; 3) unmittelbar vor Entbindung; 4) 10 Minuten nach Entbindung; 5) 1 Stunde nach Operationsende; 6) 1 Tag nach Operation; 7) Nabelvenenblut

Dies legt die Vermutung nahe, daß hierbei eine Interaktion von β-Endorphin mit anderen hypothalamisch-hypophysären Peptidhormonen von Bedeutung ist. Eine derartige Beeinflussung des endokrinen Systems durch opiataktive Substanzen und deren Antagonisten ist schon länger bekannt [17].

Bezugnehmend auf das Kongreßthema stellt sich die Frage, ob das endogene Opioid β-Endorphin während der Geburt eine analgetische Wirkung ausübt. Eine solche Wirkung wäre sowohl für die Mutter, etwa im Sinne der Readschen Methode, als auch für das Kind, im Sinne eines Schutzes vor dem Geburtstrauma, durchaus sinvoll. Dazu muß klar gesehen werden, daß die gemessenen Endorphinspiegel im mütterlichen und kindlichen Plasma in der Größenordnung von 38–135 femtomol/ml (das entspricht einer Molarität von $3{,}8.0^{-11}$ bis $1{,}3 \times 10^{-10}$) sehr niedrig sind. Ein analgetischer Effekt nach i.v. Injektion von β-Endorphin bei Mäusen wurde erst bei 100fach höheren Konzentrationen erreicht [14]. Wenn wir annehmen, daß der Fetus noch keine voll entwickelte Blut-Hirnschranke besitzt und daß Opiat beim Fetus und Neugeborenen eine vergleichsweise stärkere Wirkung zeigt als beim Erwachsenen [1, 2, 16, 22], scheinen die peripheren Plasmawerte von β-Endorphin vergleichsweise zu niedrig, um analgetische Effekte erzielen zu können.

Demgegenüber stehen Befunde von Lissitsky, der einen retrograden β-Endorphin-Flow von der Hypophyse zum Hypothalamus vermutet. Die von ihm gemessenen β-Endorphinkonzentrationen des hypophysären Portalblutes lagen im Bereich von 31,8 ng/ml; die gleichzeitig bestimmten peripheren Plasmaproben enthielten keinen meßbaren β-Endor-

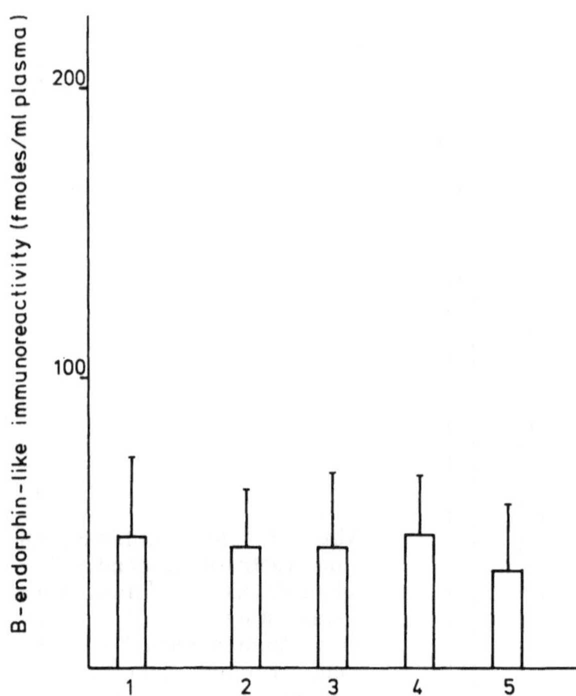

Abb. 6. β-Endorphin-like-immunoreactivity bei Curettage-Operationen unter Allgemeinanästhesie. 1) Präoperativ; 2) 5 Minuten nach Narkoseeinleitung; 3) Dilatation der Cervix; 4) 20 Minuten postoperativ; 5) 1 Tag postoperativ

phinanteil. Die Größenordnung des beschriebenen β-Endorphin-Flows könnte einen zentralnervösen Effekt des hypophysären β-Endorphins ermöglichen [13].

In der Verhaltensforschung werden antinozizeptive Effekte von physiologisch freigesetzten opioidaktiven Substanzen in zahlreichen Untersuchungen registriert, wobei häufig mit dem Opiatantagonisten Naloxone gearbeitet wurde [7, 14]. Auch beim Menschen würde sich ein solcher Weg für die Aufklärung der β-Endorphinwirkung anbieten. Eine Naloxongabe als biologischer Test bei Müttern und Kindern, die nicht unter Opiateinfluß standen, ist in größerem Umfang allerdings noch nicht durchgeführt worden.

Zusammenfassend ergaben unsere Untersuchungen folgende Ergebnisse:

1. Unter der Geburt sind erhöhte Spiegel an β-Endorphin und ACTH im Blut von Mutter und Kind nachweisbar.
2. Ein Übertritt der Endorphine von der Mutter auf das Kind erscheint zweifelhaft.
3. Produktionsort der in der Nabelschnur nachgewiesenen Endorphine scheint die kindliche Hypophyse zu sein.
4. Das Schmerzgeschehen unter der Geburt ist für die Mutter als eine der möglichen Streßfaktoren anzusehen.
5. Neben Interaktionen mit anderen hypothalamisch-hypophysären Peptidhormonen wird ein zentraler antinozizeptiver Effekt des hypophysären β-Endorphins zur Diskussion gestellt.

Literatur

1. Brackbill Y, Kane J, Maniello RL, Abramson D (1974) Obstetric meperidine usage and assessment of neonatal status. Anesthesiology 40:116
2. Corke BC (1977) Neurobehavioral responses of the newborn. The effect of different forms of maternal analgesia. Anesthesia 32:539
3. Cox JT, Pert CB (1976) Ontogenetic development of (^{3}H) Naloxone binding in rat brain. Neuropharmacology 15:555
4. Csontos K, Rust M, Höllt V, Mahr W, Kromer W, Teschemacher HJ (1979) Elevated plasma β-Endorphin levels in pregnant women and their neonates. Life Sci 24:835
5. Genazzani AR, Frailoli F, Fachinetti E, Pallini R, Tarli P (1979) Human placental β-Endorphin. 12 th Acta Endocrinologica Congress, Munich, Abstr. Nr. 71
6. Goldstein A (1976) Opioid peptides (Endorphins) in pituitary and brain. Science 193:1081
7. Guillemin R, Ling N, Burgus R, Bloom F, Segal D (1977) Characterization of the endorphins, novel hypothalamic and neurohypophysical peptides with opiate like activity: Evidence, that they induce profound behavioral changes. Psychoneuroendocrinology 2:59
8. Guillemin R, Vargo T, Rossier J, Minick S, Ling N, Rivier C, Wale W, Bloom F (1977) β-Endorphin and Adrenocorticotropin are secret concomitantly by the pituitary gland. Science 197:1367
9. Herz A (1978) Developments in opiate research. In: Modern pharmacology-toxicology. A series of monographs and textbooks, Vol. 14. Marcel Dekker, New York Basel
10. Höllt V, Przewocki R, Herz A (1978) Radioimmunoassay of β-Endorphin. Basal and stimulated levels in extracted rat plasma. Naunyn-Schmiedebergs Arch Pharmacol 303:171
11. Hughes J, Kosterlitz HW, Smith TW (1977) The distribution of Methionin-Encephalin in the brain and peripheral tissues. Br J Pharmacol 61, 639–647
12. Kauppila A, Tuimala R, Haapalahti J (1974) Maternal adrenocorticotrophic hormone and Cortisol during labour and vaginal delivery. J Obstet Gynaecol Br Commonwealth 81:691
13. Lissitzky JC, Giraud P, Eskay RL, Olier C (1979) β-Endorphin (β-End.) is present in high concentration in the hypophyseal portal vessels. 12 th Acta Endocrinologica Congress, Munich, Abstr. Nr. 73
14. Loh HH, Tseng LF, Wei E, Li CH (1976) β-Endorphin is a potent analgesic agent. PNAS USA 73:2895
15. Mains R, Eipper B, Ling N (1977) Common precursor to corticotropins and endorphins. PNAS USA 74:3014
16. Marx GI (1979) Clinical management of mother and newborn. Springer, New York Heidelberg Berlin
17. Meites J, Bruni JF, Van Vugt DA, Smith AF (1979) Relation of endogenous opioid peptides and morpine to neuroendocrine functions. Life Sci 24:1325
18. Nakai Y, Nakao K, Oki S, Imura H (1978) Presence of immunoreactive β-Lipotropin and β-Endorphin in human placenta. Life Sci 23:2013
19. Pert CB, Snyder SH (1973) Opiate receptor: Demonstration in nervous tissue Science 179:1011
20. Simon EJ, Hiller JM, Edelmann I (1973) Stereospecific binding of the potent narcotic analgesic (^{3}H) Etorphine to rat-brain homogenate. PNAS USA 70:1947
21. Teschemacher H, Opheim KE, Goldstein A (1975) A peptide-like substance from pituitary that acts like Morphine. 1. Isolation. Life Sci 16:1771
22. Way WL, Cortley EC, Way EL (1965) Respiratory sensitivity of the newborn infant to Meperidin and Morphine. Clin Pharmacol Ther 6:454

Einfluß von Opiaten und Methionin-Enkephalin auf die Freisetzung von Noradrenalin aus zentralen noradrenergen Neuronen der Ratte

H.D. Taube, H. Montel und K. Starke

Die im folgenden geschilderten Untersuchungen über den Einfluß von Opiaten und Methionin-Enkephalin auf die Freisetzung von Noradrenalin erfolgten an Rattenhirnschnitten. Die gefundene opiatspezifische Wirkung wird vermutlich durch präsynaptische Opiatrezeptoren vermittelt.

Abb. 1 gibt schematisch ein Neuron wieder und die Lokalisationsmöglichkeiten von Rezeptoren, die eine Beeinflussung der Transmitterfreisetzung bewirken können. Somatodendritische Rezeptoren sind bei der Modulation der Frequenz der vom Pericaryon ausgehenden Aktionspotentiale beteiligt. Präsynaptische Rezeptoren an den Varikositäten – hier als „Nervenendigung" symbolisiert – regeln die Freisetzung des Transmitters (T) pro eintreffendem Aktionspotential (Übersicht bei Starke [10]).

Zur Veranschaulichung der neuronalen Strukturen, die in den von uns verwendeten Hirnschnitten vorkommen, sei an das von Ungerstedt [16] dargestellte System aufsteigender noradrenerger Bahnen erinnert. Diese Neurone nehmen ihren Ursprung im Hirnstammbereich, besonders im Locus coeruleus und ziehen u.a. zur Großhirnrinde, zum Hypothalamus und zur Kleinhirnrinde. Diese Areale enthalten demnach keine Pericarii noradrenerger Neurone, so daß in entsprechenden Hirnschnitten eine rezeptorbedingte Freisetzungsänderung von Noradrenalin nur über präsynaptische Rezeptoren erfolgen kann und nicht über somadendritische Rezeptoren.

Kurz zur Methodik (ausführlich bei Farnebo u. Hamberger [4], Montel et al. [8], Taube et al. [15]): Hirnschnitte männlicher Wistarratten wurden mit tritiummarkiertem Noradrenalin inkubiert und dann in kleinen Kammern mit physiologischer Salzlösung (PSL) überströmt. Die Hirnschnitte geben spontan Tritium an das Superfusionsmedium ab. Es handelt sich dabei um eine kalziumunabhängige Abgabe, im wesentlichen von tritiummarkierten Metaboliten des Noradrenalins und nur zu ca. 11 % von ^{3}H-Noradrenalin. Bei Stimulation der Hirnschnitte mit elektrischer Feldreizung oder mit hohen Kaliumkonzentrationen, sowie mit Tyramin, wird die Tritiumabgabe stark erhöht, die im wesentlichen aus ^{3}H-Noradrenalin besteht (s. Taube et al. [15]).

Abb. 2 zeigt typische Versuche mit Erhöhung der Tritiumabgabe, ausgelöst durch elektrische Feldreizung (3 Hz, 13 mA, 2 ms) bzw. durch hohe Kaliumkonzentrationen (20 mM) über jeweils 2 Minuten. In Abwesenheit von Kalzium beim zweiten Reiz ist bei beiden Stimulationsarten kein Reizerfolg zu sehen. Wird dagegen Tyramin zur Tritiumfreisetzung benutzt, ändert sich die Abgabe von Tritium in Abwesenheit von Kalzium nicht (Abb. 3). Im Gegensatz zu der Wirkung von Tyramin kann die Freisetzung von Noradrenalin (gemessen meist als Tritium) mit elektrischen Impulsen oder hohen Kaliumkonzentrationen als relativ physiologisch angesehen werden.

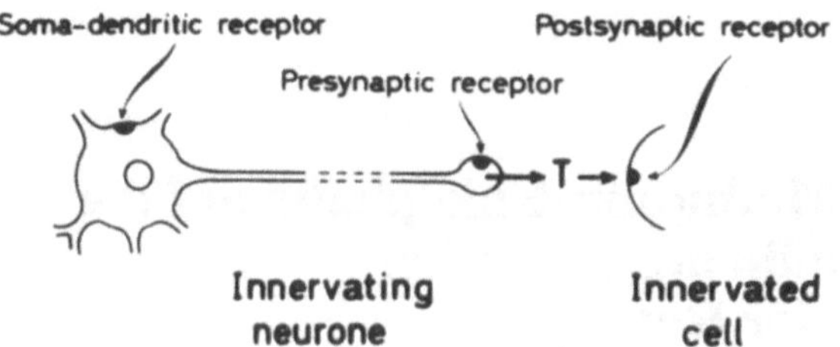

Abb. 1. Rezeptoren die bei der chemischen Neurotransmission beteiligt sind (Starke et al. [12])

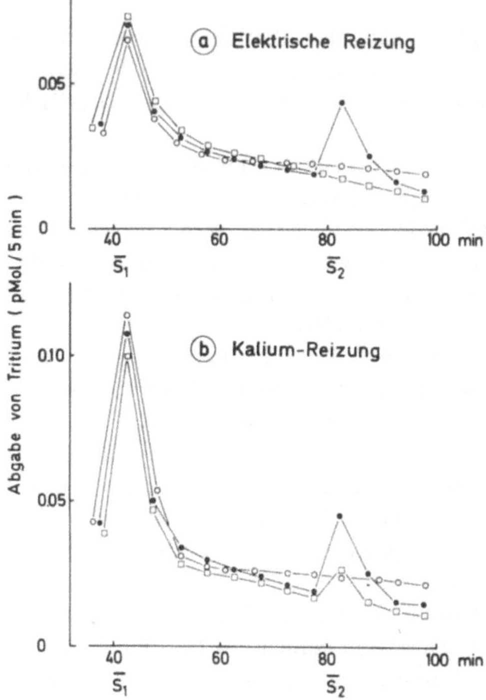

Abb. 2. Wirkung von Tetrodotoxin und Kalziummangel auf die reizbedingte Abgabe von Tritium aus Schnitten der okzipitalen Großhirnrinde. Nach Vorinkubation mit ^{3}H-Noradrenalin wurden die Hirnschnitte mit einer Geschwindigkeit von 0,45 ml/min überströmt. Das Superfusat wurde in 5-min-Perioden gesammelt. Die Hirnschnitte wurden zweimal für 2 min gereizt, 40 (S_1) und 80 min (S_2) nach Beginn der Superfusion, entweder elektrisch mit 3 HZ (**a**) oder mit 20 mM K^+ (**b**). (●) Kontrollversuche (**a**, N = 4); (○) normale PSL wurde 20 min vor S_2 auf kalziumfreie PSL umgeschaltet (**a**, N = 3; **b**, N = 5); (□) Tetrodotoxin wurde 20 min vor S_2 zugegeben (**a**, N = 4; **b**, N = 10). Mittelwerte ($s_{\bar{x}}$ nicht angegeben)

1974 haben Montel et al. [8, 9] bei der elektrischen Feldreizung von Schnitten der Rattengroßhirnrinde einen Einfluß verschiedener Opiate auf die Tritiumfreisetzung festgestellt. Fentanyl, Levorphanol und Morphin hemmten die reizbedingte Tritiumabgabe. Der Effekt war durch Naloxon antagonisierbar, und es wurde vermutet, daß er durch präsynaptische Opiatrezeptoren vermittelt wird.

In weiterführenden Untersuchungen (Abb. 4) konnten wir diese Hemmung der Noradrenalinfreisetzung auch für andere Hirnregionen nachweisen, nämlich für die Kleinhirnrinde [7] und für den Hypothalamus [15]. Morphin beeinflußte nicht den Metabolismus von ^{3}H-Noradrenalin; die reizbedingte Abgabe der einzelnen ^{3}H-Verbindungen war proportional dem Gesamttritium vermindert. Der endogene Ligand Methionin-Enkephalin hemmte erwartungsgemäß – ähnlich wie die konventionellen Opiate – die reizbedingte Ab-

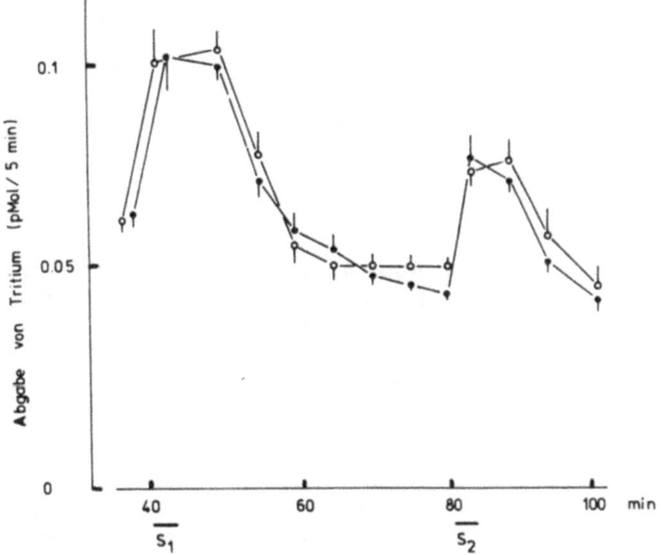

Abb. 3. Wirkung von Kalziummangel auf die tyramininduzierte Abgabe von Tritium aus Schnitten des Hypothalamus. Nach Vorinkubation mit ^{3}H-Noradrenalin wurden die Hirnschnitte mit einer Geschwindigkeit von 0,45 ml/min überströmt. Das Superfusat wurde in 5-min-Perioden gesammelt. Die Hirnschnitte wurden zweimal für jeweils 3 min mit 10^{-6} M Tyramin überströmt, 40 (S_1) und 80 min (S_2) nach Beginn der Superfusion. (●) Kontrollversuche (N = 5); (○) normale PSL wurde 20 min vor S_2 auf kalziumfreie PSL umgeschaltet (N = 4). Mittelwerte ± $s_{\bar{x}}$

gabe von Tritium aus Schnitten der Großhirnrinde [14], des Hypothalamus und der Kleinhirnrinde [15]. Die Wirkung war mit Naloxon aufhebbar.

Es war von Interesse, ob auch bei einer anderen Stimulationsmethode, nämlich hohen Kaliumkonzentrationen, Opiate eine Hemmwirkung auf die Noradrenalinfreisetzung besitzen. An Schnitten der Großhirnrinde wurde die Wirkung von Morphin und Fentanyl untersucht, der Effekt des Methionin-Enkephalins darüber hinaus an Schnitten des Hypothalamus und der Kleinhirnrinde. Auch bei diesem Stimulationsmodus hemmen Opiate und Methionin-Enkephalin die Freisetzung von Noradrenalin (Abb. 5). Die Wirkung ist mit Naloxon antagonisierbar. Im Gegensatz zu der geschilderten Wirkung zeigte Morphin keinen Einfluß auf die durch Tyramin bedingte Tritiumfreisetzung, die andererseits durch Kokain aufhebbar ist [13] (Abb. 6).

Demnach ist ein Einfluß von opiatähnlichen Substanzen auf die Freisetzung von Noradrenalin nur bei den Stimuli nachweisbar, die kalziumabhängig sind, aber nicht bei der kalziumunabhängigen Tritiumabgabe durch Tyramin. Diese Ergebnisse machen die Annahme wahrscheinlich, daß die Hemmung der elektro-sekretorischen Koppelung durch Opiate in irgendeiner Weise auf der verminderten intraneuronalen Verfügbarkeit von Kalzium beruht. Dies konnte darüber hinaus auch deshalb vermutet werden, weil bei hohen Reizfrequenzen die Opiatwirkung an Schnitten der Großhirnrinde [8] und des Hypothalamus [13] nicht nachweisbar ist. Hohe Reizfrequenzen führen wahrscheinlich zu einer intraneuronalen Akkumulation größerer Mengen an Kalzium [2, 10, 11].

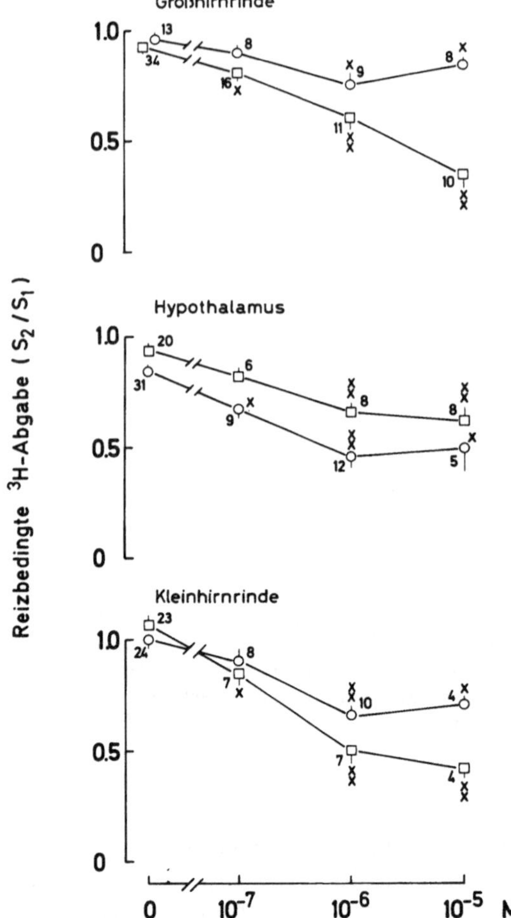

Abb. 4. Wirkung von Morphin und Enkephalin auf die elektrisch induzierte Abgabe von Tritium aus Schnitten der Großhirnrinde, des Hypothalamus und der Kleinhirnrinde. Nach Vorinkubation mit ^{3}H-Noradrenalin wurden die Hirnschnitte mit einer Geschwindigkeit von 0,45 ml/min überströmt. Das Superfusat. wurde in 5-min-Perioden gesammelt. Die Hirnschnitte wurden zweimal für jeweils 2 min elektrisch mit 3 Hz gereizt, 40 (S_1) und 80 min (S_2) nach Beginn der Superfusion. (○) Morphin oder (□) Enkephalin wurden 20 min vor S_2 zugegeben. Ordinate, Quotient zwischen der reizbedingten Abgabe von Tritium bei S_2 und der bei S_1 (S_2/S_1). Mittelwerte ± $s_{\bar{x}}$ der angegebenen Versuchszahlen. Signifikante Unterschiede von den Kontrollen: ^{x} $P < 0{,}05$; ^{xx} $P < 0{,}001$. Die Dosis-Wirkungskurve für Morphin an Schnitten der Großhirnrinde ist der Arbeit von Montel et al. [8] entnommen

Es sollte deshalb geklärt werden, ob Änderungen des Kalziumgehaltes im Superfusionsmedium die Wirkung von Morphin beeinflußt. Schnitte der okzipitalen Großhirnrinde wurden mit PSL in Anwesenheit von tritiummarkiertem Noradrenalin vorinkubiert und dann mit einer PSL überströmt, die verschiedene Konzentrationen an Kalzium enthielt (Details bei Taube [13]). Die Stimulation erfolgte mit elektrischer Feldreizung. Wie aus Tabelle 1 deutlich hervorgeht, nimmt die reizbedingte Freisetzung von Tritium (ausgedrückt in Prozent des Tritiumgehaltes der Hirnschnitte zu Beginn der Reizung) mit zunehmender Kalziumkonzentration der PSL zu. Der Quotient der reizbedingten Tritiumfreisetzung bei R_2 und der bei R_1 (R_2/R_1) wird mit steigender Kalziumkonzentration etwas geringer.

Wird vor dem zweiten Reiz Morphin (10^{-6} M) zugegeben, ist eine Hemmwirkung nachweisbar, diese ist aber um so geringer, je höher die Kalziumkonzentration des Superfusionsmediums ist. Bei 1,36 mM Ca^{++} wird durch Morphin die reizbedingte Noradrenalinfreisetzung (gemessen als Tritium) um ca. 40% verringert, bei 2,72 mM Ca^{++} um ca 27% und bei 5,44 mM Ca^{++} um nur noch 18% (Tabelle 1).

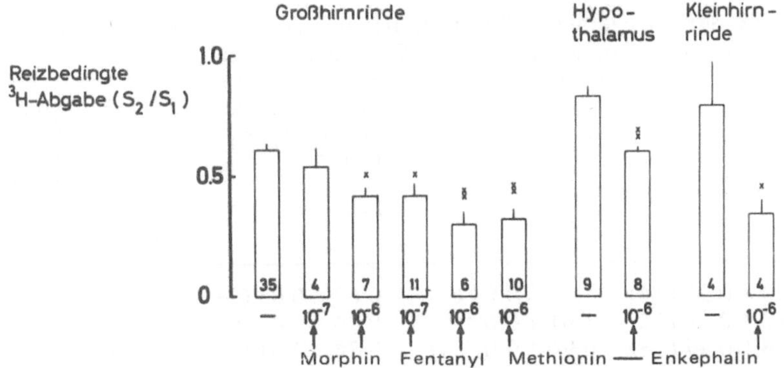

Abb. 5. Wirkung von Morphin, Fentanyl und Enkephalin auf die kaliuminduzierte Abgabe von Tritium aus Schnitten verschiedener Hirnregionen. Nach Vorinkubation mit ^{3}H-Noradrenalin wurden die Hirnschnitte mit einer Geschwindigkeit von 0,45 ml/min überströmt. Die Hirnschnitte wurden zweimal für jeweils 2 min mit 20 mM K^+ gereizt, 40 (S_1) und 80 min (S_2) nach Beginn der Superfusion. Die Pharmaka wurden in den angegebenen Konzentrationen (M) 20 min vor S_2 zugegeben. Ordinate, Quotient zwischen der reizbedingten Abgabe von Tritium bei S_2 und der bei S_1 (S_2/S_1). Mittelwerte ± $s_{\bar{x}}$ der angegebenen Versuchszahlen. Signifikante Unterschiede von den Kontrollen: ^{x} $P < 0{,}05$; $\bar{x}$ $P < 0{,}001$

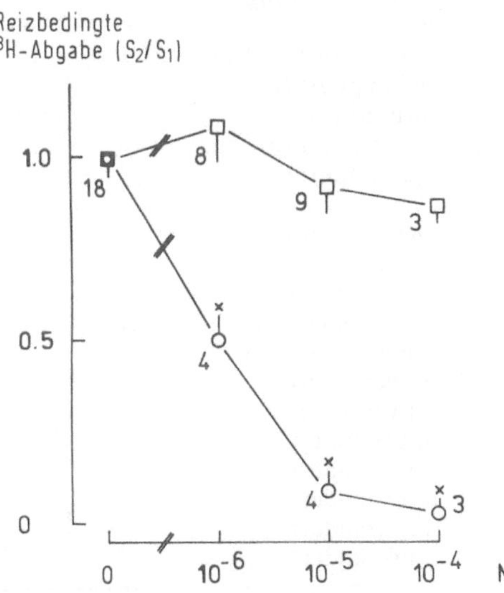

Abb. 6. Wirkung von Kokain und Morphin auf die tyramininduzierte Abgabe von Tritium aus Schnitten des Hypothalamus. Nach Vorinkubation mit ^{3}H-Noradrenalin wurden die Hirnschnitte mit einer Geschwindigkeit von 0,45 ml/min überströmt. Das Superfusat wurde in 5-min-Perioden gesammelt. Die Hirnschnitte wurden zweimal für jeweils 3 min mit 10^{-6} M Tyramin überströmt, 40 (S_1) und 80 min (S_2) nach Beginn der Superfusion. (○) Kokain oder (□) Morphin wurde 20 min vor S_2 zugegeben. Ordinate, Quotient zwischen der tyramininduzierten Abgabe von Tritium bei S_2 und der bei S_1 (S_2/S_1). Mittelwerte ± $s_{\bar{x}}$ der angegebenen Versuchszahlen.^{x} Signifikante Unterschiede von den Kontrollen: $P < 0{,}001$

Die Befunde weisen auf eine morphinbedingte Verminderung der intraneuronalen Verfügbarkeit an Kalzium für die elektro-sekretorische Koppelung hin. Diese Annahme wird durch kürzlich publizierte Ergebnisse von Versuchen an gleichen Hirnschnittpräparaten der Ratte von Göthert et al. [5, 6] unterstützt. Es wurde mit Hilfe eines Kalzium-Ionophors gezeigt, daß Methionin-Enkephalin den Kalziumeinstrom nach intraneuronal an zentralen noradrenergen Neuronen der Ratte hemmt und nicht einen nachgeschalteten Schritt der Kalziumverfügbarkeit. Die Lokalisation der präsynaptischen Rezeptoren

Tabelle 1. Hemmung der reizbedingten Tritiumfreisetzung aus Großhirnrindenschnitten der Ratte durch Morphin bei verschiedenen Kalzium-Konzentrationen

Ca^{++} (mM)	R_1* (N)	Kontrollen R_2/R_1 (N)	Morphin 1 uM vor R_2 R_2/R_1 (N)	Hemmung der ^{3}H-Freisetzung durch 1 μM Morphin; R_2/R_1 in % der Kontrollen
1.36	2.80 ± 0.24 (14)	1.14 ± 0.04 (7)	0.69 ± 0.03 (7)	39.47 %
2.72	4.82 ± 0.39 (12)	1.01 ± 0.07 (6)	0.74 ± 0.03 (6)	26.73 %
5.44	5.88 ± 0.47 (8)	0.90 ± 0.05 (4)	0.74 ± 0.01 (4)	17.77 %

* R_1: Tritiumabgabe in % des Gesamttritiumgehaltes der Hirnschnitte vor Reizung mit elektrischen Impulsen (3 Hz, 13 mA, 2 ms) über 2 min. Mittelwerte ± $s_{\bar{x}}$

Tabelle 2. Wirkung von Pharmaka auf die reizbedingte Freisetzung von Noradrenalin (gemessen als tritiummarkierte Substanzen) aus Hirnschnitten der Großhirnrinde (G), des Hypothalamus (H) und der Kleinhirnrinde (K), nach Vorinkubation mit ^{3}H-Noradrenalin

Pharmakon (μM)	reizbedingte ^{3}H-Freisetzung
Noradrenalin (G) 0,01 – 1	vermindert (a, b)
Tramazolin (G) 0,1	vermindert (a)
Phentolamin (G) 0,01 – 10	erhöht (a)
Prostaglandin E_1 (G) 0,1 – 1	vermindert (a)
Morphin (G, H, K) 1 – 10	vermindert (a)
Methionin-Enkephalin (G, H, K) 0,1 – 10	vermindert (a)
Isoprenalin (G) 0,01 – 1	unverändert
Propranolol (G) 0,1 – 1	unverändert
Dopamin (G) 0,001 – 1	unverändert (b)
Serotonin (G) 0,01 – 10	unverändert (b)
Acetylcholin (G, H) 0,1 – 10	unverändert
Oxotremorin (G) 1 – 10	unverändert
Atropin (G) 0,1 – 1	unverändert
Angiotensin I (G) 0,001 – 1	unverändert
Angiotensin II (G, H) 0,001 – 1	unverändert
Saralasin (G) 0,01	unverändert
Substanz P (G) 0,001 – 1	unverändert

Stimulierung der Hirnschnitte mit elektrischer Feldreizung (s. Methoden); a = gleichsinnige Veränderung der reizbedingten Tritium-Freisetzung auch bei Stimulierung mit 20 mM K^+; b = Versuche in Gegenwart von 10^{-4} M Kokain

ist vermutlich an den Membranen der Varikositäten zu suchen und die Modulation der Noradrenalinfreisetzung in der Beeinflussung des Kalziumeinstroms.

An den Varikositäten noradrenerger Neurone sind in verschiedenen peripheren Organen eine Vielzahl von Rezeptorsystemen wahrscheinlich gemacht worden. Unsere Versuche ergaben nur Hinweise für die Existenz präsynaptischer α-, Prostaglandin E_1- und Opiat-Rezeptoren an zentralen noradrenergen Neuronen der Rattengroßhirnrinde [8, 9, 15]. Die Ergebnisse stehen zum großen Teil im Einklang mit anderen Arbeitsgruppen [Lit. bei 10]. Eine Vielzahl von Substanzen, die als potentielle Agonisten für andere Rezeptorsysteme in Frage kamen, zeigte keinen Einfluß auf die reizbedingte Freisetzung von Noradrenalin [15] (Tabelle 2).

Agonisten der präsynaptischen α-, Prostaglandin- und Opiat-Rezeptoren vermindern die Noradrenalinfreisetzung. Es mußte deshalb durch gesonderte Versuche ausgeschlossen werden, daß die Wirkung von Opiaten über α- oder Prostaglandin-Rezeptoren erfolgt. Die Unabhängigkeit der Rezeptorsysteme konnte mit spezifischen Antagonisten bzw. durch Hemmung der endogenen Prostaglandinsynthese nachgewiesen werden.

In Anwesenheit von Phentolamin (Abb. 7, schraffierte Säulen) ist die Wirkung von Noradrenalin aufgehoben bzw. stark vermindert, nicht dagegen die von Morphin, Methionin-Enkephalin und Prostaglandin E_1. Umgekehrt hebt Naloxon (Abb. 8, schraffierte Säulen) spezifisch den Effekt von Enkephalin auf, aber nicht den des α-Rezeptoragonisten Tramazolin oder den des Prostaglandin E_1.

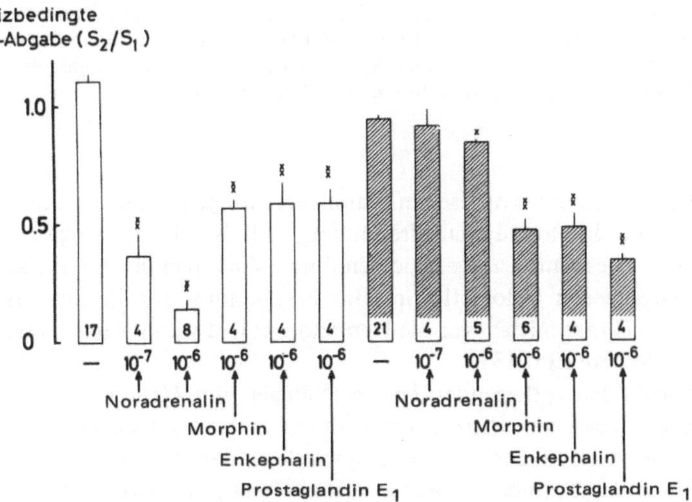

Abb. 7. Wechselwirkung zwischen Phentolamin und anderen Pharmaka auf die elektrisch induzierte Abgabe von Tritium aus Schnitten der okzipitalen Großhirnrinde. Nach Vorinkubation mit ^{3}H-Noradrenalin wurden die Hirnschnitte mit PSL, die 10^{-4} M Kokain enthielt, mit einer Geschwindigkeit von 0,45 ml/min überströmt. Das Superfusat wurde in 5-min-Perioden gesammelt. Die Hirnschnitte wurden zweimal für jeweils 2 min elektrisch mit 1 Hz gereizt, 40 (S_1) und 80 min (S_2) nach Beginn der Superfusion. Schraffierte Säulen, 10^{-5} M Phentolamin war während der gesamten Superfusion anwesend. Die übrigen Pharmaka wurden in den angegebenen Konzentrationen (M) 20 min vor S_2 zugegeben. Ordinate, Quotient zwischen der reizbedingten Abgabe von Tritium bei S_2 und der bei S_1 (S_2/S_1). Mittelwerte $\pm$ $s_{\bar{x}}$ der angegebenen Versuchszahlen. Signifikante Unterschiede von den Kontrollen: ^{x} $P < 0{,}05$; x^x $P < 0{,}001$

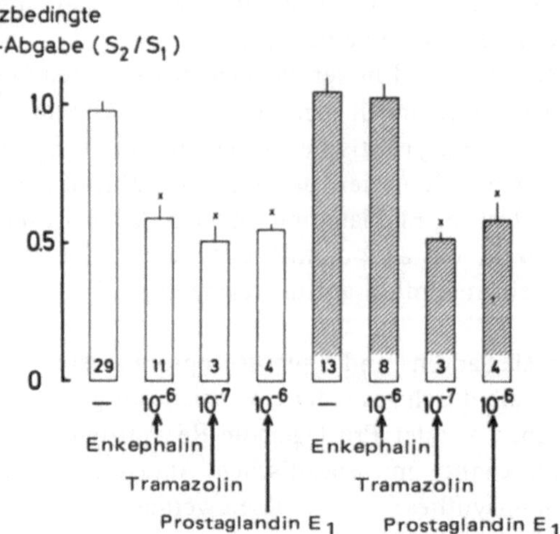

Abb. 8. Wechselwirkung zwischen Naloxon und anderen Pharmaka auf die elektrisch induzierte Abgabe von Tritium aus Schnitten der okzipitalen Großhirnrinde. Nach Vorinkubation mit ^{3}H-Noradrenalin wurden die Hirnschnitte mit einer Geschwindigkeit von 0,45 ml/min überströmt. Das Superfusat wurde in 5-min-Perioden gesammelt. Die Hirnschnitte wurde zweimal für jeweils 2 min elektrisch mit 3 Hz gereizt, 40 (S_1) und 80 min (S_2) nach Beginn der Superfusion. Schraffierte Säulen, 10^{-5} M Naloxon war während der gesamten Superfusion anwesend. Die übrigen Pharmaka wurden in den angegebenen Konzentrationen (M) 20 min vor S_2 zugegeben. Ordinate, Quotient zwischen der reizbedingten Abgabe von Tritium bei S_2 und der bei S_1 (S_2/S_1). Mittelwerte $\pm s_{\bar{x}}$ der angegebenen Versuchszahlen. Signifikante Unterschiede von den Kontrollen: ^{x} $P<0{,}001$

Morphin fördert die Prostaglandinsynthese im Kaninchenhirn [3]. Demnach könnte der Effekt von Morphin auf die Noradrenalinfreisetzung indirekt durch neugebildete Prostaglandine bedingt sein. Dies wurde ausgeschlossen durch Vorbehandlung von Ratten mit Indomethacin und Zugabe von Indomethacin zum Inkubations- und Perfusionsmedium. Bei so vorbehandelten Hirnschnitten war die Hemmung von Morphin genauso stark, wie in Abwesenheit von Indomethacin [15].

Zusammenfassend ist nach den vorliegenden Untersuchungen eine Hemmung der reizbedingten Noradrenalinfreisetzung aus Hirnschnitten durch konventionelle Opiate und durch Methionin-Enkephalin deutlich. Diese Hemmung wurde an den Regionen Großhirnrinde, Hypothalamus und Kleinhirnrinde der Ratte nachgewiesen, und zwar nur bei der Reizung mit quasi physiologischen, kalziumabhängigen Stimuli, nämlich elektrischer Feldreizung und hohen Kaliumkonzentrationen. Im Gegensatz dazu beeinflußt Morphin die durch Tyramin bedingte Freisetzung von Noradrenalin nicht. Die Opiatwirkung wird vermutlich über spezifische Opiatrezeptoren vermittelt, denn sie ist durch Naloxon aufhebbar, aber nicht durch Antagonisten anderer Rezeptorsysteme. Es wird angenommen, daß die Modulation über präsynaptische Rezeptoren erfolgt.

Literatur

1. Baldessarini RJ (1975) Release of catecholamines. In: Iversen LL, Iversen SD, Synder SH (eds) Handbook of Psychopharmacology, Vol. 3. Plenum Press, New York London, p 37
2. Bennett MR, Florin T (1975) An electrophysiological analysis of the effect of Ca ions on neuromuscular transmission in the mouse vas deferens. BR J Pharmacol 55:97
3. Collier HOJ, McDonald-Gibson WJ, Saeed SA (1974) Morphine and apomorphine stimulate prostaglandin production by rabbit brain homogenate. Br J Pharmacol 52:116
4. Farnebo LO, Hamberger B (1971) Drug-induced changes in the release of ^{3}H-monoamines from field stimulated brain slices. Acta Physiol Scand (Suppl) 371:35
5. Göthert M (1979) Ca^{2+}-induced noradrenaline release from central noradrenergic neurons promoted by high K^{+} concentration or ionophore A23187. Naunyn-Schmiedebergs Arch Pharmacol 307:21
6. Göthert M, Pohl IM, Wehking E (1979) Effects of presynaptic modulators on Ca^{2+}-induced noradrenaline release from central noradrenergic neurons. Naunyn-Schmiedebergs Arch Pharmacol 307:21
7. Montel H, Starke K, Taube HD (1975) Influence of morphine and naloxone on the release of noradrenaline from rat cerebellar cortex slices. Naunyn-Schmiedebergs Arch Pharmacol 288:427
8. Montel H, Starke K, Weber F (1974a) Influence of morphine and naloxone on the release of noradrenaline from rat brain cortex slices. Naunyn-Schmiedebergs Arch, Pharmacol 283:357
9. Montel H, Starke K, Weber F (1974b) Influence of fentanyl, levorphanol and pethidine on the release of noradrenaline from rat brain cortex slices. Naunyn-Schmiedebergs Arch Pharmacol 283:371
10. Starke K (1977) Regulation of noradrenaline release by presynaptic receptor systems. Rev Physiol Biochem Pharmacol 77:1
11. Starke K (1978) Presynaptic regulation of release in the central nervous system. In: Paton DM (ed) The release of catecholamines from adrenergic neurons. Pergamon Press, Oxford New York, p 143
12. Starke K, Taube HD, Borowski E (1977) Presynaptic receptor systems in catecholaminergic transmission. Biochem Pharmacol 26:259
13. Taube HD (1977) Präsynaptische Rezeptorsysteme an zentralen noradrenergen Neuronen. Habilitationsschrift, Essen
14. Taube HD, Borowski E, Endo T, Starke K (1976) Enkephalin: a potential modulator of noradrenaline release in rat brain. Eur J Pharmacol 38:377
15. Taube HD, Starke K, Borowski E (1977) Presynaptic receptor systems on the noradrenergic neurones of rat brain. Naunyn-Schmiedebergs Arch Pharmacol 299:123
16. Ungerstedt U (1971) Stereotaxic mapping of the monoamine pathways in the rat brain. Acta Physiol Scand (Suppl) 367:1
17. Westfall TC (1977) Local regulation of adrenergic neurotransmission. Physiol Rev 57:659

Streßausgelöstes Schmerzverhalten bei Ratten mit peripheren Nervenläsionen *

Z. Wiesenfeld und R.G. Hallin

Verletzungen von peripheren Extremitätsnerven beim Menschen sind manchmal von schweren chronischen Schmerzzuständen begleitet, wie z.B. von Kausalgie und schmerzhaften Phantomsyndromen [7, 8, 9, 15, 19]. Die Nervenverletzungen, die mit diesen Zuständen assoziiert werden, sind oft partiell, aber es kommen auch komplette Läsionen vor [9, 10, 16]. Der Schmerz bei der Kausalgie, der oft innerhalb 24 Stunden nach dem Trauma auftritt, ist schwer und hat einen brennenden Charakter. Der Schmerz wird oft von physischen und emotionellen Reizen erschwert. Anzeichen oder Symptome autonomer Dysfunktion der verletzten Extremität sind häufig [7]. Gleichartige kausalgieforme Symptome, von Schmerz begleitet, treten manchmal auch nach Amputation einer Extremität auf. In manchen Fällen verschwinden Symptome und Schmerz spontan innerhalb von Wochen oder Monaten nach der Nervenverletzung [10, 11]. Durch Sympathikusblockade oder Sympathektomie wird normalerweise vorübergehende oder dauernde Schmerzfreiheit erreicht [1, 10, 13, 14]. Entspannungstechniken, die den Schmerz-Spannung-Tensionzyklus brechen, sind bisweilen als Therapie ebenso wertvoll [12].

Die oben beschriebenen klinischen Befunde deuten darauf hin, daß das sympathische Nervensystem bei gewissen Schmerzzuständen eine wichtige Rolle spielt. In dieser Arbeit wurde versucht an Ratten experimentelle Zustände hervorzurufen, die den oben beschriebenen Syndromen ähnlich waren. Die Hypothese die wir testen wollten, war ob Streß mit seinem wohlbekannten Einfluß auf die Sympathikusfunktion ein wichtiger Faktor für die Entwicklung und Beibehaltung dieser Schmerzzustände ist oder nicht. Ein kurzer Bericht dieser Resultate ist veröffentlicht worden [5].

Methode

Die Versuche wurden mit 51 Ratten (Sprague-Dawley), die durchschnittlich ca. 180 g wogen, gemacht. Die Ratten wurden in individuellen Käfigen in einem Raum mit einer Lufttemperatur von +22°C aufbewahrt. Unter Betäubung mit Äther wurde der N. ischiadicus einseitig abgeschnitten. Um eine Reinnervation zu vermeiden, wurden etwa 5–10 mm von dem peripheren Nervenende entfernt. Bei 10 Tieren wurde nur ein Stück Epineurium entfernt (5–10 mm). In diesen Fällen wurde sorgfältig jede Verletzung von Nervenfasern vermieden.

---

* Die Untersuchungen erfolgten mit Unterstützung von Karolinska Institutets Forskningsfonder, Harald Jeanssons Stiftelse, Harald och Greta Jeanssons Stiftelse und der Schwedischen Forschungsgemeinschaft (Anslag Nr. K79-14V-5318-02)

Die Aktivität des Sympatikussystems der Ratten stieg bei Kälte. Wie vorher gezeigt, wird die periphere Synthese und Freisetzung von Katecholaminen erheblich höher, wenn Ratten Kälte ausgesetzt werden [2, 6]. Dauernde Aufbewahrung der Tiere in Kälte führt zu Akklimatisierung, aber die Noradrenalinniveaus im Harn bleiben während Wochen erhöht. Werden die Tiere aus der Kälte entfernt, sinkt das Noradrenalinniveau schnell [6]. Außerdem müßte das im Harn gemessene Noradrenalinniveau einigermaßen die Aktivität des Sympathikus widerspiegeln [4].

Die kombinierte Wirkung von Streß und Nervenverletzung auf Ratten wurde an vier Gruppen von Tieren studiert:

1. 15 Ratten wurden vor der Operation in +22°C untergebracht, danach in +4°C.
2. 15 Ratten wurden eine Woche vor der Operation in +4°C akklimatisiert, dann operiert, dann wieder in +4°C aufbewahrt.
3. 11 Ratten wurden sowohl vor als auch nach der operativen Behandlung in +22°C aufbewahrt.
4. Die 10 Tiere, bei denen wir das Epineurium wegoperierten, wurden vor der Behandlung in +22°C untergebracht, nach der Behandlung in +4°C aufbewahrt.

Resultate

Bedeutende Unterschiede im allgemeinen Verhalten zwischen Tieren in Gruppe 1 und 2, verglichen mit 3 und 4, wurden festgestellt. Innerhalb von einigen Stunden bis 30 Tage nach der Operation (im Durchschnitt 5 Tage) zeigte sich bei fast 50% der Ratten (47% in Gruppe 1, 40% in Gruppe 2) ein auffallendes Abnormverhalten. Diese Tiere wiesen abrupt mehrere Zeichen von Unbehagen auf. Die Ratten fingen in unregelmäßigen Intervallen plötzlich zu springen an und bissen dazu oft in den Käfig. Außerdem begannen die Tiere das operierte Bein und andere Teile des Körpers, besonders den Schwanz, zu lecken und zu beißen. Eine Ratte der Gruppe 1 und drei Ratten der Gruppe 2 wiesen dieses pathologische Verhalten innerhalb einiger Stunden nach der Operation auf. Es wurde bei mehreren Ratten festgestellt, daß das Abnormverhalten nach kurzer Zeit vom Tode gefolgt war. Um unnötiges Leiden der Tiere zu verhindern, wurde die Mehrheit dieser Ratten getötet, sobald sich das beschriebene Verhalten zeigte. Drei Tiere (2 der Gruppe 1, 1 der Gruppe 2) wurden von der Kälte (+4°C) in einen warmen Raum (+22°C) gebracht, sobald sich das Abnormverhalten zeigte. Bei diesen Ratten verschwanden das Springen und die auf sich selbst gerichteten Körperangriffe allmählich innerhalb einiger Stunden.

Einige Tiere wiesen ein anderes ungewöhnliches Verhalten auf. Diese Ratten hoben wiederholt das operierte Bein und den Fuß hoch. Die operierte Extremität wurde in einer typischen, gebeugten Stellung nahe dem Körper gehalten und ab und zu von dem Tier geleckt. Wie neulich gezeigt, erschien dieses Verhalten regelmäßig bei Ratten nach dauernden schmerzhaften Reizen der Füße [3]. Mehrere Ratten wiesen nach einigen Tagen Symptome vegetativer Dysfunktion in Form von Ödem, Schwellung und Hautveränderungen am Fuße des operierten Beins auf. Bei zwei Tieren der Gruppe 1 wurden Schwellungen in beiden Hinterpfoten gesehen.

Die Ratten der Gruppen 3 und 4 wiesen keine der oben beschriebenen Abnormitäten und Symptome auf und überlebten mehrere Monate nach der Operation. Das von uns geschilderte pathologische Verhalten der Ratten war deutlich verschieden von der Selbstmutilation, „autotomy“ genannt, die Ratten manchmal nach peripheren Nervenverletzungen an der anästhetischen Extremität ausführen [17, 18, 20].

Diskussion

Beinahe 50% der nervenverletzten Ratten, die in der Kälte aufbewahrt waren, wiesen plötzlich mehrere Zeichen von Unbehagen und wahrscheinlich Schmerz auf. Das Streßniveau der Tiere nach der Nervenlaesion schien von erheblicher Bedeutung für die Entwicklung und Beibehaltung des Zustandes zu sein. Dieser Schluß ist gestützt von dem Befund, daß nur Tiere unter Streß in der Kälte das Abnormverhalten entwickelten, und von der Tatsache, daß das Verhalten allmählich verschwand, wenn die Ratten nicht mehr der Kälte ausgesetzt waren. Keine streßexponierten shamoperierten Ratten und keine Ratten die nach der Operation in +22°C untergebracht waren, wiesen das Schmerzverhalten auf, was wahrscheinlich macht, daß die kombinierte Wirkung von Streß und Nervenverletzung den Zustand der Ratten induzierte.

Die Resultate unterstützen den Gedanken, daß eine erhöhte sympathische Nervenaktivität ein bedeutender Faktor in der Entwicklung und Beibehaltung gewisser schwerer klinischer Schmerzzustände sein könnte. Die überraschend kurze Latenz zum Auftreten des Schmerzverhaltens bei einigen dem Streß ausgesetzten Ratten stimmt mit dem klinischen Befund, daß Kausalgiezustände oft sehr schnell nach einem peripheren Nerventrauma entstehen können, gut überein, und deutet an, daß abnorme neurale Mechanismen innerhalb kurzer Zeit nach einer Nervenverletzung in Funktion treten können [17]. Die beschriebenen Resultate schließen die Möglichkeit, daß auch pathologische Veränderungen im zentralen Nervensystem von Bedeutung für die Entwicklung gewisser klinischer Schmerzzustände sein können, nicht aus [7, 16].

Literatur

1. Barnes R (1953) J Bone Joint Surg 35B:172
2. Benedict CR, Fillenz M, Stanford SC (1977) J Physiol (Lond) 269:47
3. Dubuisson D, Dennis SG (1977) Pain 4:161
4. Euler US von (1971 Science 173:202
5. Hallin RG, Wiesenfeld Z (1979) Neurosci Letters (Suppl) 3:259
6. Leduc J (1961) Acta Physiol Scand (Suppl) 53:183
7. Livingstone WK (1976) Pain mechanisms: A physiologic interpretation of causalgia and its related states. Plenum Press, New York
8. Mitchell SW, Morehouse GR, Keen WW (1864) Gunshot wounds and other injuries of nerves. Lippincott, Philadelphia
9. Nathan PW (1947) Brain 70:145
10. Richards RL (1967) Arch Neurol 16:339
11. Seddon H (1975) Surgical disorders of the peripheral nerves. Churchill Livingstone, Edinburgh
12. Sherman RA, Gall N, Gormly V (1979) Pain 6:47
13. Shumacker HB (1948) Surgery 24:485
14. Solonen KA (1962) Acta Orthop Scand (Suppl)
15. Sternschein MJ, Myers DB, Frewin DB, Downey JA (1975) Arch Phys Med Rehabil 56:58
16. Sunderland S (1976) J Neurol Neurosurg Psychiatry 39:471
17. Wall PD, Gutnick M (1974) Exp Neurol 43:580
18. Wall PD, Scadding JW, Tomkiewicz MM (1979) Pain 6:175
19. White JC, Selverstone B (1956) Pain and related phenomena, including causalgia. In: Woodhall B, Beebe GW (eds) Peripheral nerve regeneration. A follow-up study of 3656 world war II injuries. V.A. Medical Monographs, Washington D.C., p 311
20. Wiesenfeld Z, Hallin RG (1981) Physiol Behav Inpress

Diskussion

Bereits 50% der nervenverletzten Ratten, die in der Kälte aufbewahrt wurden, wiesen [illegible] Zeichen von Unbehagen und wahrscheinlich Schmerz auf. Das Stressniveau der Tiere nach der Nervenläsion scheint von erheblicher Bedeutung für die Entwicklung und Beibehaltung des Zustandes zu sein. Dieser Schluß ist gestützt [illegible] dem Befund, daß [illegible] Tiere unter Stress in der Kälte das Autotomieverhalten entwickelten, und von der Tatsache, daß das Verhalten ähnlich [illegible] wenn die Ratten nicht mehr der Kälte ausgesetzt waren. [illegible] Ratten [illegible] Schmerzverhalten [illegible] von Nerv- und Nervenverletzung [illegible] der Ratten [illegible].

Die [illegible] Gedanken, daß eine erhöhte sympathische Nervenaktivität ein bedeutender Faktor in der Entwicklung und Beibehaltung gewisser schwerer klinischer Schmerzzustände sein könnte. Die [illegible] Autotomie [illegible] bei [illegible] Stress ausgesetzten Ratten [illegible] Befund, daß [illegible] nach einem peripheren Nerven[illegible] und daß [illegible] Autotomie [illegible] nach einer Nervenverletzung in [illegible] [17]. Die [illegible] Resultate [illegible] die Möglichkeit, daß auch [illegible] Veränderungen im [illegible] Nerven[illegible] von Bedeutung für die Entwicklung gewisser klinischer Schmerzzustände sein können [7, 16].

[illegible]

1. [illegible] (1973) [illegible] Lab [illegible]
2. [illegible]
3. [illegible] (1974) [illegible]
4. [illegible] (1974) Science [illegible]
5. [illegible] (1975) Neurosci Letters [illegible]
6. [illegible] Neurosci Suppl [illegible]
7. [illegible] Pain [illegible]
8. [illegible]
9. [illegible]
10. [illegible] Surgery [illegible]
11. [illegible] Symptom [illegible] of the [illegible] Lippincott, Philadelphia
12. Sherman [illegible] (1979) Pain [illegible]
13. [illegible] (1948) Surgery [illegible]
14. [illegible] (1949) [illegible] Surgery
15. [illegible] M, Myers DE, [illegible] Arch Phys Med Rehabil [illegible]
16. [illegible] Psychiatry [illegible]
17. Wall PD, [illegible] M (1974) Exp Neurol 43:580
18. Wall PD, [illegible] (1979) Pain [illegible]
19. White JC, Sweet WH (1969) Pain and the neurosurgeon. [illegible] Peripheral nerve regeneration. A follow-up study of [illegible] Monograph. Washington [illegible]
20. [illegible] (1941) [illegible]

Darstellung der spinalen Endigungen von Nozizeptoren unter Verwendung von Meerrettichperoxidase

A.R. Light, S. Mense und E.R. Perl

Das Antwortverhalten einzelner Nozizeptoren ist aus neurophysiologischen Untersuchungen mit der Ableitung der Impulsaktivität von Einzelfasern recht gut bekannt (für einen Literaturüberblick s. Boivie and Perl [1]). Kenntnisse über den spinalen Verlauf und die synaptischen Verbindungen einzelner nozizeptiver Afferenzen waren jedoch kaum vorhanden. Erst kürzlich ist es durch die Kombination von neurophysiologischen mit histologischen Methoden gelungen, primär afferente Fasern von der Haut zuerst in bezug auf ihre Funktion zu identifizieren und dann histologisch darzustellen [3, 7]. Die gegenwärtige Untersuchung konzentrierte sich auf Rezeptoren der tiefen Gewebsschichten, also der Muskeln, Faszien und Sehnen, wobei das Schwergewicht auf Afferenzen mit hoher mechanischer Reizschwelle lag, die vermutlich eine nozizeptive Funktion erfüllen. Das Ziel der Arbeit bestand darin, Aufschluß über die Lokalisation und das Ausmaß der spinalen Endverzweigungen tiefgelegener Nozizeptoren zu gewinnen und festzustellen, inwieweit eine Beziehung zwischen Rezeptorfunktion und Morphologie der spinalen Endigungen besteht.

Die Experimente wurden an anästhesierten Katzen durchgeführt; die untersuchten Rezeptoren lagen in den tiefen Gewebsschichten des Schwanzes. Die Registrierung der Impulsaktivität einzelner afferenter Fasern erfolgte von der Hinterwurzel mittels Glasmikroelektroden, die mit Meerrettichperoxidase-Lösung gefüllt waren. Die tiefe Lokalisation der Rezeptoren wurde durch sorgfältige Prüfung des rezeptiven Feldes mit abgestuften mechanischen Reizen sichergestellt (Bewegung der Haare, Berührung der Haut, Beugung des Schwanzes, Druck auf tiefe Gewebe, Kneifen der Haut und der tiefen Gewebsschichten, Nadelstich). In Zweifelsfällen wurde die Haut durch einen Längsschnitt geöffnet, so daß die tiefen Gewebe direkt gereizt werden konnten. Nach erfolgter neurophysiologischer Identifizierung des Rezeptortyps wurde über die zur Ableitung der Impulsaktivität benutzte Mikroelektrode Meerrettichperoxidase iontophoretisch in das Axon der afferenten Faser appliziert. Das Enzym wandert – wahrscheinlich mit Hilfe des axonalen Plasmaflusses – vom Injektionsort bis in die spinalen Endigungen der afferenten Faser und kann hier durch die Reaktion mit Diaminobenzidin nachgewiesen werden [4, 6].

Mit diesem Vorgehen konnten die spinalen Endverzweigungen hochschwelliger Mechanorezeptoren mehr oder weniger vollständig dargestellt werden. Die rezeptiven Felder befanden sich in den Muskeln, Sehnen, Faszien, Gelenkkapseln und im subkutanen Fettgewebe des Schwanzes. Als hochschwellig wurden solche Rezeptoren bezeichnet, die schädliche Reize zu ihrer Aktivierung benötigten, wie z.B. starken Druck, Kneifen mit einer Pinzette oder Nadelstich. Auf schwache Beugung des Schwanzes reagierten diese Rezeptoren im Gegensatz zu den Muskelspindeln nicht; bei forcierter, vermutlich schmerz-

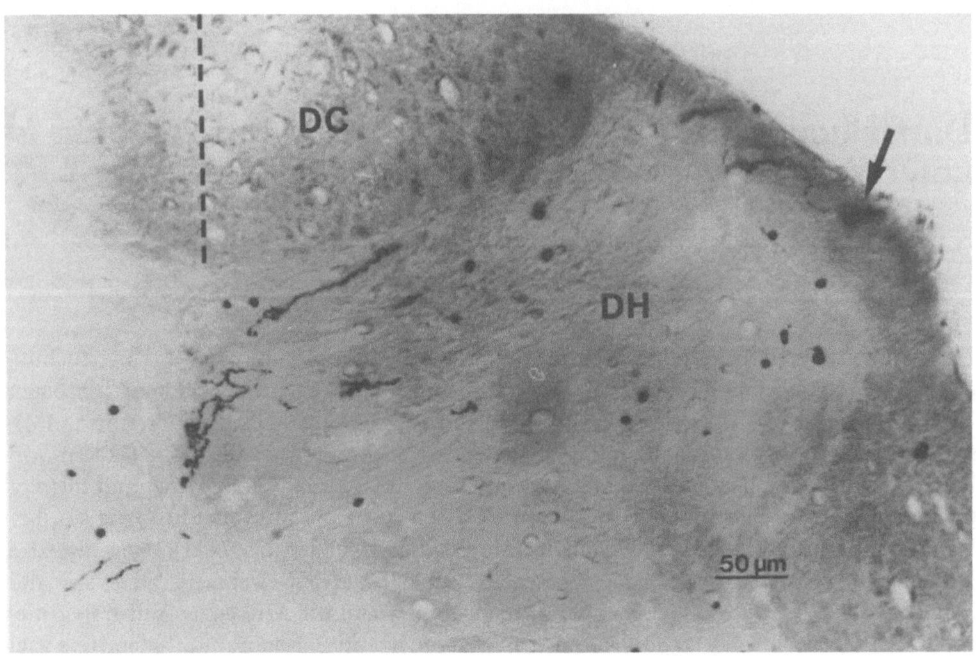

Abb. 1. Querschnitt durch das dorsale Kaudalmark der Katze. In die durch einen Pfeil gekennzeichnete afferente Faser war Meerrettichperoxidase iontophoretisch injiziert worden; sie versorgte einen Nozizeptor in einem Muskel des Schwanzes. Leitungsgeschwindigkeit der afferenten Faser in der Hinterwurzel: 46 m/s. DC = Hinterstrang, DH = Hinterhorn. Die Lage der Mittellinie ist durch eine vertikale unterbrochene Linie markiert

hafter Beugung trat in einigen Fällen eine kurze Entladung von wenigen Impulsen auf. Die Leitungsgeschwindigkeit der afferenten Fasern betrug 13–46 m/s proximal vom Hinterwurzelganglion und umfaßte somit sowohl dünn myelinisierte Gruppe-III- als auch stärker markhaltige Gruppe-II-Fasern.

Die spinalen Endigungen eines Mechanonozizeptors erstreckten sich meist über große Teile des dorsalen Rückenmarks und wiesen deutliche kontralaterale Projektionen auf. Abb. 1 zeigt als Beispiel die Verzweigungen einer afferenten Faser, die einen hochschwelligen Mechanorezeptor in einem Schwanzmuskel versorgte. Die Faser trat am rechten Bildrand aus der Hinterwurzel in das Rückenmark ein und gab mehrere dünne Kollateralen ab, die zu den oberflächlichen Schichten des dorsolateralen Hinterhorns und in die graue Substanz der Commissura posterior zogen. Bei stärkerer Vergrößerung waren in mehreren Gebieten der dorsalen grauen Substanz axonale Verdickungen zu erkennen, die wahrscheinlich synaptische Kontaktstellen im Sinne von en passant und terminalen „boutons“ darstellen (Abb. 2). Das Ausmaß der spinalen Verzweigungen dieser einzelnen nozizeptiven Afferenz macht die „camera lucida“-Zeichnung in Abb. 3 deutlich, die alle Äste der Faser rostral der Injektionsstelle enthält. Auffallend sind die zahlreichen Verästelungen dorsal vom Zentralkanal und die deutlichen Projektionen zur Gegenseite.

Axonale Verdickungen mit dem Aussehen synaptischer Kontaktstellen fanden sich besonders zahlreich in der ipsilateralen Zona marginalis und dorsal vom Zentralkanal. In

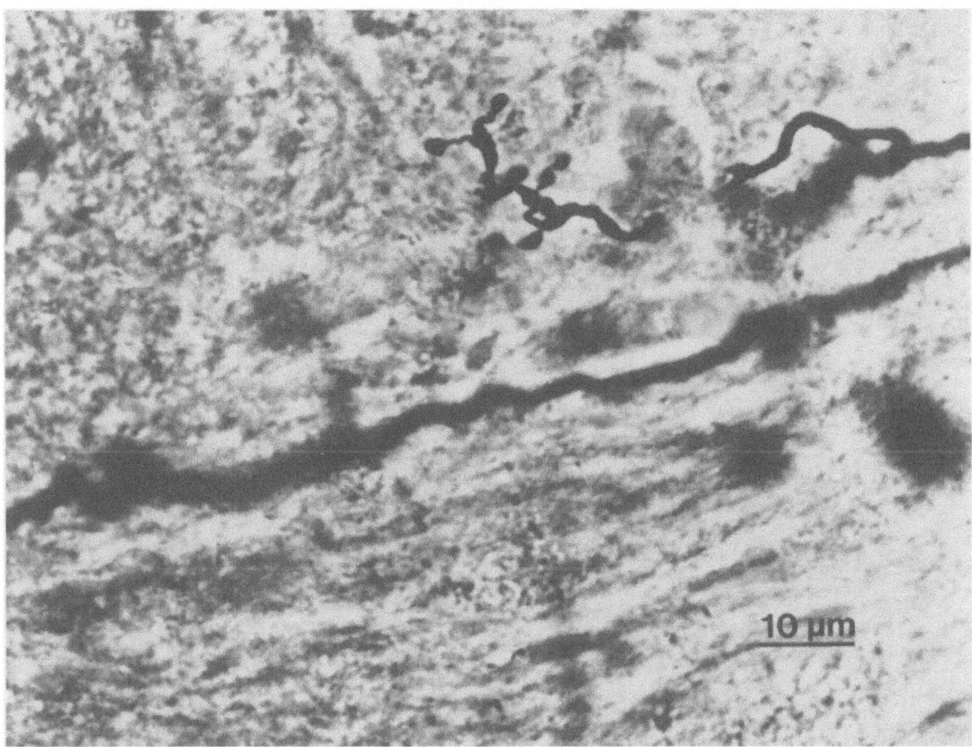

Abb. 2. Endverzweigungen der Afferenz aus Abb. 1 in der hinteren Kommissur, nahe dem Zentralkanal. In der Bildmitte sind en passant und terminale „boutons" zu erkennen; durch die untere Bildhälfte läuft eine Kollaterale zum kontralateralen Hinterhorn. Oben im Bild ist dorsal

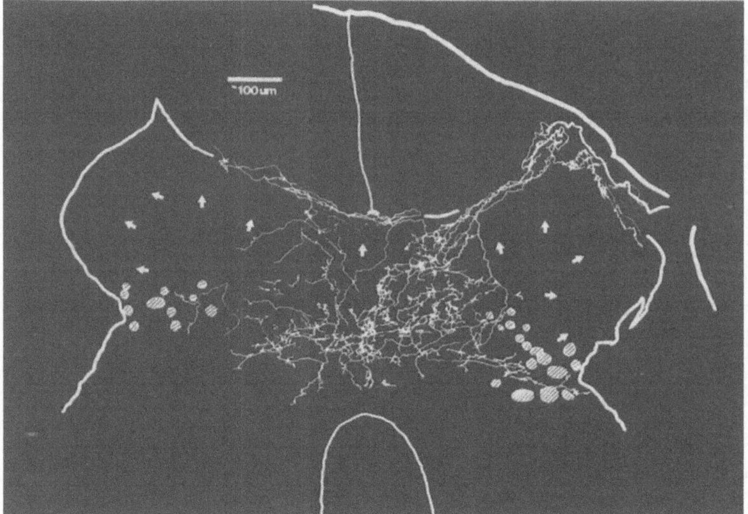

Abb. 3. Camera-lucida-Zeichnung aller Äste der in Abb. 1 und 2 gezeigten Afferenz rostral der Eintrittsstelle ins Rückenmark. Die Pfeilspitzen in den Hinterhörnern kennzeichnen die ungefähre Grenze zwischen Substantia gelatinosa und Nucleus proprius

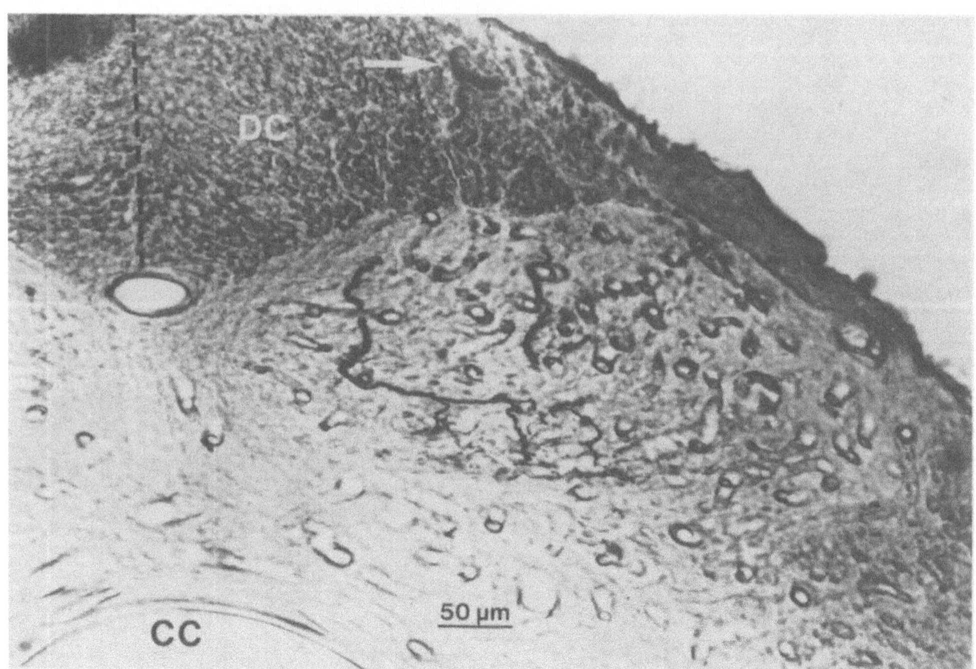

Abb. 4. Querschnitt durch das Kaudalmark der Katze mit Kollateralen eines niederschwelligen Mechanorezeptors aus der Faszie eines Schwanzmuskels. Iontophoretische Applikation von Meerrettichperoxidase in das Axon der afferenten Faser kurz vor deren Eintritt in das Rückenmark. Die Ursprungsfaser (Pfeil) verläuft im Hinterstrang (DC) nach rostral. Leitungsgeschwindigkeit der Afferenz in der Hinterwurzel: 38,3 m/s. CC = Zentralkanal; die vertikale unterbrochene Linie gibt die Lage der Mittellinie an

geringerer Zahl waren sie im Hals des Hinterhorns ipsilateral sowie in der Marginalzone und im Hals des Hinterhorns kontralateral vorhanden. Nozizeptive Afferenzen umgingen typischerweise den Nucleus proprius mit ihren Kollateralen und bildeten hier auch keine „boutons" (Abb. 3).

Die Kollateralen von niederschwellig mechanosensitiven Afferenzen hatten dagegen einen anderen Verlauf. Die in Abb. 4 gezeigte Faser versorgte einen Rezeptor, der in der Faszie eines Schwanzmuskels lokalisiert war und bereits auf geringen Druck mit maximaler Aktivierung reagierte. Beugung des Schwanzes löste nur eine schwache und schnell adaptierende Antwort aus, so daß es sich höchstwahrscheinlich nicht um einen Dehnungsrezeptor handelte. Die spinalen Äste dieses nicht-nozizeptiven Mechanorezeptors traten durch die oberflächlichen Schichten des Hinterhorns hindurch, ohne hier Endverzweigungen zu entwickeln und endigten mit einer Vielzahl von en passant und terminalen „boutons" im ventralen Teil des Nucleus proprius.

Muskelspindelafferenzen zeigen wieder ein anderes Verteilungsmuster: sie besitzen synaptische Kontaktstellen vorwiegend im Vorderhorn und in der Region lateral vom Zentralkanal [2, 5] (Light, Mense und Perl, unveröffentlichte Ergebnisse).

Es besteht demnach eine deutliche Beziehung zwischen der Funktion eines Rezeptors und dem Muster seiner Endverzweigungen im Rückenmark. Besonders kennzeichnend für die untersuchten Nozizeptoren schien die große Anzahl von synaptischen „boutons" in der Zona marginalis zu sein; keiner der gefundenen niederschwelligen Mechanorezeptoren besaß axonale Verdickungen in dieser Region.

Zusammenfassung

Die Ergebnisse der Experimente mit iontophoretischer Injektion von Meerrettichperoxidase in Einzelfasern zeigen, daß ein singulärer Nozizeptor der tiefen Gewebe ausgedehnte Verbindungen zum ipsi- und auch kontralateralen Hinterhorn besitzt. Besonders hervorzuheben ist dabei die Vielzahl von terminalen Verdickungen in der Marginalzone und in der Region ventral vom Nucleus proprius. Dies sind Hinterhornschichten, die als Ursprungsort für aszendierende Bahnen mit nozizeptiven Eigenschaften gelten (vgl. Boivie u. Perl [1]).

Literatur

1. Boivie JJG, Perl ER (1975) Neural substrates of somatic sensation. In: Hunt CC (ed) Neurophysiology. University Park Press, Baltimore, p 303
2. Brown AG, Fyffe REW (1978) The morphology of group Ia afferent fibre collaterals in the spinal cord of the cat. J Physiol (Lond) 274:111
3. Brown AG, Rose PK, Snow PJ (1978) Morphology and organization of axon collaterals from afferent fibres of slowly adapting Type I units in cat spinal cord. J Physiol (Lond) 277:15
4. Graham RC, Karnovsky MJ (1966) The early stages of absorption of injected horseradish peroxidase in the proximal tubules of mouse kidney: ultrastructural cytochemistry by a new technique. J Histochem Cytochem 14:291
5. Hongo T, Ishizuka N, Mannen H, Sasaki S (1978) Axonal trajectory of single group Ia and Ib fibers in the cat spinal cord. Neuroscience Letters 8:321
6. LaVail JH, LaVail MM (1974) The retrograde intraaxonal transport of horseradish peroxidase in the chick visual system: a light and electron microscopic study. J Comp Neurol 157:303
7. Light AR, Perl ER (1979) Spinal termination of functionally identified primary afferent neurons with slowly conducting myelinated fibers. J Comp Neurol 186:133

der untersuchten Nozizeptoren sahen die große Anzahl von synaptischen Kontakten in der Zona marginalis [illegible] von denen axonale Verzweigungen in dieser Region.

Zusammenfassung

[illegible]

Literatur

[illegible] Somatic sensory [illegible] Oxford University Press [illegible]

[illegible] The morphology of [illegible] in the spinal cord of the cat. J Physiol (Lond) [illegible]

[illegible] Morphology and organization of [illegible] from afferent fibres of slowly adapting Type I units in cat spinal cord. J Physiol (Lond) [illegible]

[illegible] The early stages of absorption [illegible] horseradish peroxidase [illegible] in the proximal tubules of mouse kidney [illegible]

[illegible] trajectory of [illegible] in the cat spinal cord. Neurosci [illegible]

[illegible] The retrograde intraaxonal transport of horseradish peroxidase in the chick visual system, a light and electron microscopic study [illegible]

[illegible] formation of [illegible] with slowly conducting [illegible] fibers. J Comp Neurol [illegible]

Schmerzmessung

Psychometrie experimentell induzierter Schmerzempfindungen

H.O. Handwerker

Experimentelle Dolorimetrie und krankheitsbedingte Schmerzen

Die experimentelle Dolorimetrie, die Messung experimentell erzeugter Schmerzreaktionen, ist bereits ein altes Verfahren der klinischen Diagnostik. Im Grunde wendet sie jeder Neurologe an, der mit Nadelstichen die Sensibilität eines Patienten prüft. Diese Prüfung mit der Nadel im Rahmen der klinisch-neurologischen Untersuchung erlaubt allerdings keine quantitative Aussage über die Schmerzempfindlichkeit. Genauer kontrollierte Reiztechniken sind z.B. bei der Überprüfung der Wirksamkeit von schmerzhemmenden therapeutischen Maßnahmen erforderlich.

Bei der Diskussion der Aussagekraft von dolorimetrischen Methoden darf man nicht übersehen, daß sich experimentell induzierte Schmerzen grundsätzlich von den „klinischen" Schmerzen unterscheiden, derentwegen der Arzt therapeutisch handeln muß. Die wichtigsten Unterschiede seien in fünf Punkten schlagwortartig angeführt:

1. Entstehungsmechanismus
2. Entstehungsort
3. Dauer
4. Beendbarkeit
5. Emotionale Belastung.

Besonders hervorgehoben seien die Punkte 3, 4 und 5. Die Dauer der meisten experimentell induzierten Schmerzsensationen liegt im Bereich von Sekunden und ist damit extrem kurz, auch im Vergleich zum sog. „akuten" klinischen Schmerz (etwa einer Gallenkolik). Es ist eine selbstverständliche ethische Forderung, daß der Proband oder Patient die Reizung jederzeit abbrechen kann. Diese Gewißheit und die Klarheit über den Entstehungsmechanismus, der eine ernsthafte Schädigung ausschließt, schaffen eine emotionale Ausgangslage, die mit der bei „klinischen" Schmerzen keine Ähnlichkeit hat.

Man kann die experimentelle Situation aphoristisch so ausdrücken: Der Experimentator steht vor der paradoxen Aufgabe, Schmerz zu erzeugen, der dem Probanden „nicht weh tut".

Der Versuch, einen experimentell induzierten Schmerz gleich stark zu einem krankheitsbedingten Schmerz einzustellen und letzteren dadurch quantitativ psychometrisch zu erfassen, ist daher wahrscheinlich im Ansatz verfehlt.

Aufgaben und Methoden der experimentellen Dolorimetrie

Was kann die experimentelle Dolorimetrie leisten? – Eine experimenteller „Schmerzreiz" sollte ein Reiz sein, der Nozizeptoren erregt, d.h. die Sinnesrezeptoren, die gewebsschädigende Reize dem Zentralnervensystem melden. Experimente mit solchen Reizen können der Analyse von Verarbeitungsprozessen dienen, welche durch die Erregung von Nozizeptoren ausgelöst werden. In einem einfachen Schema seien diese Verarbeitungsprozesse dargestellt (Abb. 1):

Folgt eine Untersuchung der gepunkteten Linie im Schema von Abb. 1, handelt es sich um eine psycho-physische Untersuchung; folgt sie der gestrichelten Linie, handelt es sich um eine rein reflex-physiologische.

Ich möchte zunächst Probleme psycho-physischer dolorimetrischer Untersuchungen abhandeln und anschließend kurz auf reflex-physiologische Methoden eingehen.

In der Literatur sind eine Reihe von Methoden zur Erzeugung experimenteller Schmerzreize beschrieben [1, 3, 8, 9], die hier nicht vollständig aufgezählt werden können. Mit verschiedenen Methoden werden verschiedene Gruppen von Nozizeptoren erregt: z.B. mit der „submaximal effort tourniquet methode" Muskelnozizeptoren, mit elektrischen Reizen Nozizeptoren der Zahnpulpa, mit Hitzereizen Hautnozizeptoren. Über diese Organspezifität hinaus haben verschiedene Methoden wichtige unterschiedliche formale Eigenschaften, welche bei der Interpretation der Meßergebnisse beachtet werden müssen. So kann der sich langsam entwickelnde „kliniknahe" Muskelschmerz bei einem Tourniquet-Versuch in einer Sitzung meist nicht wiederholt produziert werden, ein Nachteil für quantitative Untersuchungen. Bei einer anderen Methode, der Zahnpulpareizung, wird meist elektrisch gereizt, was einen stark synchronisierten Input ins ZNS bewirkt, der natürlicherweise nicht vorkommt. Hitzereize und die meisten anderen experimentellen Schmerzreize, die auf die Haut anwendbar sind, erregen üblicherweise niederschwellige Rezeptoren, bevor sie Nozizeptoren erregen.

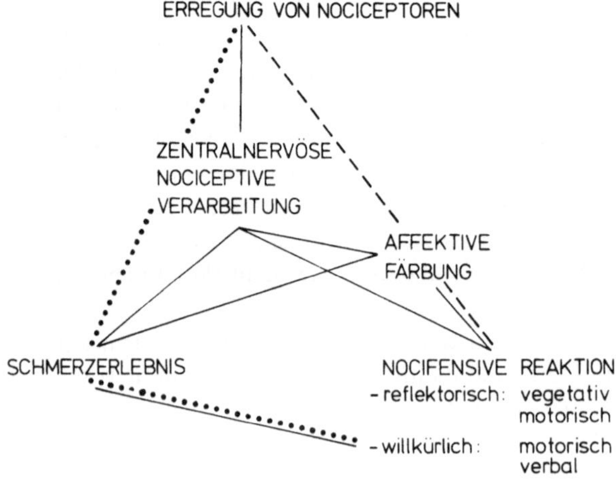

Abb. 1. Schema der physiologischen und psychischen Verarbeitungsprozesse, die der Erregung von Nozizeptoren folgen

Verhältnis von Nozizeptorerregung zu Empfindungen bei Hitzereizen

Ich möchte Untersuchungen mit Hitzereizen (Kontakthitze oder Strahlungshitze auf die Haut appliziert) eingehender diskutieren, da dieser Typ von Schmerzreiz am häufigsten angewandt wird und weil hier am meisten über die Eigenschaften der Nozizeptoren bekannt ist. Die in den letzten Jahren entwickelte Technik der perkutanen Ableitung einzelner nozizeptiver Hautnervenfasern beim wachen Menschen erlaubt bei Hautnozizeptoren einen direkten Vergleich von Nozizeptorerregung und Empfindung [5]. Abb. 2 demonstriert einen Befund, der mit dieser Methode gewonnen wurde: Bei geringer aber immerhin noch meßbarer Aktivierung von Nozizeptoren entsteht üblicherweise keine Empfindung, die vom Probanden als „schmerzhaft" bezeichnet wird. Es bedarf offenbar einer gewissen Summation von Nozizeptorimpulsen, um das zentrale nozizeptive System ausreichend zu bahnen.

Die „Schmerzschwelle" ist somit nicht mit der Erregungsschwelle von Nozizeptoren identisch. Ob ein Reiz, der Nozizeptoren erregt, überhaupt wahrgenommen und ob er als „schmerzhaft" interpretiert wird, hängt davon ab, ob eine zentrale Schwelle überschritten wurde. Die zentrale Schwelle ist aber, wie wir durch neurophysiologische Untersuchungen wissen, von vielen Erregungs- und Hemmungsvorgängen abhängig. Dem entspricht unsere tägliche Erfahrung, daß leichtere Schmerzen bei Ablenkung verschwinden können und daß die Interpretation physikalischer Reize, die auf unsere Haut einwirken, als schmerzhaft oder nicht, auch von den Umständen abhängt.

Mit zunehmend stärkerem Input von Nozizeptoren ins ZNS wird allerdings die Wahrscheinlichkeit geringer, daß ein Reiz nicht als schmerzhaft interpretiert wird. Das wird in Abb. 3 an einem Experiment demonstriert, bei dem die Entladungen einer nozizeptiven C-Faser mit der Einschätzung der Reizung durch die Versuchsperson als „schmerzhaft" verglichen werden.

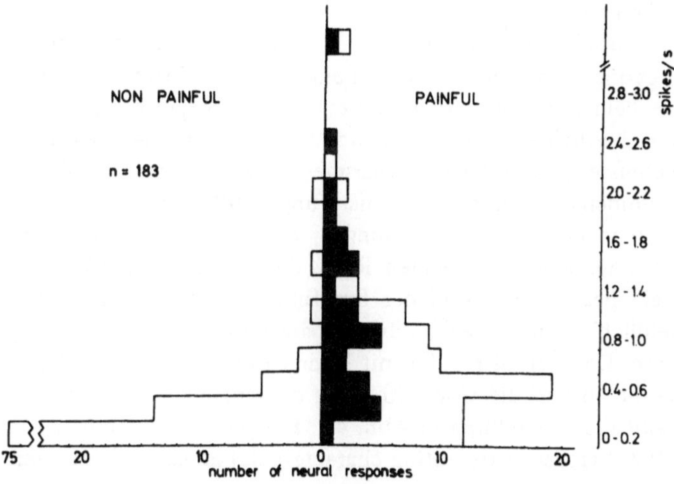

Abb. 2. Verteilung von 183 C-Faser-Antworten auf Hitzereize im Verhältnis der subjektiven Angaben über die Empfindungsstärke. Links „nicht schmerzhaft" empfundene Reize, rechts als „schmerzhaft" empfundene. Die schwarzen Säulen entsprechen Reizen, bei denen die Versuchsperson die Angabe „sehr schmerzhaft" machte. (Aus van Hees [11])

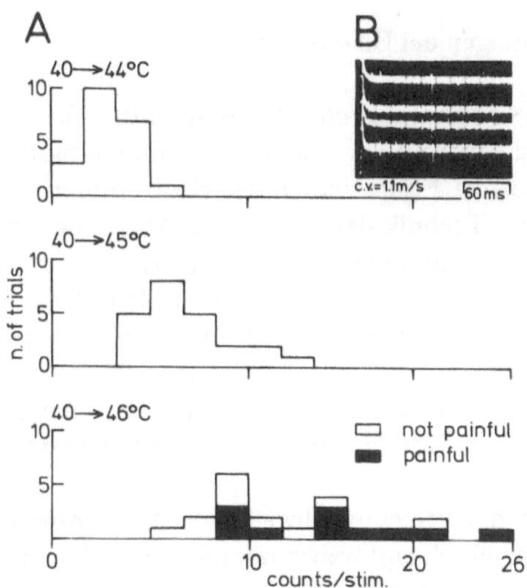

Abb. 3. A Antworten auf 15 Sekunden dauernde Hitzereize (geregelte Strahlungshitze). Ordinate: Zahl der Hitzereize, Abszisse: Antworten einer C-Faser als Zahl der Spikes/Reiz. Die drei Reizstufen wurden in randomisierter Reihenfolge appliziert. Die schwarzen Säulen entsprechen Reizen, die von der Versuchsperson als „schmerzhaft" bezeichnet wurden. **B** Identifizierung der abgeleiteten Nervenfaser als C-Faser durch elektrische Reizung im rezeptiven Feld. Die Faser wurde im N. radialis superficialis abgeleitet. (Nach Handwerker, Adriaensen, Gybels, van Hees, unveröffentlicht)

Methoden der „Sensory Decision Theory" in der experimentellen Dolorimetrie

Sucht man nach psycho-physischen Modellvorstellungen, die dem beschriebenen Konzept eines variablen Nozizeptor-Input und einer variablen zentralen Schwelle gerecht werden, dann bietet sich die „Sensory Decision Theory" (SDT – ursprünglich „Signal Detection Theory" [4]) an. Man muß dabei allerdings im Auge behalten, daß auf die experimentelle Dolorimetrie nicht so sehr die von Green und Swets (1966) beschriebene informationstheoretisch begründete Theorie (mit Annahme einer normalen „Signal"- und „Rausch"-Verteilung), sondern eine Reihe von experimentellen Techniken angewandt wird, die im Rahmen dieser Theorie entwickelt wurden.

Abb. 4. demonstriert ein typisches Experiment: Zwei verschiedene Reize werden appliziert, einer, bei dem ein geringer und einer, bei dem ein stärkerer Nozizeptor-Input zum ZNS erzeugt wird. Diese beiden Reize werden von einer Versuchsperson auf einer Skala danach eingeordnet, wie deutlich sie eine „stechende" Empfindung hervorrufen.[1]

In Abb. 4A sind die Ergebnisse eines solchen Experimentes so dargestellt, daß die Wahrscheinlichkeit des Vorkommens der höchsten Einstufung („6") auf der Abszisse links zu liegen kommt. Trägt man die beiden Verteilungen, wie in Abb. 4B geschehen, kumulativ auf, dann kann man für jeden der beiden Reize die Wahrscheinlichkeit ablesen dafür, daß mindestens ein bestimmter Grad der Empfindungsqualität „stechend" erreicht wird. Diese Wahrscheinlichkeiten müssen natürlich spätestens bei der Einordnung „0" auf 1,0 = 100% kumulieren. Das Verhältnis der mit beiden Reizen erreichten Wahrscheinlichkeiten für das Vorkommen und die Überschreitung der einzelnen Einstufungen gegeneinander aufgetragen ergibt die Darstellung in Abb. 4C. Eine Darstellung dieser Art wird in der SDT Literatur „ROC" (receiver operating characteristic) genannt. Man kann

1 Wegen der eingangs dargestellten Multidimensionalität des Schmerzerlebnisses ist es meist besser, nach einer genauer definierten Empfindungsqualität zu fragen, um semantische Probleme zu verringern

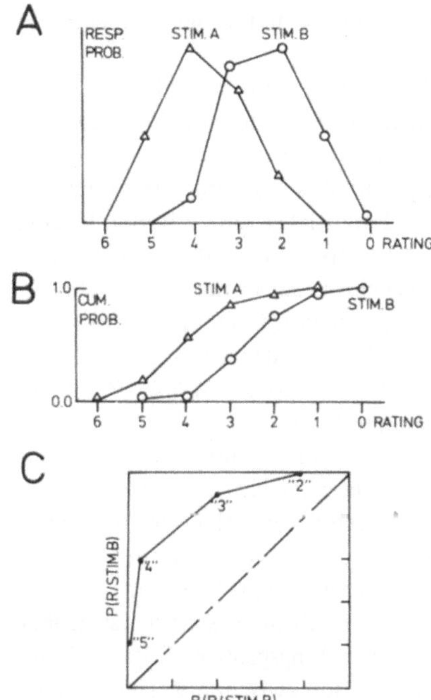

Abb. 4. Schematische Darstellung eines Experimentes, welches dem SDT-Ansatz folgt (s. Text)

aus solchen Kurven zwei Größen ablesen: 1. ein Maß der Diskrimination (d', P (A) u.a.) zwischen beiden Eingangszuständen, also zwischen Reiz A und Reiz B. Dieses Diskriminationsmaß wird um so größer, je weiter sich die ROC von der gestrichelten Diagonale entfernt (Abb. 4C). 2. Ein Maß für die Neigung der Versuchsperson, ein bestimmtes Kriterium (ausgedrückt in einer Einordnungsstufe auf der Skala) als erreicht anzunehmen („bias"). Diese Neigung ist um so größer, je weiter ein Kriterium auf der ROC nach rechts rutscht. Ein verteilungsfreies Maß für den „bias" wurde von Hodos [7] definiert.

Die ersten Anwender von SDT-Methoden auf die experimentelle Dolorimetrie vermuteten unter dem Einfluß von SDT-Untersuchungen anderer Sinnesmodalitäten, daß eine Veränderung des bias immer einer Veränderung der Einstellung des Probanden entspricht, während nur eine Verringerung der Diskrimination Zeichen einer „echten" Hypo- oder Hyperalgesie sei. Daraus entwickelte sich eine interessante wissenschaftliche Kontroverse [2, 10]. In dieser Übersicht habe ich versucht zu zeigen, daß „Schmerzhaftigkeit" keine eindimensionale Größe ist, Entsprechendes gilt auch für Hypo- und Hyperalgesie. Weder ein bias- noch ein Diskriminationsmaß ist per se ein Maß der „Schmerzhaftigkeit", beide können unterschiedliche Aspekte der zentralen nozizeptiven Verarbeitung ausdrücken.

Vergleich von reflex-physiologischen mit psycho-physischen Methoden der Dolorimetrie

Jede psycho-physische Untersuchung setzt eine nicht unbeträchtliche Mitarbeit des Probanden voraus. Psychisch und physisch stark beeinträchtigte Patienten sind zu dieser Zusammenarbeit oft nicht fähig. Es gibt daher zahlreiche Versuche, neben den psycho-physischen Verfahren „objektive Methoden" der experimentellen Dolorimetrie zu etablieren. Dazu gehören Untersuchungen kortikaler evozierter Potentiale (siehe z.B. den Beitrag von Reh in diesem Buch) und Reflexuntersuchungen. Evozierte Potentiale wurden bisher erfolgreich nur bei Reizen abgeleitet, die einen stark synchronisierten Input ins ZNS erzeugen (z.B. elektrische Reize, Stimulation mit Laser). Reflexe lassen sich im motorischen und im vegetativen System nachweisen. Häufig gemessen werden: der motorische Flexorreflex und als vegetativer Reflex Änderungen des elektrischen Hautwiderstandes, bzw. des elektrischen Hautpotentials (s. Beitrag von Bromm in diesem Buch).

Alle Reflexmessungen haben den Nachteil, daß ein Reflex nicht unbedingt ein Index der Schmerzhaftigkeit eines Reizes und oft nicht einmal einer für Nozizeptor-Input sein muß. Allerdings unterliegen die durch Nozizeptoren ausgelösten vegetativen Reflexe einer geringeren Habituation als nicht nozifensive Reflexe. Das gilt vor allem, wenn in einem Experiment verschiedene Reizstärken in randomisierter Folge appliziert werden.

Die inter- und intraindividuellen Streuungen von Reflexamplituden sind meist größer als die Streuungen von psycho-physisch registrierten Empfindungsgrößen. Entsprechend ist die mit Hilfe von SDT-Methoden bestimmte Diskrimination zwischen Reizen, welche schwächeren und stärkeren Nozizeptor-Input erzeugen, üblicherweise schlechter, wenn

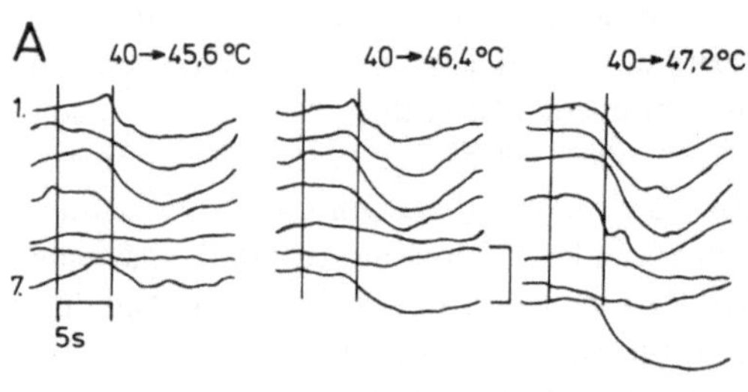

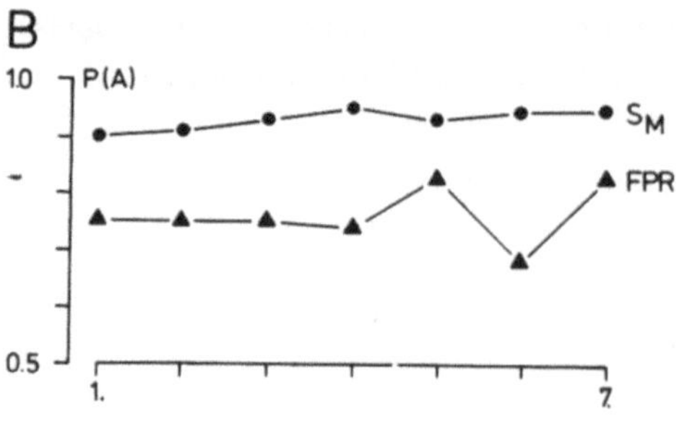

Abb. 5. Registrierung photoplethysmographisch gemessener Fingerpulsamplituden in einer Serie von Experimenten, in denen auch die subjektive Empfindungsstärke durch „cross modality matching" mit einem Lichtbalken registriert wurde. Applikation von drei verschieden starken Hitzereizen auf den linken Thenar mittels Peltierthermode in randomisierter Reihenfolge. Das Experiment wurde an sieben verschiedenen Tagen wiederholt. **A** Aus jeweils 16 Einzelreizen gemittelter Verlauf der Fingerpulsamplituden. Oberste Reihe: Erster, unterste: siebter Versuchstag. Senkrechte Linien: Beginn und Ende des Reizes. **B** Diskrimination zwischen stärkstem und schwächstem Reiz mittels subjektiver Empfindungsschätzung (SM) und anhand der Amplitudenreduktion des Fingerpulses (FPR) an den einzelnen Versuchstagen. Ordinate: Diskrimination als P (A) wobei 0.5 keine, 1.0 vollständige Diskrimination zwischen beiden Verteilungen bedeutet. Es wurde jeweils die Diskrimination zwischen starkem (40–47,2°C) und schwachem (40–45,6°C) Reiz bestimmt. (Nach Handwerker 1979, unveröffentlicht)

man sie an Reflexamplituden abliest, als wenn man sie aus den Angaben des Probanden über die Stärke seiner Empfindungen bestimmt. Dieser Sachverhalt ist in Abb. 5 am Beispiel eines vegetativen Reflexes demonstriert, der bei einer geübten Versuchsperson an verschiedenen aufeinanderfolgenden Tagen registriert wurde. Es handelt sich dabei um die photo-plethysmographisch registrierte Fingerpulsamplitude, einen Index der Änderung der Hautdurchblutung.

Abb. 5A zeigt, daß dieser Reflex über die ganze Versuchsserie, die sich über 2 Wochen erstreckte, einigermaßen konstant nachzuweisen ist. Die Reflexamplitude ist aber ein konstant schlechteres Maß zur Diskrimination zwischen einem starken und einem schwachen Hitzereiz, als die gleichzeitig gewonnenen Angaben des Probanden über die Empfindungsstärke.

Zukünftige Aufgaben der Forschung liegen vor allem in Untersuchungen der Releabilität verschiedener dolorimetrischer Messungen bei Patientengruppen. Sie liegen ferner in Untersuchungen der Validität solcher Messungen für Studien der Wirksamkeit von therapeutischen Maßnahmen und für Studien an neurologischen Krankheitsbildern, welche das nozizeptive System erfassen [6].

Literatur

1. Beecher HK (1957) The measurement of pain. Pharmacol Rev 9:59
2. Chapman CR (1977) Sensory decision theory methods in pain research. A reply to Rollman. Pain 3:295
3. Fruhstorfer H, Lindblom U, Schmidt WG (1976) Method for quantitative estimation of thermal threshold in patients. J Neurol Neurosurg Psychiat 39:1071
4. Green DM, Swets JA (1966) Signal detection theory and psychophysics. Wiley, New York
5. Gybels J, Handwerker HO, Van Hees J (1979) A comparison between the discharges of human nociceptive nerve fibres and the subject's ratings of his sensations. J Physiol 292:193
6. Hamann HD, Handwerker HO, Assmus H (1978) Quantitative assessment of altered thermal sensation in patients suffering from cutaneous nerve disorders. Neuroscience Letters 9:273
7. Hodos W (1970) Non-parametric index of response bias for use in detection and recognition experiments. Psychol Bull 74:351
8. Martin RW, Chapman CR (1979) Dental dolorimetry for human pain research: methods and apparatus. Pain 6:349
9. Moore PA, Duncan GH, Scott DS, Gregg JM, Ghia JN (1979) The submaximal effort tourniquet test: its use in evaluating experimental and chronic pain. Pain 6:375
10. Rollman GB (1977) Signal detection theory measurement of pain: A review and critique. Pain 3:187
11. Van Hees J (1979) De C-nociceptor bij de mens en zijn rol in pijnsensatie. Thesis, University of Leuven, Leuven/Belgium

Sensibility measurements in neurological pain patients

U. Lindblom

Neurological pain syndromes, i.e. various neuralgias, painful neuropathies, "thalamic pain" etc, differ from other organic pain states in that the nervous system itself is afflicted with injury or disease. Both pathologic and physiologic pain mechanisms may be involved. Spontaneous pain may be due to ongoing ectopic impulse formation in pain fibres at the lesion. In peripheral nerves, this mechanism can be studied experimentally by recording from neuromas in animals [11], or directly in patients by microneurography of the diseased nerves (see Hallin, this meeting). Pain may also be caused by central mechanisms or by a combination of peripheral and central mechanisms. The latter can only be studied indirectly in patients, but experiments in animals with nerve lesions may offer a more direct approach. Denervation hyperexcitability in nociceptive interneurons after deafferentation is an example of a central mechanism which is assumed to be the basis of anaesthesia dolorosa and the behavioral changes in some animal models of chronic pain [12].

Hyperalgesia, and other sensory disturbances which often accompany neurological types of pain (hyperpathia, see [8]), may likewise be explained by peripheral or central mechanisms. Painful touch, for instance, may be due to ephapses between touch and pain fibres at the lesion, or to regenerated hypersensitive nociceptors in the skin. After-sensation, which is a common finding, may have either a peripheral or a central basis and be caused by after-discharge in injured C-fibres or interneurons, respectively. The typical radiation of sensation, sometimes outside the territory of the injured nerve, is most likely dependent on central mechanisms such as disinhibition of the subliminal fringe.

In handling the patients it is important to evaluate as far as possible the relative contribution of peripheral and central mechanisms. If the latter dominate, measures like neurotomy may worsen the condition, as many colleagues have experienced. Temporary, so called diagnostic, nerve blocks have not the predictive value for peripheral surgery that one wants [10]. In many cases of neuralgia, conventional neurological examination gives enough basis for a proper judgement, but sometimes you are left in a dilemma about the treatment. In this situation sensibility measurements may be helpful. Besides enabling a more precise diagnosis and follow up of the associated nerve lesion, or dysfunction, such measurements may give valuable indications of the patient's pain sensitivity. Furthermore, quantitative sensory tests sometimes make it easier to understand the case history, especially the symptoms of hyperalgesia. This paper will describe the methodology for testing three types of sensation, namely touch, temperature and thermal pain. Some examples will be given of how sensibility measurements can be used in research about mechanisms of clinical pain.

The stimulator used for tactile testing produces mechanical pulses of variable shape, amplitude and repetition frequency [7]. The pulses are applied to the skin via a small blunt probe and are normally never painful. We have examined a group of patients with neuralgia with stimulation in the painful area and in contralateral normal skin as a control [9]. The threshold is often raised which gives a measure of the dysfunction of the large diameter myelinated afferents. Of greater interest in the present context is, however, the suprathreshold functions which have been studied by means of magnitude estimation. Tactile pulses of different, logarithmically spaced, amplitudes were applied in random order, and the patient was asked to estimate the perceived subjective intensity of the various stimulus strengths by assigning numbers. It turned out that the stimulus-response plots often fitted power functions, both in the pain area and in contralateral normal skin. The exponents were, however, higher in the pain area. When the threshold was increased, the sensation on suprathreshold stimulation was weaker than on the normal side but reached the same intensity at high stimulus strengths. When the threshold was retained, the sensation was stronger throughout the stimulus range. It appears as if the tactile message were transmitted at a higher "gain" in the pain area. It seems less likely that this suprathreshold hyperesthesia would be due to peripheral mechanisms than to a central dysfunction, which might be lack of descending inhibition. It has been shown that inhibition may reduce the "gain" of secondary neurons without change in the discharge threshold [1, 2]. The secondary hyperalgesia of Hardy, Wolff and Goodell [6] is another example of suprathreshold exaggeration of sensation.

In half of the patients, a second threshold was reached in the pain area, with the mechanical stimulator, where the pulses produced pure pain instead of a tactile sensation. In these patients, reaction time measurements were added to study the mechanism of the painful touch. If it were due to hypersensitive nociceptors, the reaction time would be longer than that of the tactile response since nociceptive afferents, especially the C-fibres, conduct slower than the tactile ones. However, the reaction times of the painful touch was of the same order as for the tactile responses below the pain threshold. This finding indicates that the tactile fibres are the afferent pathway for the painful touch and that the conversion of the tactile input to pain occurs centrally. It may tentatively be suggested that pathological excitation or disinhibition at a spinal segmental level of the bimodal dorsal horn neurons is responsible. If these neurons can mediate pain, a hyperactive response to low intensity mechanical stimulation might produce a painful sensation.

Specific thermal testing, without concomitant mechanical stimulation, was performed with a Peltier device which warms or cools the skin depending upon the direction of the applied current, which can be switched by the patient or the examiner [5]. The patient is instructed to switch at the threshold sensation of warm, cold, heat pain or cold pain, while the temperature under the stimulator is recorded. The records show threshold estimates of these four sensations. Increased thresholds for warm and cold were found in the pain areas of most patients indicating a dysfunction of unmyelinated and thin myelinated fibres, respectively. Half of the patients were also hyposensitive to thermal pain, while the other half had *decreased* heat and cold pain thresholds (Fig. 1). The question arose whether this threshold change was caused by hypersensitivity of the thermal nociceptors [3] or of some other mechanism. Using thermal pulse stimulation according to Fruhstorfer [4], and reaction time measurements, we found that the abnormal heat

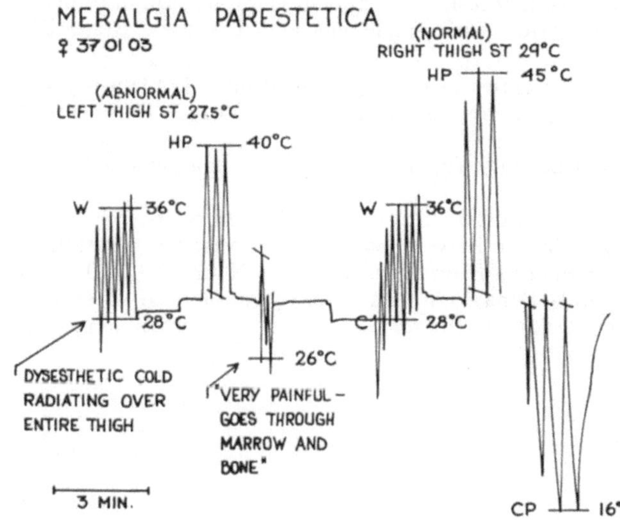

Fig. 1. Record of thresholds for warmth (W), cold (C), heat pain (HP) and cold pain (CP) in the pain area and in contralateral normal skin of patient with neuralgia. Note decreased heat and cold pain thresholds (hyperalgesia) together with retained thresholds for warmth and cold. ST, skin temperature

pain appeared at the same latency as the normal warm sensation, and the abnormal cold pain at the same latency as the normal cold sensation (unpublished observations). These findings suggest that the regular warm and cold fibres are the afferent pathway for the thermal hyperalgesia and that the latter, in analogy with the painful touch, was caused by a central conversion of a non-noxious input to pain.

Pulse stimulation, mechanical or thermal, may also be used to analyse changes in temporal summation, adaptation and transitory threshold changes which may be caused by, or accompany, neuralgic pain. Pharmacological tests may also be valuable.

It may be concluded that sensibility measurements may be a valuable complement to conventional clinical means in the treatment of pain patients, and to some extent useful in the analysis of pain mechanisms. Central mechanisms may be of greater importance than expected even when the lesion primarily is peripheral.

References

1. Brown AG (1971) Effects of descending impulses on transmission through the spinocervical tract. J Physiol (Lond) 219:103
2. Carstens E, Yokota T, Zimmermann M (1979) Inhibition of spinal neuronal responses to noxious skin heating by stimulation of mesencephalic periaqueductal gray in the cat. J Neurophysiol 42:558
3. Dickhaus H, Zimmermann M, Zotterman Y (1976) The development in regenerating cutaneous nerves of C-fibre receptors responding to noxious heating of the skin. In: Zotterman Y (ed) Sensory functions of the skin in primates. Pergamon Press, Oxford, p 415
4. Fruhstorfer H, Detering I (1974) A simple thermode for rapid temperature changes. Pflügers Arch 349:83
5. Fruhstorfer H, Lindblom U, Schmidt WG (1976) Method for quantitative estimation of thermal thresholds in patients. J Neurol Neurosurg Psych 39:1071
6. Hardy JD, Wolff HG, Goodell H (1952) Pain sensations and reactions. Williams & Wilkins, Baltimore, p 173

7. Lindblom U (1974) Touch perception threshold in human glabrous skin in terms of displacement amplitude on stimulation with single mechanical pulses. Brain Res 82:205
8. Lindblom U (1978) Sensory abnormalities in neuralgia. In: Bonica J, Liebeskind J, Albe-Fessard D (eds) Advances in pain research and therapy, Vol. 3. Raven Press, New York
9. Lindblom U, Verrillo RT (1979) Sensory functions in chronic neuralgia. J Neurol Neurosurg Psychiat 42:422
10. Onofrio BM, Campa HK (1972) Evaluation of rhizotomy. J Neurosurg 36:751
11. Wall PD, Gutnick M (1974) Ongoing activity in peripheral nerves: the physiology and pharmacology of impulses originating from a neuroma. Exp Neurol 43:580
12. Wiesenfeld Z, Lindblom U (1980) Behavioral and electrophysiological effects of various types of peripheral nerve lesions in the rat: A comparison of possible models for chronic pain. Pain 8:285

Empfindungsschwellen kutaner Testreize unter transkutaner Nervenstimulation (TNS)

M. Doerr, U. Thoden und W. Neugebauer

Seit Formulierung der „gate-control-Theorie“ des Schmerzes [7] wird die Existenz schmerzmodulierender neuronaler und neurochemischer Systeme kaum angezweifelt. Eine solche Modulation von afferenten Schmerzsignalen auf spinaler Ebene sollte nach tierexperimentellen Befunden durch die Aktivierung schnelleitender Nervenfasern im peripheren Nerven des gleichen Segmentes, bei Reizung der Hinterstränge und tiefer Hirnstrukturen ausgelöst werden [14]. Neuere neurochemische Untersuchungen zeigen die Teilnahme von Endorphinen an der Schmerzmodulation [6].

Die Hypothese einer Schmerzmodulation durch nicht-schmerzhafte Reizung schnellleitender Fasern im peripheren Nerven führte zu einer Reihe von bis heute widersprüchlichen Untersuchungen über Schmerzbeeinflussung unter transkutaner Nervenstimulation (TNS).

Bei normalen Versuchspersonen ändern sich für mechanische und thermische Reize weder Schmerzwelle noch Toleranz unter TNS [8, 13]. Allerdings sollen Einschätzungen der Schmerzhaftigkeit unter der gleichen Versuchsbedingung deutliche Änderungen zeigen [5].

Für elektrisch ausgelöste Schmerzreize sind unter TNS sowohl Schwellenänderungen [9] wie auch fehlende Effekte [10] beschrieben.

Vor dem Hintergrund dieser Ergebnisse, die überwiegend keine Wirkung der transkutanen Nervenstimulation auf die untersuchten Schwellen zeigen, ist der Befund von Woolf [13] erstaunlich, der demonstrieren konnte, daß ein Tourniquet-Ischämieschmerz in Toleranzzeit und in der Schmerzintensitätseinschätzung mit der Analog-Skala durch transkutane Nervenstimulation deutlich zu verändern ist.

In der folgenden Arbeit wurden Empfindung und Schmerzschwellen elektrischer, mechanischer und thermischer Testreize an gesunden Versuchspersonen erneut auf eine Modulierbarkeit durch transkutane Überdeckungsreize unterschiedlicher Stärke im gleichen Areal untersucht.

Methoden

An 10 gesunden Versuchspersonen wurden an 2 nicht aufeinanderfolgenden Tagen geprüft, ob in der Schwelle der Empfindung gerade wahrnehmbarer und sicher schmerzhafter elektrischer, mechanischer und thermischer Schmerzreize unter transkutaner Nervenstimulation (TNS) in zwei Stärken eine Änderung auftritt. Gereizt wurde mit einem handelsüblichen transkutanen Nervenstimulator (Neuromod der Firma Medtronic). Die TNS-Elektroden (5 x 3,5 cm) wurden über dem rechten Ramus superficialis N. radialis am Unterarm so fixiert, daß die durch TNS hervorgerufenen Parästhesien sicher das Testareal zwischen Metacarpale I und II überdeckten. Ein leichter TNS-Reiz führte gerade zu einer subjektiv empfundenen Parästhesie im Testareal (TNS_1). Als stark galt ein TNS-Reiz gerade unter der motorischen Schwelle (TNS_2). Die Reizfrequenz lag bei 80 Hz, also in dem Bereich, in dem bei Patienten am ehesten eine Schmerzminderung zu erwarten ist [12].

Alle Testreize außer den thermischen wurden 5mal ohne, 5mal mit leichter (TNS_1) und 5mal mit starker TNS (TNS_2) in randomisierter Reihenfolge verabreicht. Elektrische und thermische Testreize wurden 30 Sekunden nach einer 10 Sekunden anhaltenden TNS wieder in der Kontrollstärke empfunden. Dieses Intervall zwischen zwei Reizen wurde immer eingehalten.

Elektrisch wurde die Haut mit Rechteckimpulsen von 3 ms Breite zwischen Metacarpale I und II unipolar mittels einer Silberelektrode von 7 mm Durchmesser mit drei Intensitäten gereizt: von der Versuchsperson gerade verspürt im folgenden als leicht bezeichnet, mit einem als Nadelstich verspürten und einem eindeutig schmerzhaften Reiz.

Mit einem Mechanostimulator (Fa. Burchard, Ebringen) wurden wegkontrollierte Reize unterschiedlicher Qualität angeboten: Berührungsreize (mit einem Stößel von 1 mm Durchmesser), Vibrationsreize (mit 5 mm Durchmesser) und Schmerzreize (mit 0,1 mm Durchmesser), wobei der Auflagedruck in Nullposition bei etwa 5 mN lag. Der Berührungsreiz von 100 ms Dauer und der Vibrationsreiz mit einer Frequenz von 50 Hz und 10 ms Einzelimpulsbreite wurden alle 2 Sekunden um etwa 10 mN verstärkt. Der Schmerzreiz von gleicher Dauer wurde wegen der unten beschriebenen raschen Adaptation in Schritten von etwa 120 mN verstärkt, bis die Schwelle erreicht war.

Die thermische Reizung mit 5 Testen ohne und 5 mit starker TNS in randomisierter Reihenfolge wurde mit einer 100 W Halogen-Lampe durchgeführt (f = 125 mm), wobei der Fokus auf der Haut zwischen Metacarpale I und II ca. 7 mm Durchmesser hatte. Das Hautareal wurde mit Tinte geschwärzt, um ein schnelleres Ansteigen der Hauttemperatur zu erreichen und damit das Risiko einer Verbrennung zu vermindern. Über einen Rückkoppelungskreis wurde mit einer Thermosonde im Zentrum des Fokus auf der Hautoberfläche die Wärmeleistung der Lampe kontrolliert und damit die Temperatur konstant gehalten, bei der in vorhergegangenen Messungen nach einigen Sekunden eine Schmerzempfindung aufgetreten war. Bei Erreichen dieser Temperatur wurde eine Digitaluhr elektronisch gestartet, die zusammen mit der Wärmelampe bei Schmerzempfindung von der Versuchsperson durch Handschalter gestoppt wurde. Die Toleranzzeit wurde auf Zehntelsekunden genau gemessen.

Ein neuer Test wurde erst nach Rückkehr der Hauttemperatur in den Bereich zwischen 28–32°C begonnen, wobei diese Ausgangstemperatur im Verlaufe des Versuches um ca. 2–3° anstieg.

Resultate

1. Ansteigen der mechanischen Schmerzschwelle bei wiederholter Reizung:

Bei 5 Versuchspersonen wurde die Änderung der mechanischen Schmerzschwelle in Abständen von 30 Sekunden über insgesamt 7,5 Minuten untersucht. In dieser Zeit stiegen die Schwellen im Mittel um ca. 53 %. Das Anstiegsverhalten war interindividuell nicht signifikant verschieden (Abb. 1).

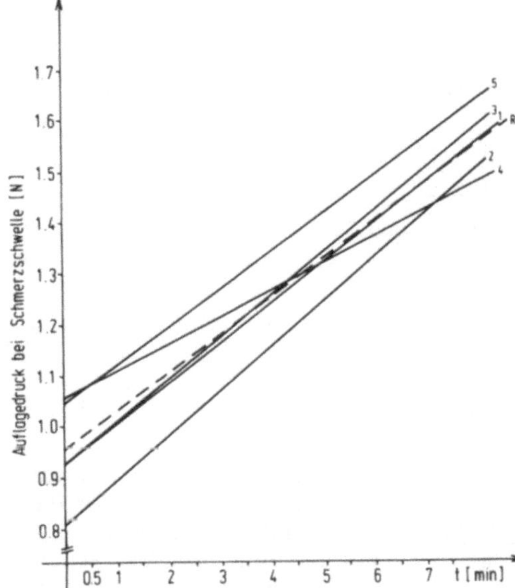

Abb. 1. Anstieg der mechanischen Schmerzschwelle mit der Zeit bei Überprüfung in Abständen von 30 Sekunden an 5 Versuchspersonen. R = Mittelwert

2. Schwellenänderung für mechanische Testreize unter TNS:

Nur unter starker TNS (TNS_2) fand sich eine hochsignifikante Schwellenerhöhung für Berührungsreize ($p < 0{,}005$), wobei allerdings die TNS-Wirkung interindividuell und intraindividuell von Tag zu Tag hochsignifikant unterschiedlich war.

Die gleichen Befunde waren für Vibration zu erheben. Bei der Varianzanalyse der mechanischen Schmerzschwellen ergab sich bei hochsignifikant von Tag zu Tag interindividuell unterschiedlichen Schwellen keine signifikante TNS-Wirkung. Außerdem zeigte sich kein signifikant unterschiedliches Anstiegsverhalten der Schwellen ohne oder mit leichter oder starker TNS, wobei die interindividuelle und intraindividuelle Streuung von Tag zu Tag wieder hochsignifikant war.

3. Änderung der Toleranzdauer thermischer Schmerzreize unter TNS:

Untersucht wurde, ob ein thermischer Reiz an der individuellen Schmerzschwelle [4] unter starker TNS länger ertragen wird als ohne. Dabei lag die persönliche Schmerzschwelle zwischen 45 und 46°C. Es ergab sich keine signifikante Änderung der Toleranzzeit. Allerdings war die TNS-Wirkung interindividuell hochsignifikant unterschiedlich ($p < 0{,}001$). Außerdem war die intraindividuelle Toleranzdauer zwischen erstem und zweitem Versuchstag hochsiginifikant verschieden ($p < 0{,}001$).

4. Vergleichende Intensitätsschätzung elektrischer Testreize ohne und mit TNS:

Die Versuchspersonen sollten die Intensität zweier gleichstarker elektrischer Testreize vergleichen, wobei während des zweiten Stimulus transkutan mit TNS_1 oder TNS_2 gereizt wurde. Als Bewertungskategorien galten: die Empfindung (x_2), hervorgerufen durch den zweiten Stimulus, ist kleiner ($x_2 < x_1$), gleich ($x_2 = x_1$) oder größer ($x_2 > x_1$) als die Empfindung des ersten Stimulus [3]. Dabei ergab sich bei je 150 Vergleichen, daß schwache TNS_1 eine geringere Empfindung nur von leichten und nadelstichartigen Testreizen bewirkte, nicht aber von schmerzhaften. Bei starkem TNS_2 war diese Tendenz noch deutlicher (Abb. 2). Beide Ergebnisse sind nach dem chi-Quadrat-Test hochsignifikant.

a) $TNS_0 : TNS_1$

Reizstärke	Empfindung	$TNS_0 > TNS_1$	$TNS_0 = TNS_1$	$TNS_0 < TNS_1$
	leicht	24	26	0
	Nadel	22	28	0
	Schmerz	0	39	11
	Summe	46	93	11

b) $TNS_0 : TNS_2$

Reizstärke	Empfindung	$TNS_0 > TNS_2$	$TNS_0 = TNS_2$	$TNS_0 < TNS_2$
	leicht	50	0	0
	Nadel	48	2	0
	Schmerz	5	38	7
	Summe	103	40	7

c) Kontrolle $TNS_0 : TNS_0$

Reizstärke	Empfindung	$TNS_0 > TNS_0$	$TNS_0 = TNS_0$	$TNS_0 < TNS_0$
	leicht	1	49	0
	Nadel	1	45	4
	Schmerz	0	48	2
	Summe	2	142	6

Abb. 2. Vergleichende Intensitätsschätzung elektrischer Testreize unterschiedlicher Stärke mit und ohne TNS. Verdeckungsreize leichter (TNS_1) und starker (TNS_2) Intensität. TNS_0 = keine TNS-Reizung

Diskussion

Die hier mitgeteilten Ergebnisse stützen im wesentlichen frühere Befunde, wonach zwar nichtschmerzhafte kutane Testreize in ihrer Empfindung durch transkutane Irritationsreize gemindert werden, nicht jedoch schmerzhafte elektrische (Straßburg [10] et al. 1977), thermische und mechanische Reize [1, 8]. Nach Nathan und Rudge kann allerdings TNS in so hoher Reizstärke, daß die Stimulation selbst als schmerzhaft empfunden wird, eine Reduktion der Schmerzempfindung bei kutanen mechanischen und thermischen Schmerzreizen bewirken.

Im Gegensatz zu diesen Befunden stehen jedoch die Ergebnisse subjektiver Einschätzungen von überschwelligen thermischen Schmerzreizen, die unter nichtschmerzhafter TNS deutlich geringer eingeschätzt wurden [5]. Dabei muß berücksichtigt werden, daß Hiedl et al. ihre Ergebnisse unter Laborbedingungen (schallarm, klimatisiert, gleiche Tageszeit etc.) erzielten, während unsere Versuche nicht unter derart standardisierten Bedingungen durchgeführt wurden. Eine weitere Erklärung hierfür könnte auch ein andersartiger Verlauf der Reiz-Empfindungsstärken-Relation im überschwelligen Bereich sein, der mit den hier angewandten Methoden nicht untersucht wurde. Zumindest elektrische überschwellige Testreize werden in der Intensität mit und ohne TNS aber gleich eingeschätzt [10].

Das Ergebnis einer fehlenden Schwellenänderung für mechanische, thermische und elektrische kutane Testreize unter nicht schmerzhafter TNS wird gestützt durch eigene Beobachtungen an Patienten mit Hinterstrangreizelektroden [2] und tiefen Hirnstimulationselektroden im mediobasalen Thalamus [11]. Bei elektrischer Reizung dieser Strukturen mittels implantierter Verweilelektroden, wie sie bei bestimmten chronischen Schmerzbildern aus Ultima ratio gilt, treten zwar den Schmerzort überdeckende Paraesthesien auf, kutane elektrische Test-Schmerzreize werden jedoch in diesem Gebiet nicht verändert empfunden.

Nach unseren Ergebnissen wird zumindest im Zeitraum bis zu 30 Sekunden nach TNS-Ende eine hemmende Interaktion zwischen TNS und Schmerzreiz dem Probanden nicht bewußt. Aber auch bei einer Verlängerung der TNS bis zu 30 Minuten [13] ist keine Modulation kutaner Schmerzreize zu erreichen, so daß auch langsam arbeitende supraspinale Mechanismen kaum in Betracht kommen.

Die beobachteten kurzfristigen (unter 30 Sekunden) Schwellenerhöhungen für nichtschmerzhafte kutane Reize unter TNS (10 Sekunden Dauer) lassen sich vermutlich durch eine Überlastung der Leitungssysteme erklären. Dieses Phaenomen kann aber kaum die therapeutische Wirkung der TNS bei chronischen Schmerzsyndromen erklären [12]. Hierbei muß man wohl die läsionsbedingten Veränderungen des gesamten afferenten Impulszustromes in Rechnung stellen, was die Vergleichbarkeit mit der Testsituation am Gesunden sehr einschränkt. Es wäre allerdings denkbar, daß hierbei durch die wesentlich längeren TNS-Reizzeiten auch humorale Mechanismen zur Wirkung kommen.

Die Diskrepanz zwischen den bisherigen psychophysischen Befunden am Menschen und Einzelzellbefunden an verschiedenen Tiergattungen im akuten Versuch [14] läßt sich derzeit nicht klären.

Literatur

1. Campbell J, Taub A Local Anaesthesia From Percutaneous Electrical Stimulation. Arch Neurology: 28, 347-350, 1973
2. Doerr M, Krainick JU, Thoden U Pain Perception in Man after Long Term Spinal Cord Stimulation. J Neurol 217, 261-270, 1978
3. Gybels J, van Hess H, Peluso F (1976) Modulation of experimentally produced pain in man by electrical stimulation of some cortical, thalamic, and basal ganglia structures. In: Bonica JJ, Albe-Fessard D (eds) Advances in pain research and therapy, vol. I. Raven-Press, New York, p 475
4. Hardy JD (1953) Thresholds of pain and reflex contraction as related to noxious stimulation. J Appl Physiol 5:725
5. Hiedl P, Struppler A, Gessler M (1979) Local analgesia by percutaneous electrical stimulation of sensory nerves. Pain 7:129
6. Kromer W (1978) Endorphine – körpereigene Peptide mit Morphin-ähnlicher Wirkung. Teil 1: Nachweismethoden, strukturelle Merkmale, Vorkommen, Wirkungen. Fortschr Med 28:1415
7. Melzack R, Wall PD (1965) Pain mechanisms: A new theory. Science 150:971
8. Nathan PW, Rudge P (1974) Testing the gate-control theory of pain in man. J Neurol Neurosurg Psychiat 37:1366
9. Satran R, Goldstein MN (1973) Pain perception: Modification of threshold of intolerance and cortical potentials by cutaneous stimulation. Science 180:1201
10. Straßburg HM, Krainick JU, Thoden U (1977) Influence of transcutaneous nerve stimulation (TNS) in acute pain. J Neurol 217:1
11. Thoden U, Doerr M, Dieckmann G, Krainick J-U (1979) Medial Thalamic Permanent Electrodes for Pain Control in Man: An Electrophysiological and Clinical Study. Electroenceph clin Neurophysiol 47:582
12. Thoden U, Gruber RP, Krainick JU, Huber-Mück L (1979) Langzeitergebnisse transkutaner Nervenstimulation bei chronisch neurogenen Schmerzzuständen. Nervenarzt 50:179
13. Woolf CJ (1979) Transcutaneous electrical nerve stimulation and the reaction to experimental pain in human subjects. Pain 7:115
14. Zimmermann M (1976) Neurophysiology of nociception. Int Rev Physiol Neurophysiol 2:10

Beeinflussung der Schmerzschwelle beim Menschen durch Pharmaka und transkutane Nervenstimulation

M. Geßler und P. Hiedl

Um die Effektivität analgetischer Verfahren zu kontrollieren, haben wir eine Methode entwickelt, die es uns ermöglicht, einen genau definierten und reproduzierbaren C-Faser-Schmerz zu erzeugen [5]; unser Hauptaugenmerk richtete sich dabei auf die Schmerzschwelle, von der wir hofften, daß sie sich je nach Ausmaß und Art der Analgesie ändern würde.

Obwohl noch ungeklärt ist, inwieweit der experimentell erzeugte Schmerz dem Schmerz bei pathologischen Prozessen gleicht, führten wir diese Untersuchungen am Menschen durch, da:

1. Nur der Mensch über Schmerzreize und die dadurch hervorgerufenen Sensationen genaue Angaben machen kann [7],
2. die verbale Übermittlung von Empfindungen Informationen über Kooperation und Zuverlässigkeit des Probanden liefert, die weit über das Tierexperiment hinausgehen,
3. es zudem bei den funktionellen Spektren der nozizeptiven Fasern Unterschiede zwischen Mensch und Tier gibt [2, 10].

Methodik

Hitzestimulation zur Erzeugung eines experimentellen Schmerzes

Daß man durch Hitzereizung der Haut Thermonozizeptoren erregen und einen nahezu selektiven C-Faser-Schmerz erzeugen kann, ist bekannt [1, 4, 8, 10, 11].

Wir haben mit dieser bereits früher beschriebenen Methode an 30 gesunden Probanden versucht, die Schmerzschwelle zu standardisieren [5, 6]. Abb. 1 zeigt die Versuchsanordnung zur Schmerzerzeugung durch Strahlungshitze im Autonomgebiet des N. suralis. Diese Hitzestrahlung wird von einer goldbedampften Halogen-Reflektorlampe erzeugt und durch eine Linse auf die Haut fokussiert. Im Zentraum der bestrahlten Hautoberfläche mißt ein Thermoelement, das über eine Rückkoppelungs-Kontrolleinheit den Heizstrom der Lampe reguliert, die erreichte Temperatur.

Bestimmung der Schmerzschwelle

Während dieser Hitzebestrahlung wird von allen Versuchspersonen übereinstimmend eine bestimmte Reihenfolge von Empfindungen angegeben, die von Wärme über Hitze zu Stechen bis hin zu einem brennenden Schmerz führt (Abb. 2).

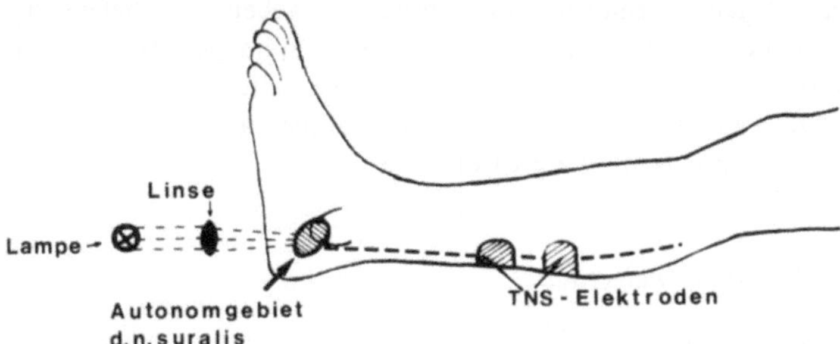

Abb. 1. Schmerzerzeugung durch Strahlungshitze im Autonomgebiet des N. suralis und Anordnung der Elektroden über dem Nerven zur transkutanen Nervenstimulation

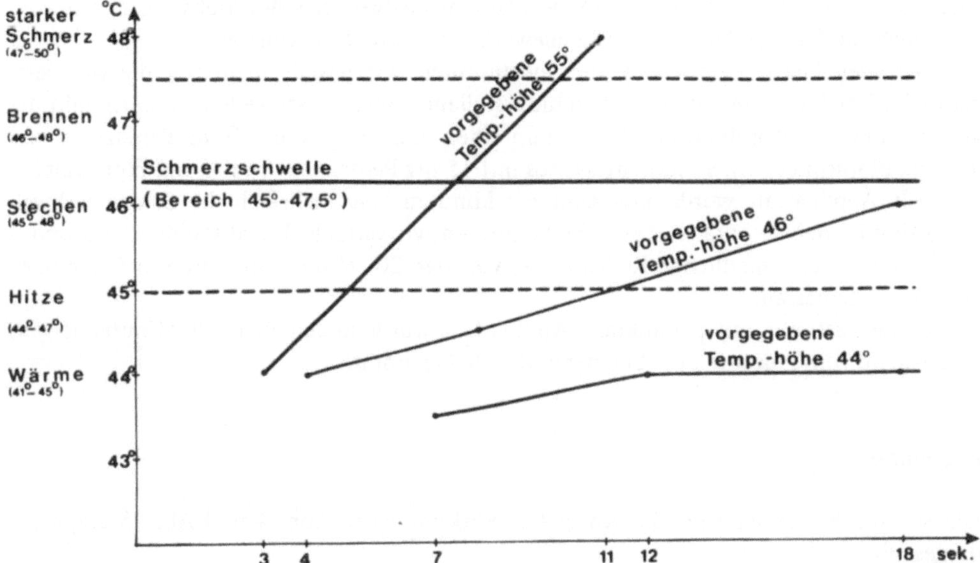

Abb. 2. Links: Subjektive Angaben, die in Abhängigkeit von der Bestrahlungsintensität regelmäßig gemacht wurden; die Temperaturhöhe war dabei vorgegeben und auf die angegebene Endtemperatur fixiert. Unterschiedliche Anstiegsgeschwindigkeit der Temperatur

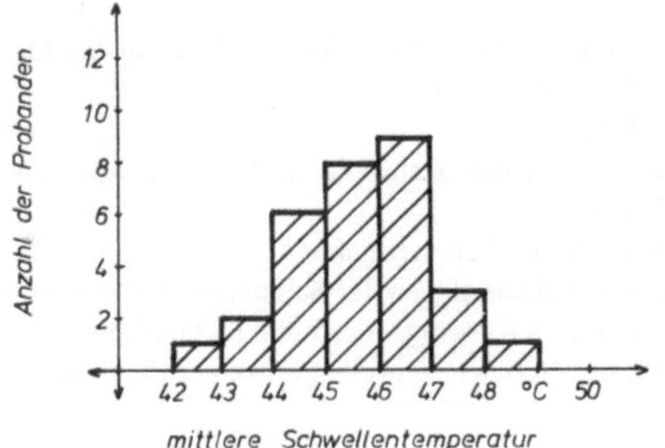

Abb. 3. Verteilung der durchschnittlichen individuellen Schmerzschwellen (n = 32)

Die Temperatur, bei der erstmals die Empfindung Schmerz angegeben wird, haben wir als Schmerzschwelle definiert; sie lag bei unseren jetzigen Versuchen im Durchschnitt bei den männlichen Probanden bei 45,9°C, bei den weiblichen bei 45,1° C (Abb. 3).

Die individuelle Schmerzschwelle war dabei jeweils genau definierbar und konnte bei den einzelnen Versuchspersonen exakt reproduziert werden.

Änderung der Schmerzschwelle durch Analgetika

Bei jeweils 6 gesunden und freiwilligen Probanden untersuchten wir nun im Doppelblindversuch den Effekt von drei verschiedenen Pharmaka auf die Schmerzschwelle bei p.o.- und i.v.-Applikation [3].

Die verwendeten Pharmaka waren Pentazocin, Flupirtine (Homburg D 9998) und Placebo. – Flupirtine (Homburg D 9998) ist eine analgetische Monosubstanz und derzeit noch nicht im Handel. Hersteller: Chemiewerk Homburg, Frankfurt/Main.

Vor jeder Pharmakon-Applikation bestimmten wir jeweils mehrfach die Schmerzschwelle. Der Mittelwert diente als zu unterstellende Schmerzschwelle zum Zeitpunkt der Applikation. Die Applikation erfolgte zum einen oral mit jeweils 50 mg Pentazocin und 100 mg Flupirtine, zum andern intravenös mit 15 mg Pentazocin und 40 mg Flupirtine.

Nach Applikation wurde insgesamt 60 Minuten lang mehrfach die Schmerzschwelle bestimmt. Bei der oralen Testreihe benutzten wir variable Testabstände von 3 und 4 Minuten in unterschiedlicher Reihenfolge; von der 20. Minute ab wurde in 5minütigen Abständen gemessen.

Für die Testreihe mit parenteraler Applikation wurde in den ersten 20 Minuten jeweils im Abstand von 2 Minuten die Schmerzschwelle bestimmt.

Ergebnisse

Die statistische Auswertung der Analgetika-Wirkung ist in Abb. 4 und Abb. 5 graphisch dargestellt.

Dabei zeigt sich, daß sowohl unter oraler als auch intravenöser Applikation die Schmerzschwelle sowohl unter Pentazocin als auch unter Flupirtine kontinuierlich ansteigt.

Unter Placebo blieb die Schmerzschwelle in beiden Versuchsreihen bei allen Probanden mit Streuungen relativ konstant.

Der durchschnittliche Anstieg der Schmerzschwelle unter oraler Applikation lag für Pentazocin bei +0,81°C, für Flupirtine bei +1,27°C (Abb. 4).

Unter Placebo fiel die Kurve ab auf –0,64°C.

Während intravenöser Applikation stieg die Schmerzschwelle nach Pentazocin um +1,01°C, unter Flupirtine um + 2,04°C (Abb. 5).

Unter Placebo war ein geringer Anstieg von +0,16°C zu verzeichnen.

Verwertet wurden dabei lediglich die relativen Änderungen der Schmerzschwelle in bezug zu einem jeweils vor Versuchsbeginn bestimmten Ausgangswert, nicht jedoch die an verschiedenen Tagen geringgradig unterschiedlichen Schmerzschwellen einzelner Probanden.

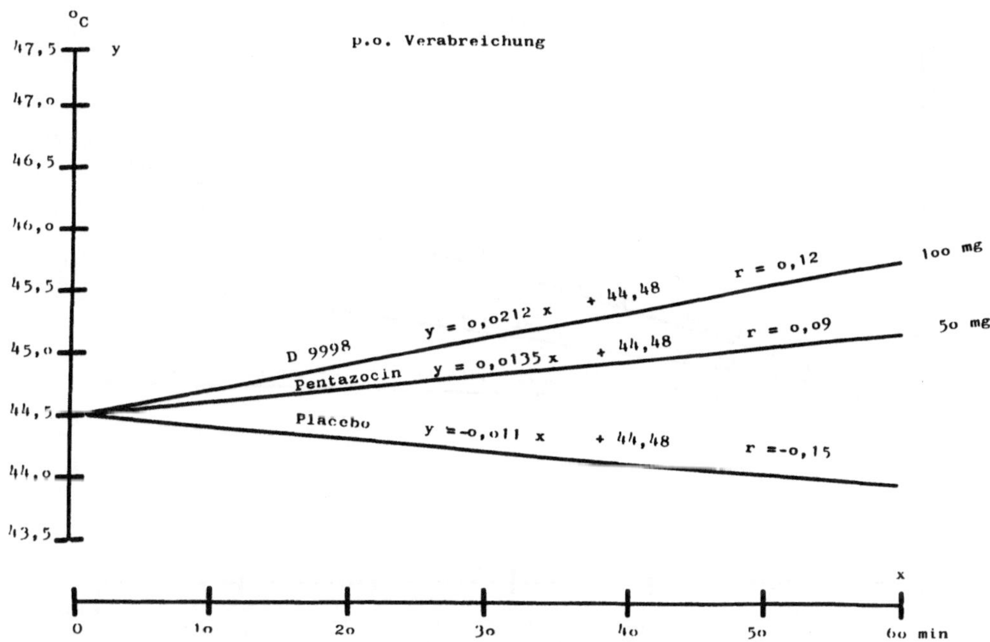

Abb. 4. Verlauf der Schmerzschwelle unter oraler Applikation von 100 mg Flupirtine (Homburg D 9998), 50 mg Pentazocin und Placebo. Regressionsdarstellung mit Kurvenparametern aus je 100 Einzelwerten je Applikationsart. Aus Anschaulichkeitsgründen vereinheitlichter o-Punkt. Flupirtine und Pentazocin unterscheiden sich vom Placebo mit $p < 0{,}001$

Änderung der Schmerzschwelle durch TNS

Die transkutane Nervenstimulation führten wir an 60 Versuchspersonen mit einem Toennies-Gleichspannungs-Reizgerät durch, und zwar die eine Hälfte unter Blindstudientestbedingungen, die andere Hälfte als Doppelblindversuche. Dabei wurde zusätzlich mit verschiedenen Reizformen und an verschiedenen Reizorten stimuliert [5].

Wir benutzten dazu die kleinflächigen handelsüblichen TNS-Elektroden von Medtronic, die so plaziert wurden, daß im zugehörigen Hautareal, dem Versorgungsgebiet des N. suralis, Paraesthesien erzeugt und angegeben wurde (Abb. 1).

Die Bestimmungsmethode war insofern von der vorhergehenden verschieden, als die Versuchspersonen während der TNS einen eventuell auftretenden analgetischen oder schmerzverstärkenden Effekt angeben sollten.

Zur Graduierung benutzten wir dabei folgende Einteilung:

Kein analgetischer Effekt: 0%
Leichte Schmerzabnahme: 0–25%
Mäßige Schmerzabnahme: 25–50%
Gute Schmerzabnahme: 50–75%
und 75–100% sehr guter = völlig analgetischer Effekt.

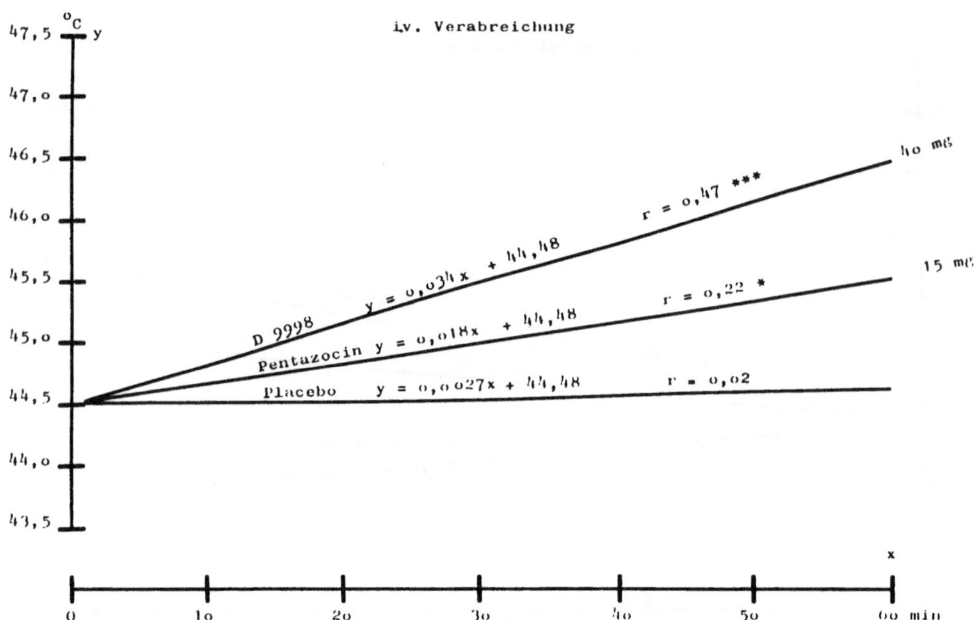

Abb. 5. Verlauf der Schmerzschwellenbestimmung nach intravenöser Applikation von 40 mg Flupirtine (Homburg D 9998), 15 mg Pentazocin und Placebo. Regressionsdarstellung vermittels Kurven-Parameter aus je 100 Einzelwerten je Applikationsart. Aus Anschaulichkeitsgründen vereinheitlicher o-Punkt. Alle 3 Verläufe sind mit $p < 0{,}001$ voneinander verschieden

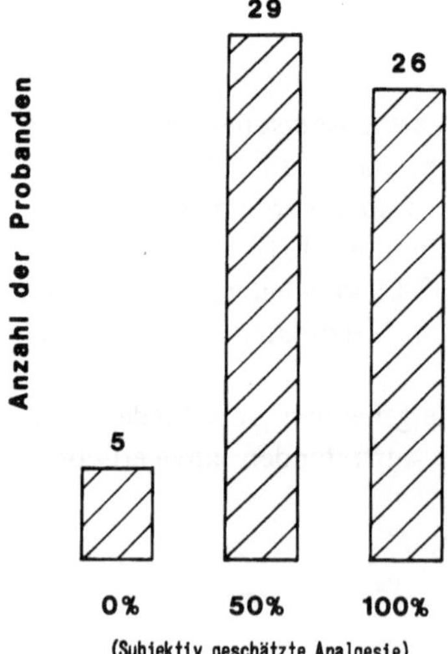

Abb. 6. Quantitativer analgetischer Effekt der TNS gegenüber experimentellem Schmerz (subjektiv geschätzte Analgesie) Rechteckreiz, Reizdauer 0,34 ms, Spannung 12 Volt, Frequenz 100 Hz (n = 60)

Ergebnisse

Wir konnten zum einen unter transkutaner Nervenstimulation einen sehr guten analgetischen Effekt mit einem kurzen Rechteckreiz von 100 Hz, 0,34 ms Dauer und 12 Volt Spannung erzielen, wenn der Reiz am gleichseitigen Versorgungsnerven appliziert wurde.

Bei 26 von 60 Versuchspersonen konnte dabei eine vollständige Analgesie erzielt werden, weitere 29 Probanden berichteten eine Schmerzlinderung um 50%; nur bei 5 Versuchspersonen konnte keine Verminderung des Hitzeschmerzes erzielt werden (Abb. 6).

Eine Schmerzverstärkung wurde von keiner Versuchsperson verspürt.

Zum andern konnte während TNS eine deutliche Erhöhung der Schmerzschwelle erzielt werden (Abb. 7). Die durchschnittliche Schmerzschwelle lag dabei am Versuchsbeginn bei den männlichen Probanden wiederum bei 45,9°C, bei den weiblichen bei 45,1°C. Sie stieg unter TNS-Einwirkung im Mittel auf 46,9°C bzw. 46,1°C.

Um zu prüfen, ob die Höhe der Änderung der Schmerzschwelle dabei von der Intensität der TNS abhängt, versuchten wir, durch Erhöhung der TNS-Intensität einen weiteren Anstieg der Schmerzschwelle zu erreichen.

Nachdem aber die TNS-Intensität durch das Hinzutreten von Muskelkontraktionen und Erregung motorischer Fasern limitiert ist, konnten wir nur feststellen, daß die Schmerzschwelle deutlich ansteigt.

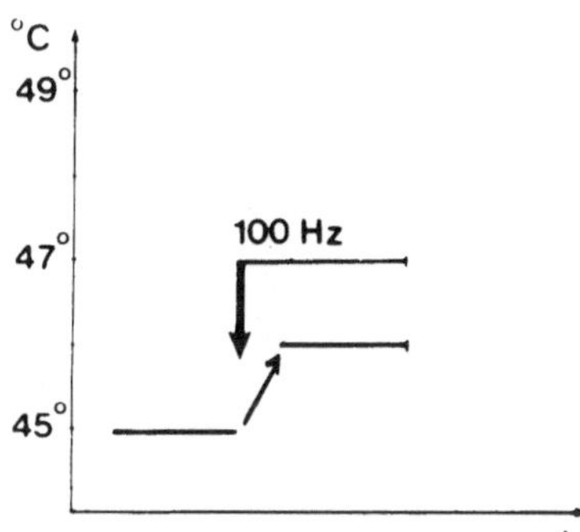

Abb. 7. Änderung der Schmerzschwelle während elektrischer Nervenstimulation

Literatur

1. Beck PW, Handwerker HO, Zimmermann M (1974) Nervous outflow from the cat's foot during noxious radiant heat stimulation. Brain Res 67:373
2. Bessou P, Perl ER (1969) Response of cutaneous sensory units with unmyelinated fibers to noxious stimuli. J Neurophysiol 32:1025
3. Hiedl P (1979) Beeinflussung der Schmerzschwelle durch Analgetika. Med Klin 74:1497
4. Hiedl P, Struppler A (1977) Influence of percutaneous stimulation of peripheral nerves on experimental pain. Electroencephalogr Clin Neurophysiol 43:607
5. Hiedl P, Struppler A, Geßler M (1979) TNS-evoked long loop effects. Appl Neurophysiol 42:153

6. Hiedl P, Struppler A, Geßler M (1979) Local analgesia by percutaneous electrical stimulation of sensory nerves. Pain 7:129
7. Procacci P, Della Corte M, Zoppi M, Romano S, Maresca M, Voegelin MR (1974) Pain threshold measurements in man. In: Thomas CT (ed) Advances on pain. Springfield Ill. p 105
8. Struppler A (1978) Neurophysiologische Grundlagen des Schmerzes. Pharmakotherapie 1:1
9. Torebjörk HE, Hallin RG (1976) Skin receptors supplied by unmyelinated (C) fibers in man. In: Zottermann Y (ed): Sensory functions of the skin, wenner-Gren 27. Pergamon Press, Oxford p 475
10. Van Hees J, Gybels JM (1973) L'activite unitaire des fibres C en registree dans un nerf cutane chez l'homme et sa relation avec la doleur. Acta Neurol Belg 73:39
11. Zimmermann M, Handwerker HO (1974) Total afferent inflow and dorsal horn activity upon radiant heat stimulation to the cat's foot pad. In: Bonica JJ (ed) Advances in neurology, vol 4. Raven Press, New York, p 29

Zahnschmerzschwelle nach Plazebogaben

L. Pöllmann

Einleitung

In den letzten Jahren hat die Diskussion über die sog. „Therapie mit Plazebo" besonderes Interesse gewonnen, während früher die Plazebowirkung als Störfaktor der Wirkungsprüfung von Pharmaka aufgefaßt wurde [4, 6, 7]. Dabei stehen in der Regel psychologische Erwägungen im Vordergrund, während physiologische Einflüsse auf den Plazeboeffekt nur selten in Betracht gezogen wurden [1, 5, 15].

Die Wirksamkeit von Plazebogaben auf die Schmerzempfindlichkeit ist in der Literatur vielfältig belegt (Lit.-Übers. s. [2, 14]), wobei allerdings nur wenige Berichte den Zahnschmerz betreffen [3]. Frühere systematische Untersuchungen hatten ergeben, daß auch die Schmerzschwelle gesunder Zähne in beide Richtungen entsprechend der Deklaration verschoben werden kann [12]. Die dabei gefundenen Effekte zeigten allerdings bei Untersuchung zu verschiedenen Tageszeiten signifikante Unterschiede, die auf die Möglichkeit eines tagesrhythmischen Einflusses hinwiesen.

Bei den Probanden handelte es sich nicht etwa um an Schmerzen leidende Patienten, sondern alle waren ohne Ausnahme gesunde junge Männer. Es fand also keine problematische und unseres Erachtens nicht zu rechtfertigende ,,Behandlung von Schmerzen mit Scheinmedikamenten" statt [7, 8, 13]. Es wurden auch keine echten Medikamente gereicht.

Methodik

In systematisch variierter Reihenfolge wurde 22 gesunden Männern um 0, 4, 8, 12, 16 und 20 Uhr je ein Plazebo (gelbes Dragée) gereicht. Unmittelbar davor und während der drei folgenden Stunden wurde die Schmerzschwelle eines gesunden Frontzahnes durch Messung der Kaltreiznutzzeit verfolgt. Zwischen den einzelnen Untersuchungsterminen wurden versuchsfreie Intervalle von mindestens 24 Stunden eingehalten.

Die zwischen 19 und 26 Jahre alten Probanden stellten sich alle freiwillig und unentgeltlich zur Verfügung. Überwiegend handelte es sich um Studenten der Medizin oder Zahnheilkunde. Sämtliche Probanden waren ausdrücklich damit einverstanden, daß sie erst nach Abschluß der Untersuchungen über methodische Einzelheiten und das Ziel der Versuchsreihe informiert wurden.

Bei dem Plazebo handelte es sich um ein gelbes linsenförmiges Dragée, das dem, auch allen Probanden bekannten Mittel gegen Zahnschmerzen Arantil täuschend ähnlich gestaltet war. Die Einnahme erfolgte unzerkaut und wahlweise mit einem Schluck Wasser.

Die Schmerzschwelle wurde an einem klinisch gesunden Frontzahn vor Gabe des Plazebos und weiter mit Meßintervallen von 30 Minuten über 3 Stunden als Kaltreiznutzzeit mit dem Kältetest [9] gemessen. Es handelt sich dabei um die Applikation eines standardisierten Kältereizes (Einzelheiten der Methodik [9, 10, 11]).

Zur Darstellung der Mittelwertkurven wurden die nicht unbeträchtlichen interindividuellen Niveaudifferenzen der Kaltreiznutzzeit, die im wesentlichen auf unterschiedlichen Schmelzschichtdicken beruhen [11], durch Umrechnung aller Einzelmeßwerte in Prozent der individuellen Tagesmittelwerte ausgeglichen. Bei weiteren Versuchsreihen wurde diese Methodik immer beibehalten.

Ergebnisse

Abb. 1 zeigt zunächst einen Überblick über das durchschnittliche Verhalten der Kaltreiznutzzeit. Der Tagesgang der Ausgangswerte aller Meßtermine ist mit seinem Fehlerbereich gesondert eingezeichnet. Nach Gabe eines Plazebos kommt es zwar zu allen Meßterminen zu einem Anstieg der Schmerzschwelle, dieser fällt aber zu den verschiedenen Tageszeiten außerordentlich unterschiedlich aus. Die Plazeboreaktion ist nach Gabe um 12 und 20 Uhr am größten und um 0 und 4 Uhr am geringsten. Am Ende der Kontrollperiode von 3 Stunden hat sich der Ausgangswert in keinem Fall wieder eingestellt.

Abb. 2 zeigt den mittleren Verlauf der Kaltreiznutzzeit bei 5 Probanden nach Gabe von 1, 2 und 4 Dragées des Plazebos. Der spontane Tagesgang der Kaltreiznutzzeit derselben Probanden ist unterlegt. Die Gabe von mehr als einem Plazebo-Dragée ergibt kei-

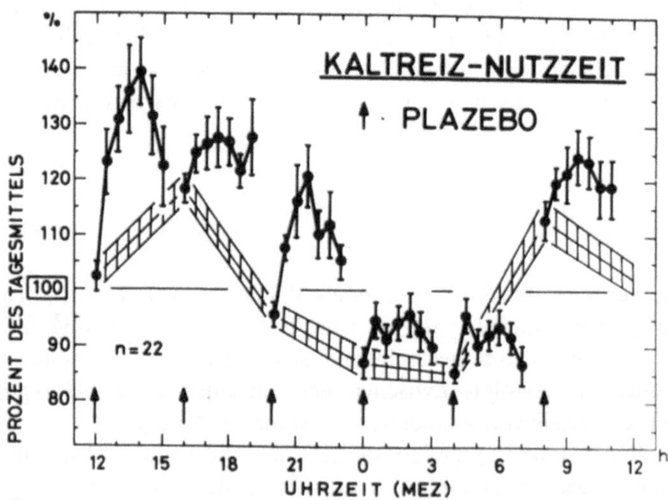

Abb. 1. Mittlerer Verlauf der Kaltreiznutzzeit an einem gesunden mittleren Schneidezahn im Oberkiefer in Prozent des individuellen Tagesmittels nach Gabe eines Plazebos als schmerzlinderndes Mittel um 12, 16, 20, 0, 4 und 8 Uhr (Pfeile) von 22 männlichen gesunden Probanden. Außerdem sind die Meßwerte vor Verabreichung der Plazebos als spontaner Tagesgang unterlegt. Die Klammern bezeichnen jeweils den Bereich des mittleren Fehlers der Mittelwerte (δ_M)

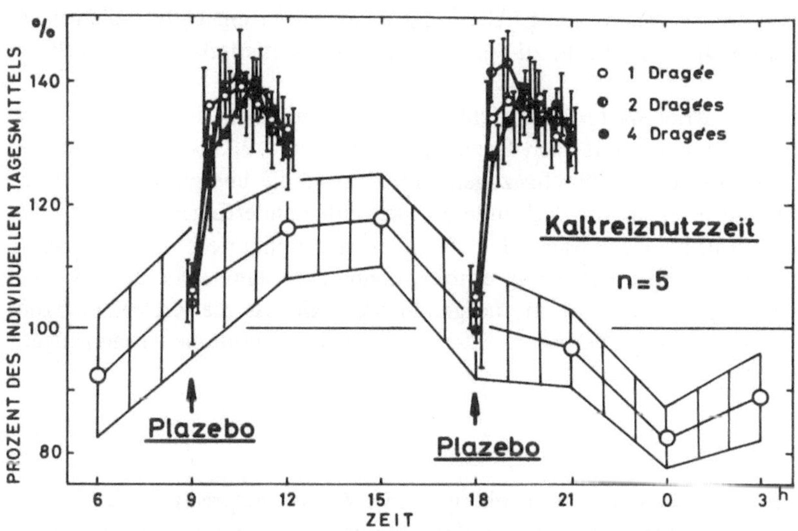

Abb. 2. Mittlerer Verlauf der Kaltreiznutzzeit eines gesunden Frontzahnes in Prozent des individuellen Tagesmittels nach Gabe von 1, 2 und 4 Plazebo-Dragées um 9 und um 18 Uhr von 5 gesunden männlichen Probanden. Der spontane Tagesgang der Kaltreiznutzzeit derselben Versuchspersonen ist mit seinem Fehlerbereich unterlegt. Die Klammern bezeichnen jeweils den Bereich des mittleren Fehlers der Mittelwerte (δ_M)

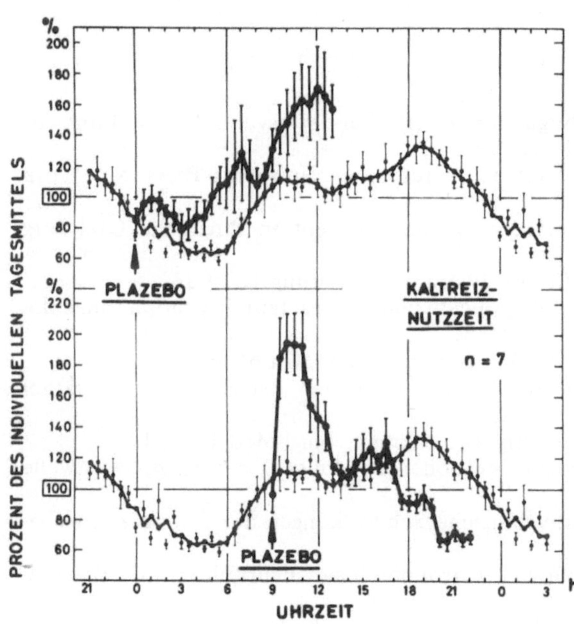

Abb. 3. Mittlerer Verlauf der Kaltreiznutzzeit eines gesunden Frontzahnes nach Gabe eines Plazebos um 0 und 9 Uhr bei 7 Probanden. Die durchgezogene Linie zeigt die übergreifende Dreiermittelung des mit einem Intervall von 1 Stunde an zwei aufeinanderfolgenden Tagen bestimmten spontanen Tagesganges. Die Klammern bezeichnen den Bereich des mittleren Fehlers der Mittelwerte (δ_M)

nen weiteren Anstieg der Kaltreiznutzzeit. Allerdings ist auch hier ein Unterschied nach Gabe der Plazebos um 9 und um 18 Uhr zu erkennen, der aber statistisch nicht zu sichern ist.

Zur Klärung wurden daher weitere Versuchsreihen angeschlossen. In Abb. 3 ist der mittlere Verlauf der Kaltreiznutzzeit nach Plazebogabe um 0 und 9 Uhr bei 7 gesunden Versuchspersonen dargestellt. Die durchgezogene Linie zeigt die übergreifende Dreiermittelung des mit einem Intervall von 1 Stunde an zwei aufeinanderfolgenden Tagen bestimmten spontanen Tagesganges. Nach der nächtlichen Applikation eines Plazebos ist die Kaltreiznutzzeit zunächst nur wenig erhöht, bleibt aber dann über dem Niveau des spontanen Tagesganges erhöht. Nach morgendlicher Gabe ist die Kaltreiznutzzeit zunächst sehr stark erhöht, sinkt aber dann unter das Niveau des spontanen Tagesganges.

Zusammenfassung

Durch Plazebogaben kann die Schmerzschwelle gesunder Zähne entsprechend der Deklaration beeinflußt werden. Systematische Tageslängsschnittuntersuchungen an gesunden Frontzähnen zeigen, daß der Effekt eines Plazebos signifikanten tagesrhythmischen Schwankungen unterliegt. Das Ausmaß der Plazebowirkung liegt in der Größenordnung der tagesrhythmischen Spontanschwankungen. Insgesamt werden diese Ergebnisse zusammen mit anderen Angaben als ein Hinweis darauf gewertet, daß diejenigen vegetativen Mechanismen, die die tagesrhythmischen Schwankungen der Schmerzschwelle verursachen, auch für die Plazeboeffekte in Betracht kommen.

Literatur

1. Bättig K, Fischer H (1968) Die „Suggerierbarkeit" bei der psychischen Wirkung von Pharmaka. Schweiz Med Wochenschr 98:898
2. Beecher HK (1959) Measurement of subjective responses. University Press, New York Oxford
3. Blair AE (1965) The efficacy of placebo on pain perception threshold. Oral Surg 20:384
4. Dinnendahl V (1979) Der Placebo-Effekt. Pharmazeut Zeitung 124:935
5. Hubin P, Servais J (1965) Etude typologique du placebo-réacteur. Psychopharmacologia 7:235
6. Keil TU (1979) Spezifische Plazebo-Wirkungen. Zahnärztl Mitt 68:918
7. Kuschinsky G (1975) Wirkungen und Indikationen von Placebo. Dtsch Ärztebl 72:663
8. Leslie A (1954) Ethics and practice of placebo therapy. Am J Med 16:854
9. Pöllmann L (1974) Über verschiedene Methoden der Prüfung der Schmerzschwelle an Zähnen. ZWR 83:887
10. Pöllmann L (1977) Über spontan-rhythmische Schwankungen der Schmerzschwelle. Dtsch Zahnärztl Z 32:180
11. Pöllmann L (1980) Der Zahnschmerz – Chronobiologie, Beurteilung und Behandlung. Hanser, München Wien
12. Pöllmann L, Hildebrandt G (1977) Über die suggestive Steuerbarkeit der Schmerzschwelle an gesunden Zähnen. Dtsch Zahnärztl Z 32:343
13. Schmelcher R. (1956) Umfrage zum Placebo-Problem. Med Welt 1239
14. Wolf S (1959) The pharmacology of placebos. Pharmacol Rev 11:689
15. Zelvelder WG (1978) Placebos. Hexagon (Roche) 6 (6):12

Messung der analgetischen Wirkung mit subjektiven und objektiven Parametern

H. Derendorf und P. Rohdewald

Zur Beurteilung der analgetischen Wirkung von schwachen Schmerzmitteln wurden in einer Versuchsreihe mit 14 Probanden subjektive und objektive Parameter zur Schmerzmessung verfolgt und miteinander verglichen.

Schmerzerzeugung

Zur experimentellen Schmerzerzeugung wurde die elektrische Stimulation der Zahnpulpa gewählt. Die beiden Reizelektroden wurden auf der Vorder- und Rückseite eines der beiden oberen Schneidezähne angebracht, um den Stromfluß durch den Organismus möglichst kurz zu halten. Zur reproduzierbaren Positionierung der Elektroden am Zahn sowie zur Verhinderung einer Ableitung des Reizstromes durch den Speichel wurde für jeden Probanden individuell eine Elektrodenhalterung aus Kunststoff angefertigt. Als Reizelektroden dienten von einem leitfähigen Gummimaterial überzogene Metallstifte. Als Reize wurden Rechteckimpulse mit einer Dauer von 0,3 ms verwendet. Die Reize erfolgten in zufälliger Folge, der Abstand zwischen zwei Reizen lag zwischen 1–3 Sekunden. In einer Einführungssitzung wurden die Probanden mit den Versuchsbedingungen vertraut gemacht.

Subjektive Schmerzmessung

Zur subjektiven Bewertung des Schmerzes wurden zwei Verfahren verwendet:

1. Die Bestimmung der Empfindungsschwelle
2. Die subjektive Beurteilung durch Quantifizierung der Schmerzintensität anhand einer Skala.

1. Bestimmung der Empfindungsschwelle. Bei diesem Verfahren bestimmt der Proband die geringste Reizintensität, bei der er das Fließen des Reizstromes bemerkt (Empfindungsschwelle). Eine analgetische Wirkung äußert sich in einem Anstieg des Schwellenwertes nach Gabe des Arzneimittels.

Die Bestimmung der Empfindungsschwelle ist beim geübten Probanden gut reproduzierbar, die relative Standardabweichung bei direkt aufeinanderfolgenden Messungen liegt unter 10 %. Der Punkt, bei dem eine erste Empfindung auftritt, ist leicht von der Empfindungslosigkeit zu unterscheiden und daher gut zu bestimmen.

Aus Tabelle 1 geht hervor, wie groß die interindividuellen und interdiurnalen Schwankungen bei den 14 Probanden an sechs verschiedenen Tagen waren.

Tabelle 1. Interindividuelle und interdiurnale Schwankungen bei den 14 Probanden an sechs verschiedenen Tagen

Proband	*Mittlere Empfindungsschwelle* [μA]	s [μA]	s_{rel} [%]
R.M.	8,4	1,9	23,2
W.G.	18,7	4,0	21,3
A.P.	22,8	4,9	21,5
H.D.	24,3	5,6	22,9
M.N.	26,7	5,6	21,0
G.W.	28,2	6,9	24,6
J.W.	36,0	4,2	11,7
A.J.	42,3	7,1	16,8
B.D.	43,2	11,0	25,6
W.L.	46,0	8,6	18,7
J.S.	47,0	6,7	14,3
M.W.	60,7	13,2	21,7
J.F.	64,0	17,1	26,8
K.H.	81,0	18,2	22,4

2. Subjektive Beurteilung der Schmerzintensität. Bei diesem Verfahren gibt der Proband an, wie stark er den gesetzten Schmerzreiz empfunden hat und quantifiziert diese Empfindung anhand einer Skala in Zahlenwerten. Die analgetische Wirkung zeigt sich in einer Dämpfung der Empfindung nach Einnahme des Arzneimittels.

Zu definierten Zeiten nach der Tabletteneinnahme wurden Schmerzreize mit konstantbleibender Intensität gesetzt und anhand der Skala bewertet. Die dabei verwendete Reizintensität wurde unter Berücksichtigung der an dem jeweiligen Untersuchungstag vorliegenden Empfindungsschwelle festgesetzt, indem das 1,5–2fache der jeweiligen Schwellenstromstärke verwendet wurde.

Objektive Schmerzmessung

Von den Möglichkeiten der objektiven Schmerzmessung erschienen die in letzter Zeit von Chapman et al. [1, 2] sowie Chatrian et al. [3] veröffentlichten Arbeiten über die Auswertung evozierter Potentiale so vielversprechend, daß dieses Schmerzmeßverfahren für die Untersuchung der analgetischen Wirkung verwendet wurde.

Die Ableitung des EEG erfolgte bipolar (Cz-F8), die Zählsumme zur Aufnahme des evozierten Potentials betrug 64. Durch die stochastische Aufnahmefrequenz wurde das Auftreten von Erwartungspotentialen ausgeschlossen. Auch der Effekt der phasengleichen Aufaddition von α-Wellen wird erheblich reduziert. Bei einigen Probanden trat aber trotz stochastischer Reizfolge und geöffneten Augen während der Messung die Aufsummierung der α-Wellen auf.

Der prinzipielle durchschnittliche Verlauf der bei den 14 Probanden abgeleiteten Potentiale sowie die Latenzzeiten der Signale sind in Abb. 1 dargestellt.

Zur Bestimmung der intraindividuellen Schwankungen des evozierten Potentials wurde mit fixierten Ableitelektroden fünfmal mit gleicher Reizintensität das evozierte Potential bestimmt (Abb. 2, veränderte Zeitachse).

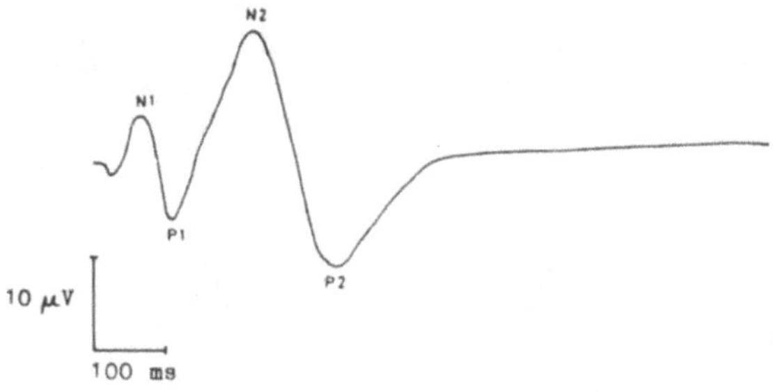

Prinzipieller Verlauf des evozierten Potentials

Durchschnittliche Latenzzeiten:

Signal	Bereich [ms]	Mittlere Latenzzeit [ms]	s_{rel} [%]
N 1	60 - 80	71,4	14,1
P 1	80 - 140	113,9	22,0
N 2	210 - 260	239,3	12,2
P 2	320 - 400	349,6	12,1

Abb. 1.

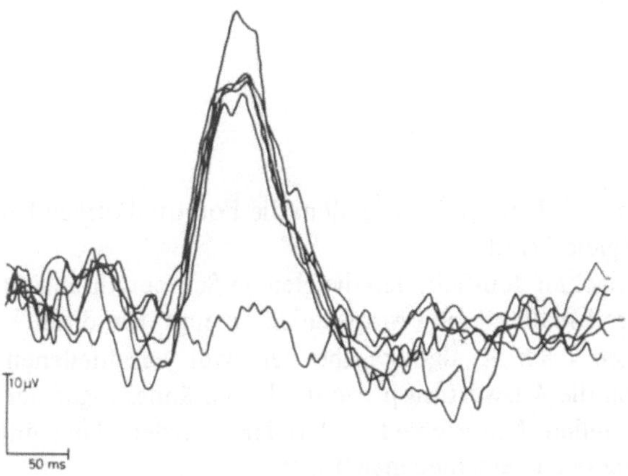

Abb. 2. Intraindividuelle Variabilität in fünf aufeinanderfolgenden Messungen mit gleicher Reizintensität sowie einer unterschwelligen Reizintensität

Bei dem Potential mit der etwas größeren Amplitude wurde der Schmerz trotz gleicher Reizintensität stärker empfunden. Neben den intradiurnalen Variabilitäten interessierte auch die Frage, wie groß die intraindividuellen Schwankungen sind, die bei einem bestimmten Probanden an verschiedenen Tagen auftreten. In Abb. 3 sind für jeden Probanden die an sechs verschiedenen Tagen aufgenommenen evozierten Potentiale aufgeführt. Die zur Erzeugung dieser evozierten Potentiale verwendeten Reizintensitäten entsprachen den Intensitäten, die auch für die Bestimmung der subjektiven Skalierung verwendet wurden. Dieser häufig mit unterschiedlicher Stromstärke erzeugte Schmerz wurde an den verschiedenen Tagen nahezu gleich empfunden. Die intraindividuellen Unterschiede in den Potentialverläufen der einzelnen Probanden an sechs Tagen sind sehr gering. Besonders

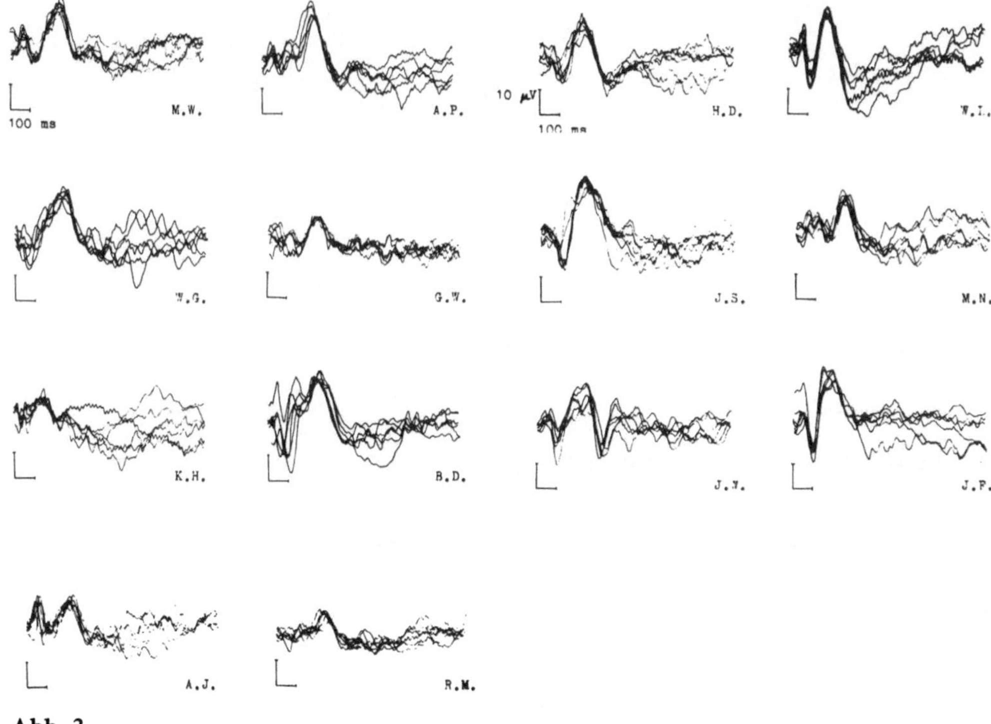

Abb. 3.

trifft dies für den Zeitabschnitt zwischen N 2 und P 2 zu, in dem die Potentialkurven bei den Probanden jeweils nahezu deckungsgleich sind.

Die gezeigten evozierten Potentiale machen deutlich, daß die gleiche Schmerzintensität bei den verschiedenen Probanden unterschiedlich große Amplituden erzeugt. Ein direkter Vergleich von Amplitudenverringerungen nach Analgetikagabe bei zwei verschiedenen Probanden ist daher nicht sinnvoll. Durch die Auswertung prozentualer Veränderungen der Amplituden können diese interindividuellen Unterschiede relativiert werden. Dies gilt auch für die intraindividuellen Unterschiede an verschiedenen Tagen.

Vergleich der analgetischen Wirkung von schwachen Analgetika

Mit den geschilderten Verfahren wurde die analgetische Wirkung folgender schwacher Analgetika untersucht:

1) 500 mg Acetylsalicylsäure
2) 1000 mg Acetylsalicylsäure
3) 500 mg Acetylsalicylsäure + 400 mg Paracetamol + 100 mg Coffein.

Die letztgenannte Kombination ist in zahlreichen Handelspräparaten enthalten. Die Analgetika wurden als Tabletten mit 200 ml Wasser unzerkaut geschluckt. Der Proband wurde nicht informiert, welche Tablette er erhielt. Die Probanden hatten mindestens 3 Stunden vor der Testsitzung nichts mehr gegessen. Weiterhin wurden sie angehalten, als letzte Mahlzeit vor der Messung eine leichte Mahlzeit von möglichst gleichem, geringem Umfang einzunehmen, um so eine möglichst reproduzierbare Magenfüllung während der Versuchsreihe zu gewährleisten. Zwischen zwei Meßserien lagen mindestens 48 Stunden, um die vollständige Elimination der zuvor getesteten Wirkstoffe sicherzustellen.

Ergebnisse des Wirkungsvergleiches anhand subjektiver Parameter

1. Erhöhung der Empfindungsschwelle. Da die Empfindungsschwelle bei den einzelnen Probanden vor der Tabletteneinnahme unterschiedlich hoch lag, wurde zur quantitativen Auswertung die prozentuale Erhöhung dieser Ausgangsschwelle ermittelt. Der durchschnittliche zeitliche Verlauf dieser Schwellenänderung ist in Abb. 4 dargestellt.

Die aufgezeigten Unterschiede sind statistisch nicht signifikant und nur als Trend anzusehen.

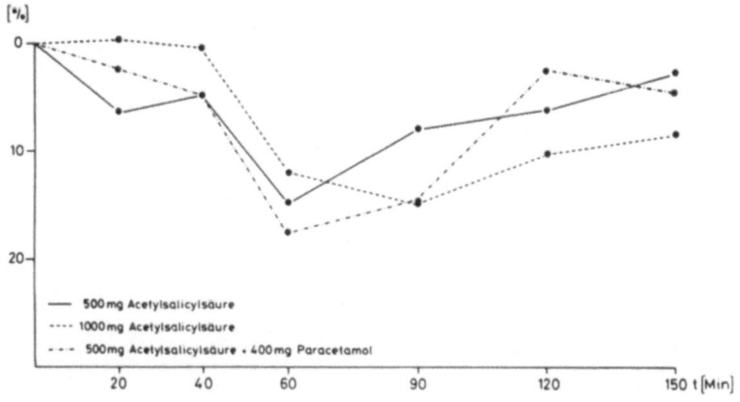

Abb. 4. Änderung der Empfindungsschwelle durch verschiedene schwache Analgetika

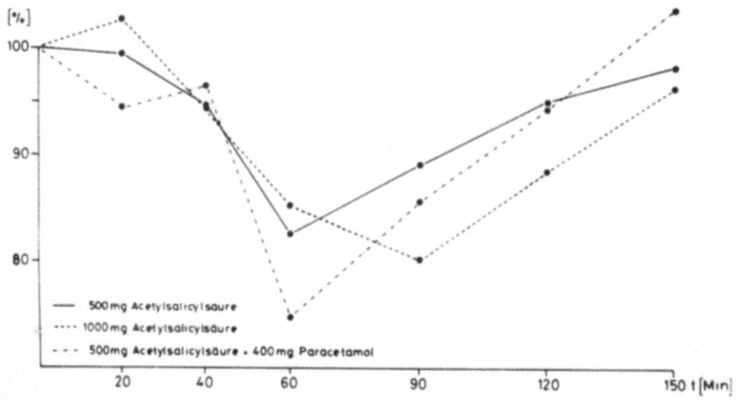

Abb. 5. Änderung der subjektiven Schmerzbewertung durch verschiedene schwache Analgetika

2. Dämpfung des subjektiven Schmerzempfindens. Zur Auswertung der von den Probanden angegebenen Skalierungsgrößen wurde zu jedem Untersuchungszeitpunkt das subjektive Schmerzempfinden in % der Skalierungsgröße bestimmt, die vor der Tabletteneinnahme angegeben wurde. Der zeitliche Verlauf der Veränderung der Schmerzempfindung ist in Abb. 5 dargestellt.

Aufgrund der relativ großen Schwankungen in der subjektiven Bewertung der Wirkung und der geringen Differenzierungsmöglichkeiten sind auch hier die aufgezeigten Unterschiede statistisch nicht signifikant.

Ergebnisse des Wirkungsvergleiches anhand der evozierten Potentiale

Die analgetische Wirkung muß sich als Dämpfung des N 2-Signals im evozierten Potential äußern. Abb. 6 zeigt beispielhaft diese Veränderung bei einer Probandin nach Einnahme von 500 mg Acetylsalicylsäure.

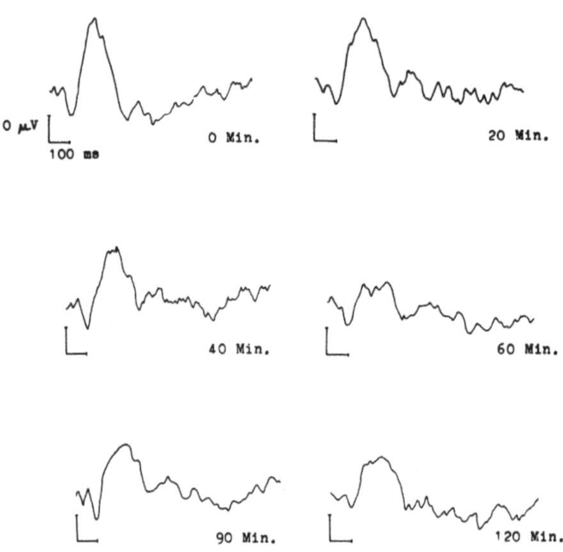

Zur quantitativen Auswertung der abgeleiteten evozierten Potentiale schienen vier Parameter geeignet (Abb. 7).

a) „Peak-to-Peak"-Amplituden
Es wurden die Potentialdifferenzen zwischen
a_1) P 1 und N 2
a_2) N 2 und P 2
in der in Abb. 7 angegebenen Weise gemessen.

b) Fläche unter dem N 2-Signal

c) Höhe des N 2-Signals
Es wird die Länge des Lotes, das von dem Maximum von N 2 auf die Verbindungsstrecke von P 1 und P 2 gefällt wird, ermittelt.

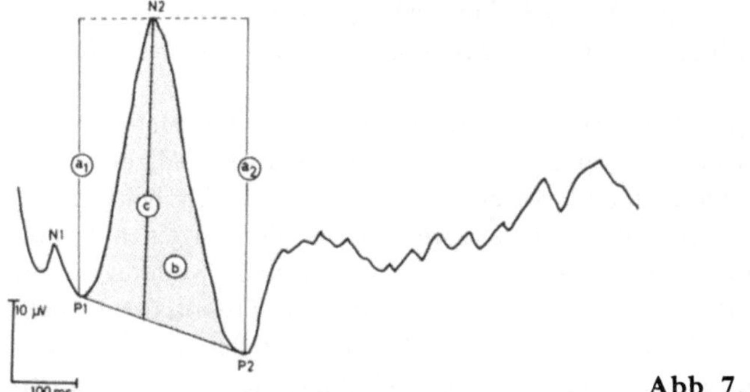

Abb. 7. Auswerteverfahren

Bei allen drei angegebenen Verfahren ist die Auswertung unabhängig vom Vorhandensein einer Grundlinie. Wie aus Abb. 3 hervorgeht, ist eine Grundlinie, die als Bezugsgröße zur quantitativen Bestimmung der Amplituden dienen könnte, nicht eindeutig festzulegen. Die vier Größen wurden aus den evozierten Potentialen ermittelt und ihre Durchschnittswerte errechnet. Der prinzipielle Verlauf der so ermittelten Zeit-Wirkungs-Kurven war bei der Anwendung aller Verfahren ähnlich. Wegen der durchweg geringeren Standardabweichung wurde für die statistische Auswertung die Bestimmung der Peakhöhe des N 2-Signals (Verfahren c) gewählt.

In Abb. 8 werden die drei Analgetika in ihrer Wirkung auf das evozierte Potential gegenübergestellt.

Der Verlauf der erhaltenen Zeit-Wirkungs-Kurven zeigt große Ähnlichkeit mit den nach Auswertung subjektiver Parameter erhaltenen Kurven. Im Gegensatz zu diesen Ergebnissen treten bei der Auswertung der evozierten Potentiale statistisch signifikante Unterschiede ($P < 0{,}05$) auf. So zeigt sich die erwartet stärkere Wirkung von 1000 mg Acetylsalicylsäure gegenüber der halben Dosis in der 90. und 150. Minute durch eine statistisch signifikant größere Dämpfung des evozierten Potentials. Die Dosisabhängigkeit der analgetischen Wirkung von Acetylsalicylsäure kann so nachgewiesen werden. Das Kombinations-

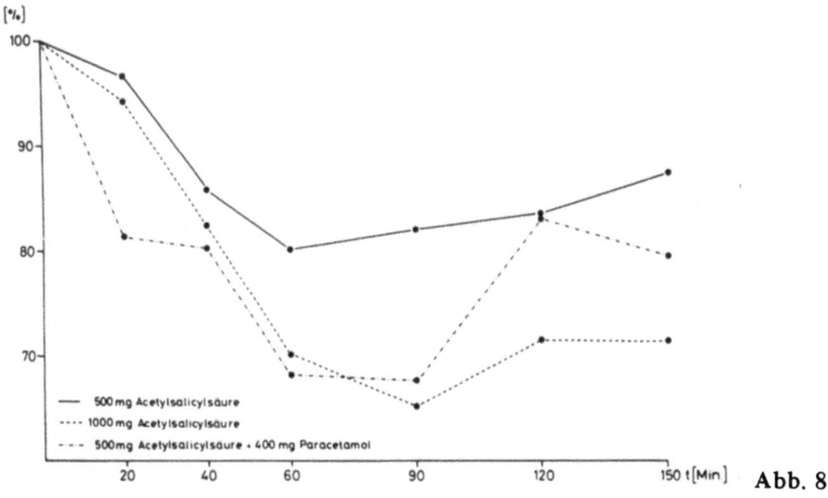

Abb. 8.

präparat wirkt in der Initialphase nach 20 und 90 Minuten signifikant stärker als 500 mg Acetylsalicylsäure. Diese Unterschiede waren bei der Auswertung der subjektiven Meßverfahren nur als Trend sichtbar.

Zusammenfassend kann festgestellt werden, daß die für die einzelnen Tabletten ermittelten Zeit-Wirkungs-Kurven bei der Auswertung der beiden subjektiven Indikationsmethoden und bei Messung der Amplituden des evozierten Potentials große Ähnlichkeit aufweisen. Die charakteristischen pharmakokinetischen Eigenschaften der einzelnen Tabletten werden so von allen Verfahren gleichermaßen aufgezeigt. Dies ist ein weiterer Beweis für das Bestehen einer kausalen Beziehung zwischen dem evozierten Potential und dem Phänomen „Schmerz". Der wesentliche Unterschied in der Qualität der durch die verschiedenen Indikationsverfahren gewonnenen Ergebnisse offenbart sich bei der statistischen Auswertung. Während bei den subjektiven Verfahren durch die systemimmanente hohe intra- und interindividuelle Variabilität in der Regel statistisch signifikante Aussagen nicht möglich sind, werden die subjektiv angedeuteten Wirkungsunterschiede bei Verwendung des objektiven Indikationsverfahrens statistisch signifikant.

Die Aufnahme und Auswertung evozierter Potentiale ist mithin geeignet, analgetische Wirkungen schwacher Analgetika nachzuweisen und die Wirkungsstärke verschiedener Schmerzmittel miteinander zu vergleichen. Subjektive Bewertungsmethoden benötigen sehr große Probandenkollektive für statistisch fundierte Aussagen.

Literatur

1. Harkins SW, Chapman CR (1978) Psychophysiology 15:248
2. Chen ACN, Chapman CR, Harkins SW (1979) Pain 6:365
3. Chatrian GE, Canfield RC, Knauss TA, Lettich E (1975) Neurology 25:745

Ist experimentell induzierter Schmerz zur Prüfung von Analgetika geeignet? Ein Doppelblindvergleich der Wirkungen von Pentazocin und Plazebo auf elektrisch und auf thermisch induzierten Schmerz

G. Stacher, Ch. Schneider, P. Bauer und G. Schmierer

Einleitung

Die Brauchbarkeit von Methoden zur Prüfung der analgetischen Wirksamkeit von Pharmaka mittels experimentell induziertem Schmerz ist immer noch Gegenstand erbitterter Kontroversen [1, 4]. Beecher [1] sprach sich in seiner klassisch gewordenen Übersichtsarbeit mit der Begründung gegen die Verwendung von experimentellem Schmerz aus, daß dieser, im Gegensatz zum „klinischen" oder „pathologischen" Schmerz, für das Individuum keinerlei tiefere Bedeutung habe. Von diesem, seinem vernichtend scheinenden Urteil ließ sich Beecher jedoch keineswegs abhalten, auf dem Gebiet des experimentellen Schmerzes weiterzuarbeiten. Er suchte in der Folge Methoden zu entwickeln, bei denen der ausgelöste Schmerz in seiner Intensität nur langsam anstieg und damit in seinem Charakter dem klinischen Schmerz näherkam. Zur Erzeugung derartiger Schmerzen verwendete er selbst die durch das Anlegen eines Tourniquet am Oberarm verursachte Ischämie [9, 10], andere Autoren die Injektion von hypertoner Kochsalzlösung in die Rückenmuskulatur [5, 13, 16]. Beide Methoden erlauben jedoch nur eine einmalige Applikation des schmerzauslösenden Reizes und sind daher zur Erfassung des zeitlichen Verlaufes der durch eine bestimmte Behandlung hervorgerufenen analgetischen Wirkung nur sehr bedingt brauchbar. Eine mehrmalige Applikation von Schmerzreizen ist hingegen mit in ihrer Intensität langsam ansteigenden elektrischen [6, 7, 8, 14, 15] oder thermischen [12] auf die Haut aufgebrachten Reizen möglich. Um zu untersuchen, ob derartige Methoden zur Differenzierung der analgetischen Wirkung von 30 mg Pentazocin intramuskulär (i.m.) von der eines pharmakologisch inerten Plazebos im Doppelblindverfahren geeignet sind, wurde die vorliegende Arbeit durchgeführt. Gemessen wurden dabei die Schmerzschwelle und die Schmerztoleranz auf elektrische Reize und die Schmerzschwelle auf thermische Reize. Zusätzlich wurden, um Veränderungen der zentralnervösen und der kardiovaskulären Aktivität zu erfassen, die Reaktionszeit auf akustische Reize, die psychomotorische und die Aufmerksamkeitsleistung sowie der Blutdruck der Probanden registriert.

Methodik

Probanden. 6 männliche und 6 weibliche gesunde Studenten im Alter von 20–30 Jahren wurden als Probanden verwendet. 3 Probanden nahmen sequentielle Antikonzeptiva, alle übrigen nahmen keinerlei Medikamente ein.

Elektrische Induktion von Schmerz. Zur Erzeugung der Schmerzreize wurde ein Stimulator [6] verwendet, der Rechteckimpulse von 0,5 Millisekunden (ms) Dauer abgab, die in ihrer Intensität innerhalb von 25,6 Sekunden (s) linear von 0,05 auf 12,8 Milliampère (mA) anstiegen. Diese Reize wurden den Probanden über clipsförmige Silberkugelelektroden am Ohrläppchen appliziert. Die Probanden hielten einen Griff mit zwei Tasten in ihren Händen. Sie wurden angewiesen, die linke Taste zu betätigen, sobald sie die Reize zum ersten Mal als schmerzhaft empfänden und die rechte Taste zu drücken, sobald sie glaubten, ein weiteres Ansteigen der Intensität der Reize nicht mehr ertragen zu können. Mit dem Betätigen der zweiten Taste wurde die Impulskette gestoppt. Die zu den Zeitpunkten des Drückens der Tasten erreichten Reizintensitäten wurden am Gerät digital angezeigt und dienten als Maß für die *Schmerzschwelle* und die *Schmerztoleranz.*

Thermische Induktion von Schmerz. Die thermischen Schmerzreize wurden mittels eines Gerätes erzeugt, das im wesentlichen aus einer in einem Gehäuse befindlichen Projektionslampe und einer vor dieser angeordneten Blende sowie aus einem Steuergerät bestand [12]. Die Probanden wurden angewiesen, an diese Blende nacheinander acht – zuvor markierte – schmerzempfindliche Punkte an der Innenseite ihres Unterarmes anzulegen und den Arm beim Verspüren eines stechenden Schmerzes rasch von der Blende wegzuziehen. Die Projektionslampe wurde von einem Experimentator eingeschaltet und die Zeit vom Einschalten der Lampe bis zum Wegziehen des Armes durch eine im Steuergerät befindliche Uhr in Millisekunden angezeigt und als *Schmerzschwellenzeit* registriert.

Reaktionszeit auf akustische Reize. Die Reaktionszeit wurde mittels eines Bettendorff-Reaktionszeitgerätes gemessen. Die Probanden waren angewiesen, beim Ertönen des akustischen Signales möglichst rasch eine Taste zu betätigen. Die Zeit in Millisekunden vom Einsetzen des Signales bis zum Betätigen der Taste wurde registriert.

Psychomotorische Leistung. Zur Feststellung der psychomotorischen Leistung hatten die Probanden innerhalb einer Zeit von 15 s eine möglichst hohe Anzahl korrekter Treffer in Kästchen eines Rastersystems zu erzielen [3].

Aufmerksamkeitsleistung. Die Aufmerksamkeit und Konzentrationsfähigkeit der Probanden wurde mit dem Alphabetischen Durchstreichtest ermittelt [3]. Den Probanden wurden dabei für jeweils 1 s vier Karten mit je einem Großbuchstaben vorgezeigt. Sie wurden angewiesen, sich diese Buchstaben zu merken und innerhalb von 20 s möglichst viele dieser Buchstaben aus einer auf einem Blatt enthaltenen Buchstabenfolge zu streichen. Die Anzahl der korrekten Streichungen wurden gezählt.

Blutdruck. Der systolische und der diastolische Blutdruck wurden mittels einer Blutdruckmanschette registriert.

Nebenwirkungen wurden einerseits durch Beobachtung der Probanden durch die Versuchsleiter, andererseits durch einfache Befragung: „Ist Ihnen irgendeine Veränderung Ihrer Körperfunktion oder Ihres Befindens aufgefallen?" am Ende jedes Versuches festgestellt.

Versuchsablauf. Den Probanden wurde aufgetragen, morgens eine Schale Kaffee oder Tee und 1 Butterbrot zu essen und sich um 8.15 Uhr im Laboratorium einzufinden. Hier wurden am rechten Ohrläppchen die Elektroden zur elektrischen Hautreizung befestigt und am linken Unterarm acht schmerzempfindliche Stellen mit Tusche geschwärzt. Sodann erhielten die Probanden die Instruktionen für die Signalisierung der Schmerzschwelle und der Schmerztoleranz auf elektrische sowie der Schmerzschwelle auf thermische Reize, für die Messung der Reaktionszeit, der psychomotorischen Leistung sowie der Aufmerksamkeitsleistung. Danach wurde mit den Versuchen begonnen. Jeder Versuch bestand aus 8 Meßblöcken, 2 vor und 6 nach Präparategabe. Die Reihenfolge der Messungen der verschiedenen Variablen war innerhalb der einzelnen Meßblöcke stets gleich: Die Probanden erhielten zunächst 8 in Zufallsabständen von 15–25 s aufeinanderfolgende Ketten elektrischer Reize appliziert, während welcher sie jeweils durch Tastendruck Schmerzschwelle und Schmerztoleranz zu signalisieren hatten. Anschließend erhielten sie auf die 8 geschwärzten Hautstellen je einen thermischen Reiz appliziert, wobei jedesmal die Schmerzschwelle gemessen wurde. Dann folgte die Präsentation von 8 akustischen Reizen in Zufallsabständen von 8–12 s und die Messung der Reaktionszeiten, dann die Messung der psychomotorischen Leistung und der Aufmerksamkeitsleistung und schließlich die des Blutdruckes. Zwischen dem Beginn eines Meßblockes und dem des nächsten lagen jeweils 30 min. Unmittelbar nach dem Ende des zweiten Meßblockes erfolgte die Injektion der Substanzen. Die weiteren Meßblöcke begannen 30, 60, 90, 120, 150 und 180 min nach Präparategabe. Die Verabreichung der Substanzen erfolgte doppelblind, wobei die eine Hälfte der Probanden, randomisiert nach einem „cross-over"-Versuchsplan, am ersten Tag 2 ml isotone Kochsalzlösung i.m. und am zweiten 30 mg Pentazocin i.m., die andere Hälfte am ersten Tag Pentazocin und am zweiten Kochsalz erhielt.

Statistische Analyse der Daten. Für jede der Variablen wurden die Differenzen zwischen den 30, 60, 90, 120, 150 und 180 min nach Präparategabe gemessenen Werten und dem Mittelwert aus den beiden Meßwerten vor Präparategabe errechnet und nach einem, dem „cross-over"-Versuchsplan entsprechenden, varianzanalytischen Modell analysiert. Untersucht wurden die Einflußgrößen der Faktoren „Behandlung" (Plazebo, Pentazocin), „Zeit" (Meßblöcke 30–180 min nach Präparategabe), „Tag" (Versuchstag 1–2), „Proband" (Probanden 1–12) und die der Wechselwirkungen zwischen den Faktoren. Um einen etwaigen Einfluß der Höhe des Ausgangswertes erfassen zu können, wurde der Mittelwert der Vorwerte als Kovariable verwendet [11]. Zusätzlich wurde, um die zu einer statistisch signifikanten Unterscheidung der Wirkungen von Pentazocin und Plazebo durch die Maße der Schmerzschwelle und der Schmerztoleranz auf elektrische Reize sowie der Schmerzschwelle auf thermische Reize notwendige Probandenzahl festzustellen, ein sequentielles Testverfahren angewandt. Als Indikator für die analgetische Wirkung über die 6 Meßzeitpunkte nach Gabe der Substanzen wurde die zwischen den Meßwerten 30–180 min nach Injektion und einer durch die Höhe des Meßwertes unmittelbar vor der Injektion gegebenen Basislinie eingeschlossene Fläche gewählt. Die Differenzen zwischen den nach Kochsalz bzw. Pentazocin sich ergebenden Flächen wurden mit dem sequentiellen t-Test nach Cox [2] untersucht.

Resultate

1. Schmerzschwelle auf elektrische Reize. Die Schmerzschwelle stieg nach Gabe von Pentazocin rasch an und erreichte nach 60 min ein Maximum. In der Folge sank sie wieder leicht ab. Nach Plazebo kam es zu keiner systematischen Veränderung (Abb. 1.). Der unterschiedliche Effekt der beiden Substanzen wurde durch die Analyse bestätigt, in der sich ein hochsignifikanter Einfluß des Behandlungsfaktors fand ($F(1{,}29) = 18.10$, $P < 0.001$). Nach dem sequentiellen Testverfahren war eine Unterscheidung der Wirkung von Pentazocin und Plazebo mit 5% Irrtumswahrscheinlichkeit nach 8 Probanden, mit 1% Irrtumswahrscheinlichkeit nach 10 Probanden möglich.

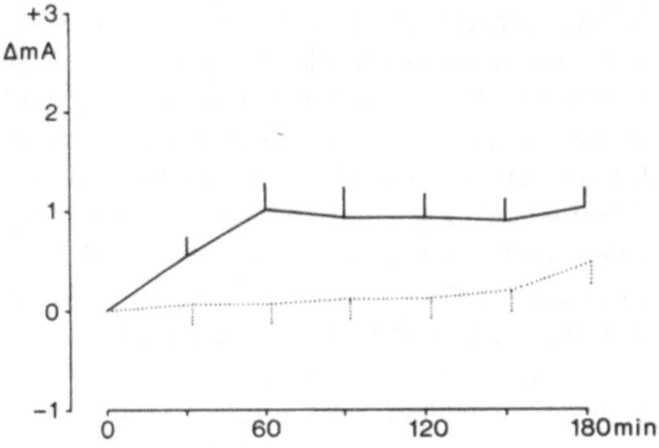

Abb. 1. Schmerzschwelle auf elektrische Reize. Mittlere Differenzen in Milliampère (Δ mA) ± SEM der Meßwerte 30–180 min nach Injektion von Pentazocin (volle Linie) bzw. Plazebo (punktierte Linie) gegenüber dem mittleren Ausgangswert

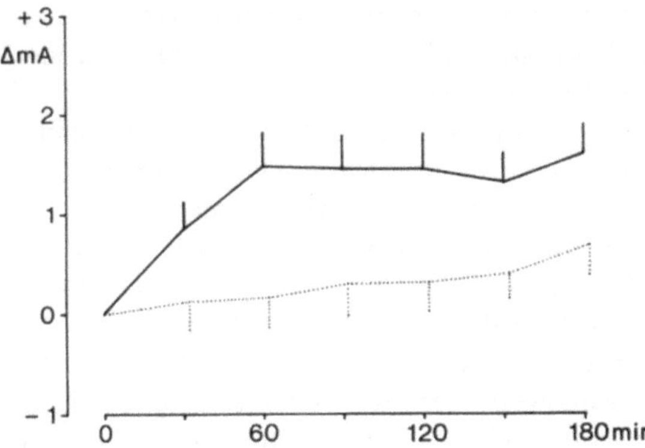

Abb. 2. Schmerztoleranz auf elektrische Reize. Mittlere Differenzen in Milliampère (Δ mA) ± SEM der Meßwerte 30–180 min nach Injektion von Pentazocin (volle Linie) bzw. Plazebo (punktierte Linie) gegenüber dem mittleren Ausgangswert

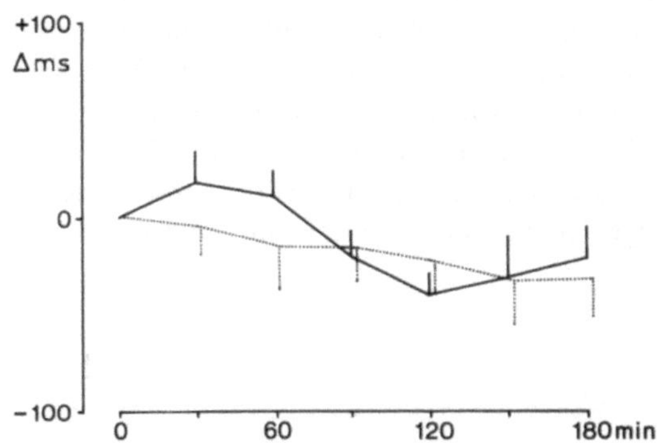

Abb. 3. Schmerzschwelle auf thermische Reize. Mittlere Differenzen in Millisekunden (Δ ms) ± SEM der Meßwerte 30–180 min nach Injektion von Pentazocin (volle Linie) bzw. Plazebo (punktierte Linie) gegenüber dem mittleren Ausgangswert

2. Schmerztoleranz auf elektrische Reize. Die Schmerztoleranz stieg nach Pentazocin ebenfalls stark an, das Maximum der Wirkung wurde 60 min nach Injektion erreicht. Plazebo bewirkte auch hier praktisch keine Veränderung gegenüber den Ausgangswerten (Abb. 2.). In der Analyse fand sich ein hochsignifikanter Einfluß des Behandlungsfaktors (F (1,29) = 12.12, $P < 0.005$). Nach dem sequentiellen Testverfahren war die Unterscheidung der Wirkungen der beiden Substanzen mit 5% Irrtumswahrscheinlichkeit nach 6, mit 1% nach 8 Probanden möglich.

3. Schmerzschwelle auf thermische Reize. Die Schmerzschwelle auf thermische Reize stieg zwar nach Pentazocin bis zu einem Wirkungsmaximum nach 30 min deutlich an, fiel jedoch in der Folge wieder ab. Nach Plazebo kam es zu einem leichten, kontinuierlichen Absinken der Schwelle (Abb. 3.). Die Analyse zeigte keinen signifikanten Einfluß des Behandlungsfaktors ($F < 1$). Das unter beiden Behandlungen zu beobachtende generelle leichte Absinken der Schmerzschwelle auf thermische Reize äußerte sich in einem signifikanten F-Wert für den Zeit-Faktor (F (2,22) = 8.90, $P < 0.005$). Auch mit dem sequentiellen Testverfahren war eine signifikante Unterscheidung der Medikamentenwirkungen nicht möglich.

4. Reaktionszeit auf akustische Reize. Die Reaktionszeit wurde durch den Einfluß von Pentazocin stark verlängert, wobei die höchsten Werte 60 min nach Injektion gemessen wurden. Nach Plazebo blieb die Reaktionszeit praktisch unverändert (Abb. 4.). Auch hier zeigte die Analyse einen signifikanten Einfluß des Behandlungsfaktors (F (1,29) = 13.89, $P < 0.001$).

5. Psychomotorische Leistung. Nach Plazebo kam es zu einem, offenbar durch den Übungseffekt bedingten Ansteigen der Leistung, während die Leistung nach Pentazocin gegenüber den Ausgangswerten etwa gleich blieb (Abb. 5.). Auch für die psychomotorische Leistung fand sich ein signifikanter Einfluß des Behandlungsfaktors (F (1,29) = 10.28, $P < 0.005$).

6. Aufmerksamkeitsleistung. Die Leistung im Aufmerksamkeitstest nahm nach Plazebo ebenfalls offenbar durch die steigende Übung der Probanden zu. Eine Zunahme der Lei-

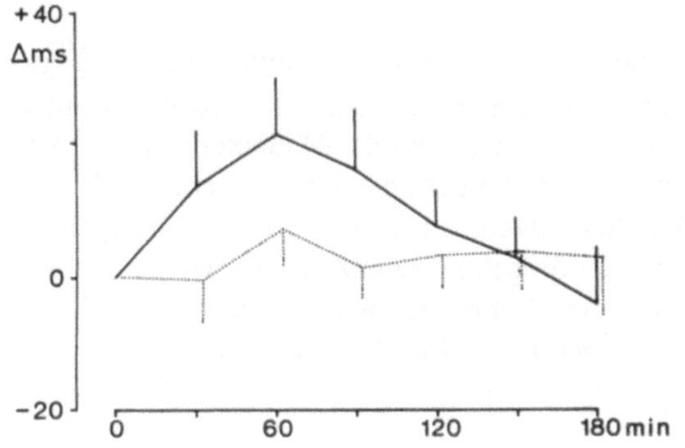

Abb. 4. Reaktionszeit auf akustische Reize. Mittlere Differenzen in Millisekunden (Δ ms) ± SEM der Meßwerte 30–180 min nach Injektion von Pentazocin (volle Linie) bzw. Plazebo (punktierte Linie) gegenüber dem mittleren Ausgangswert

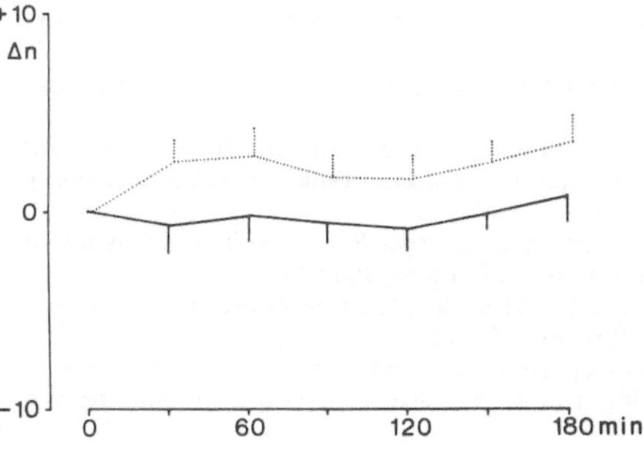

Abb. 5. Psychomotorische Leistung. Mittlere Differenzen der Leistung (Anzahl korrekter Anschläge, Δ n) ± SEM der Meßwerte 30–180 min nach Injektion von Pentazocin (volle Linie) bzw. Plazebo (punktierte Linie) gegenüber dem mittleren Ausgangswert

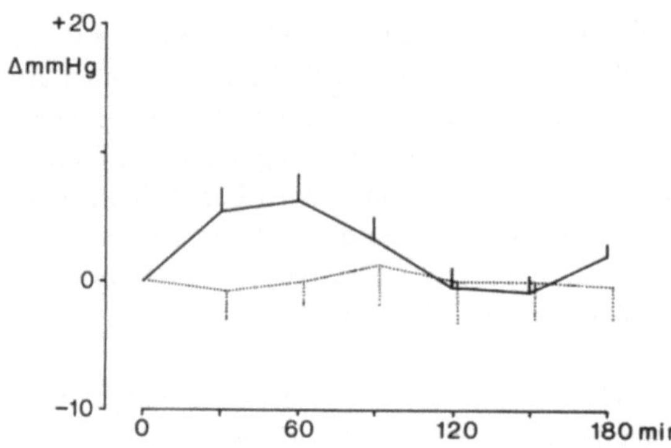

Abb. 6. Blutdruck systolisch. Mittlere Differenzen in Millimeter Quecksilbersäule (Δ mm Hg) ± SEM der Meßwerte 30–180 min nach Injektion von Pentazocin (volle Linie) bzw. Plazebo (punktierte Linie) gegenüber dem mittleren Ausgangswert

stung war auch, allerdings in einem signifikant geringeren Ausmaß, nach Pentazocin festzustellen (Behandlungsfaktor: $F(1{,}29) = 18.95, P < 0.001$).

7. Blutdruck. Sowohl der systolische als auch der diastolische Blutdruck stiegen nach Pentazocin um durchschnittlich etwa 7 mm Hg an, wobei die höchsten Werte 30–60 min nach Injektion erreicht waren. In der nächsten Stunde wurden die Ausgangswerte wieder erreicht (Abb. 6.). Nach Plazebo kam es zu keinen systematischen Veränderungen. Für den systolischen Blutdruck fand sich ein signifikanter Einfluß des Behandlungsfaktors ($F(1{,}29) = 17.34, P < 0.001$), wogegen sich die Änderung des diastolischen Druckes nur in einem relativ kleinen F-Wert für den Behandlungsfaktor niederschlug ($F(1{,}29) = 3.41$, $0.1 > P > 0.05$).

8. Nebenwirkungen. Während nach Kochsalzlösung keinerlei Nebenwirkungen angegeben wurden, gaben die Probanden nach Pentazocin eine Reihe zum Teil schwerwiegender Nebenwirkungen an. 9 Probanden berichteten über ein Gefühl der Müdigkeit und Schwere, 2 über Konzentrationsschwierigkeiten, 8 über Schwindel oder Benommenheit, 4 über leichte Übelkeit, 3 über Wärmegefühl, 2 über Schwitzen, 2 über ein trockenes Gefühl im Mund und je 1 über Fixationsschwierigkeiten, Kopfschmerzen, Zittern, Harndrang, ein verändertes Körpergefühl und über ein besonderes Gefühl des Wohlbefindens. Am Ende der Versuche waren die genannten Nebenwirkungen in der Regel abgeklungen.

Literatur

1. Beecher HK (1957) The measurement of pain. Prototype for the quantitative study of subjective responses. Pharmacol Rev 9:59
2. Cox DR (1963) Large sample sequential test for composite hypotheses. Sankhya 25:5
3. Grünberger J (1967) Klinisch-psychologische Teststudie an Alkoholkranken. In: Kryspin-Exner C (Hrsg) Die offene Anstalt für Alkoholkranke in Wien-Kalksburg. Verlag Brüder Hollinek, Wien, S 139
4. Graffenried B von, Adler R, Abt K, Nüesch E, Spiegel R (1978) The influence of anxiety and pain sensitivity on experimental pain in man. Pain 4:253
5. Jarvik ME, Wolff BB (1962) Differences between deep pain responses to hypertonic and hypotonic saline solution. J Appl Physiol 17:841
6. Lahoda R, Stacher G, Bauer P (1977) Experimentally induced pain: measurement of pain threshold and pain tolerance using a new apparatus for electrical stimulation of the skin. Int J Clin Pharmacol 15:51

7. Lahoda R, Stacher G, Bauer P, Wohlzogen FX (1978) Schmerzschwelle und Schmerztoleranz auf elektrische und thermische Reizung der Haut. Zur Anwendung eines neuen Gerätes zur Auslösung und Messung von experimentellem Schmerz. Wien Klin Wochenschr 90:316
8. Notermans SLH (1961) Measurement of the pain threshold determined by electrical stimulation and its clinical application. Neurology 16:1071
9. Smith GM, Becher HK (1969) Experimental production of pain in man: sensitivity of a new method to 600 mg of aspirin. Clin Pharmacol Ther 10:213
10. Smith GM, Egbert LD, Markowitz RA, Mosteller F, Beecher HK (1966) An experimental pain method sensitive to morphine in man: the submaximum effort tourniquet technique. J Pharmacol Exp Ther 154:324
11. Stacher G, Bauer P, Brunner H, Grünberger J (1976) Gastric acid secretion, serumgastrin levels and psychomotor function under the influence of placebo, insulinhypoclycemia, and/or bromazepam. Int J Clin Pharmacol 13:1
12. Wohlzogen FX, Weish P (1969) Vergleichende Analgetikaprüfung unter Verwendung der Schmerzschwellenzeit bei thermischer Hautreizung als Kriterium für die analgetische Wirkung. Wien Klin Wochenschr 81:616
13. Wolff BB, Jarvik ME (1965) Quantitative measures of deep somatic pain: further studies with hypertonic saline. Clin Sci 28:43
14. Wolff BB, Kantor TG, Jarvik ME, Laska E (1966) Response of experimental pain to analgesic drugs. I. Morphine, aspirin, and placebo. Clin Pharmacol Ther 7:224
15. Wolff BB, Kantor TG, Jarvik ME, Laska E (1966) Response of experimental pain to analgesic drugs. II. Codeine and placebo. Clin pharmacol Ther 7:323
16. Wolff BB, Potter JL, Vermeer WL, McEwen C (1961) Quantitative measures of deep somatic pain: preliminary study with hypertonic saline. Clin Sci 20:345

Objektive Algesimetrie mit dem evozierten Potential

P.W. Reeh und E. David

Einleitung

Die Mittelung sensorisch evozierter Potentiale aus dem EEG beim Menschen hat sich als objektivierende Meßmethode in der Sinnesphysiologie vielfach bewährt. In die klinische Audiologie hat sie als „objektive Audiometrie" Einzug gehalten; in der Neurologie spielen akustisch und visuell evozierte Potentiale eine diagnostische Rolle. Für die objektive Schmerzmessung steht die Methode seit der Arbeit von Spreng und Ichioka [16] über das durch Zahnpulpastimulation evozierte Potential zur Verfügung. Sie ist, wie die Literatur zeigt, seither nur dreimal zum experimentellen Einsatz gekommen [3, 4, 13]. Unser Einstieg in die objektive Algesimetrie mit dem evozierten Potential war mit einer Reihe von Problemen verbunden, die von allgemeinem Interesse sein könnten.

Methodik

Wir entschieden uns für die elektrische Zahnpulpastimulation als experimentellen Schmerzreiz, da nur am Zahn schon die Schwellenempfindung schmerzhafter Natur ist[1] [1, 5].

Der außerordentlich hohe elektrische Widerstand des Zahnschmelzes und das feuchte Milieu der Mundhöhle machen einen erheblichen Aufwand bei der Isolation der Reizelektrode erforderlich. Wir mußten eine neue Oberflächenelektrode entwickeln, da keines der bisher vorgeschlagenen Modelle konstante Reizparameter für längere Versuchsdauern gewährleisten konnte und da der Zahnschmelz nicht verletzt werden sollte. Wir verwenden daher einen sekundenschnell abbindenden Polymerisationskleber (Loctite), um eine mit Elektrolytgelee gefüllte Napfelektrode aus Moosgummi auf dem Zahn zu befestigen und verkleben zum Schutz vor Kriechströmen eine Gummifolie (Coffer Dam) rund um die Elektrode. Die großflächige Gegenelektrode liegt unter der Oberlippe direkt über der Wurzel des gereizten maxillären Schneidezahns. Der geringe Elektrodenabstand ist neben der absoluten Erdfreiheit des Reizgeräteausgangs (Stimulus-Isolator TEKTRONIX 2620) eine wichtige Bedingung für die Beherrschung des elektrischen Reizartefakts in der EEG-Registrierung. Die Ableitung, Verstärkung und Magnetbandaufzeichnung der elektrophysiologischen Signale entspricht dem üblichen Standard (Filterbandbreite 0,8 Hz – 125 Hz beim EEG, 0,8 Hz – 1 kHZ beim EMG). Auf Einzelheiten wird in den

---

1 Diese Exklusivität wird neuerdings auch für den Laser-Strahlungshitzereiz in Anspruch genommen [2].

Abbildungsunterschriften hingewiesen. Die Mittelung und Auswertung der Daten wird „off-line" an einem Laborrechner (PDP 11/40) mit Hilfe eines Programmpakets (OFFLAB, s. [8]) vorgenommen, das speziell auf die EEG-Analyse zugeschnitten ist.

Ergebnisse und Diskussion

Keine der 11 Versuchspersonen verspürte bei der Zahnpulpastimulation einen qualitativen Unterschied zwischen der Schwellenempfindung und der Empfindung weit überschwelliger Reizstärken (bis 15 dB). Dieser Befund widerspricht der verschiedentlich postulierten Existenz einer parästhetischen Vorschmerzfühlzone [10, 15 u.a.] und kommt wahrscheinlich dadurch zustande, daß eine ungewollte (Mit-)Stimulation der Gingiva sicher vermieden wurde und bewußt auf die Suggestivfrage verzichtet wurde, bei welcher (überschwelligen) Intensität der Reiz schmerzhaft zu werden beginne.

Myogene Artefakte sind ein Problem, mit dem bei extrakranieller Ableitung sensorisch evozierter Potentiale grundsätzlich gerechnet werden muß. Von intraoralen Reizen ist schon seit langem bekannt [7], daß sie beim Menschen eine bilaterale reflektorische Entladungspause der tonisch innervierten Kaumuskulatur hervorrufen. Abb. 1 zeigt die Zahnpulpareizantwort des M. masseter, die im typischen Fall aus zwei von einer kurzen Erregungsrückkehr getrennten Entladungspausen besteht. Die Mittelung reizkorrelierter EMG-Abschnitte (Abb. 1) bringt zusätzlich zwei große Wellen von gegensätzlicher Polarität zutage, die Anfang und Ende des Reflexes markieren, und die das evozierte Potential kontaminieren können. Vor allem die in der Literatur bisher unbekannte zweite Welle, deren Gipfellatenz bis zu 120 ms betragen kann, konkurriert latenzzeitlich mit wesentlichen Komponenten der zerebralen Reizantwort (Abb. 2). Die völlig entspannte Kau-

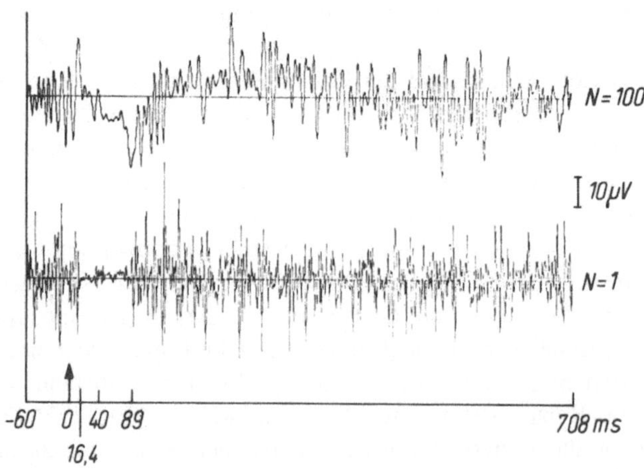

Abb. 1. Zahnpulpareizantwort der isometrisch kontrahierten Kaumuskulatur

Ableitung: Oberflächenelektroden, ispilat. M. masseter-Mastoid.
Reiz: Maxillärer Schneidezahn, Dauer 1 ms, Intensität 6 dB über der Empfindungsschwelle, Reizfolge aperiodisch, Intervalle von 2–20 s.
Oben: Mittelungsergebnis von 100 reizkorrelierten EMG-Abschnitten.
Unten: Einzelantwort

muskulatur reagiert nicht auf Zahnschmerzreize; es genügen allerdings bereits geringste tonisierende Einflüsse, wie z.B. die auf den Unterkiefer wirkende Schwerkraft bei aufrechter Körperhaltung. Über das Auftreten myogener Reizantworten bei subjektiv knapp unterschwelligen Reizstärken wurde kürzlich an anderer Stelle bereits berichtet [5].

Abb. 2 gibt das Beipiel eines voll differenzierten, durch Zahnpulpareize evozierten gemittelten Vertexpotentials wieder. Als quantitative Parameter dienen Amplituden und Latenzen der drei wesentlichen Potentialkomponenten, die nach Reihenfolge und Polarität bezeichnet sind. Für algesimetrische Zwecke eignen sich grundsätzlich nur Meßgrößen, die, im Idealfall linear, von der Reizstärke abhängen. Die Gipfellatenzen der Potentialkomponenten erfüllen diese Bedingung gut. Abb. 3 zeigt am Beispiel der P_2-Komponente eines Probanden, daß sich die Meßwertreihe der Latenzen bei logarithmischer Intensitätsskala sehr gut (r = 0,96) durch eine Gerade approximieren läßt. Die Meßwerte der Amplituden zeigen jedoch eine außerordentlich große Variabilität und lassen eine intensitätsabhängige Größenzunahme allenfalls erahnen (s. Abb. 3).

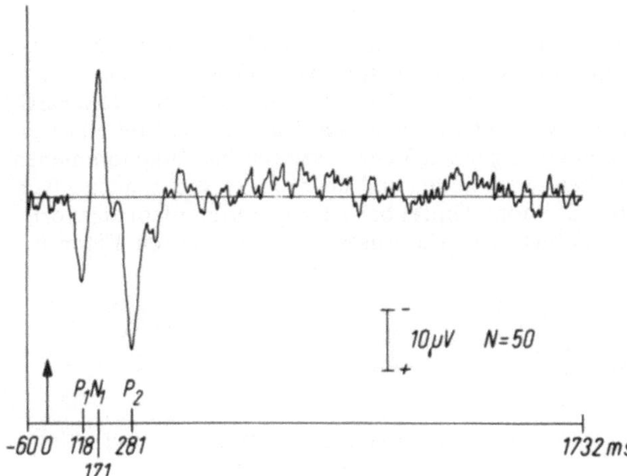

Abb. 2. Gemitteltes, durch Zahnpulpareiz evoziertes Vertexpotential
Ableitung: $C_z - A_1$ (ipsilat. Mastoid). Reiz wie bei Abb. 1
Negativität der Vertexelektrode nach oben

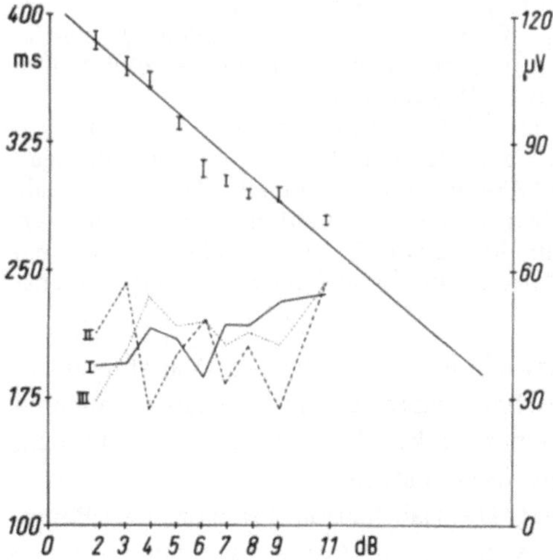

Abb. 3. Intensitätsfunktionen der P_2-Komponente.
Ableitung wie bei Abb. 2, Reiz wie bei Abb. 1; aufsteigende Intensitätsvariation.
Oben: Intensitätsfunktion der Gipfellatenz, Meßwerte aus 3 unabhängigen Versuchsreihen mit dem selben Probanden; die senkrechten Linien verbinden die jeweils kürzeste und die längste gemessene Latenz; die Regressionsgerade wurde vom Computer berechnet: Korrelationskoeffizient r = 0,96.
Unten: Verlauf der Amplitudenmeßwerte der drei Versuchsreihen; Amplitude = vertikaler Abstand des Gipfels zur Nullinie, die der Computer als arithmetischen Mittelwert aller X-Koordinatenwerte des Analysenzeitraums berechnet

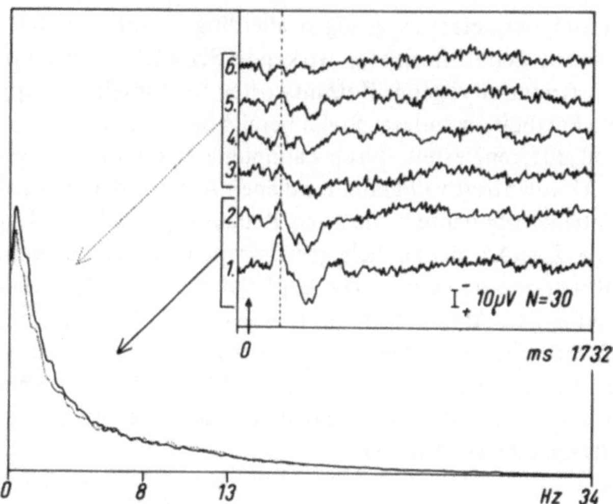

Abb. 4. Habituation des durch Zahnpulpareize evozierten Potentials und Frequenzspektrum des Hintergrund-EEGs. Ableitung wie bei Abb. 2, Reiz wie bei Abb. 1. Oben (Kasten): 6 evozierte Potentiale aus insgesamt 180 aufeinanderfolgenden reizkorrelierten EEG-Abschnitten gemittelt; Dauer des ganzen Versuchs 18 Minuten. Unten: Gemittelte Power-Spektren aus dem kontinuierlich während des ganzen Versuchszeitraums aufgenommenen Hintergrund-EEG. Die Bilder entsprechen einer guten und über die Versuchsdauer unveränderten Vigilanz der Versuchsperson; der hohe Gipfel bei 1 Hz ist durch nicht reizkorrelierte Kopf- und Augenbewegungen bedingt. Die Habituation des evozierten Potentials spiegelt sich nicht im Spektrum wider

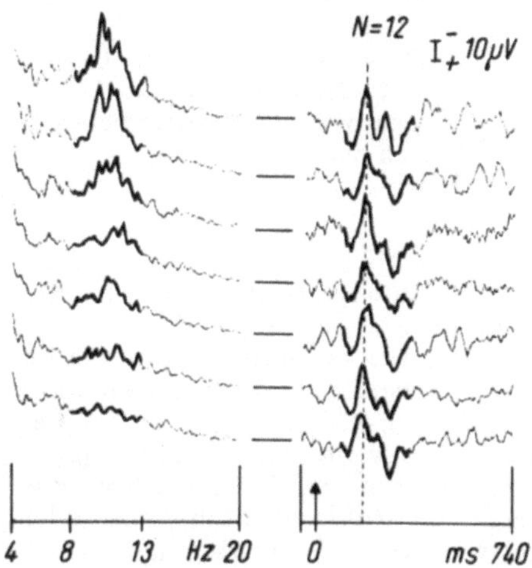

Abb. 5. Evozierte Potentiale und Alpha-Spektrum des Hintergrund-EEGs. Ableitung wie bei Abb. 2, Reiz wie bei Abb. 1. Links: Gemittelte Power-Spektren aus dem Hintergrund-EEG eines Probanden, von unten nach oben nach steigendem Alpha-Gehalt (Fläche unter der Kurve zwischen 8 und 13 Hz) geordnet. Rechts: Zahnpulpareiz-evozierte Potentiale aus den zu den Power-Spektren gehörigen EEG-Sequenzen gemittelt. Die Potentiale zeigen keine signifikanten Amplitudenunterschiede, obwohl die Fläche unter dem Alpha-Spektrum auf das Fünffache anwächst

Abb. 4 zeigt die Habituation als eine der gewichtigsten Ursachen der Variabilität der Potentialamplituden. Sie kann trotz aperiodischer Reizfolge und konstanten äußeren Versuchsbedingungen auftreten und führt zu einer starken Reduktion der Amplituden, die sich danach relativ stabil auf einem niedrigen Niveau einpendeln.

Die Gipfellatenzen bleiben dabei unverändert. Die Habituation des evozierten Potentials wird gemeinhin mit dem Verlust der spezifischen Aufmerksamkeit (selective

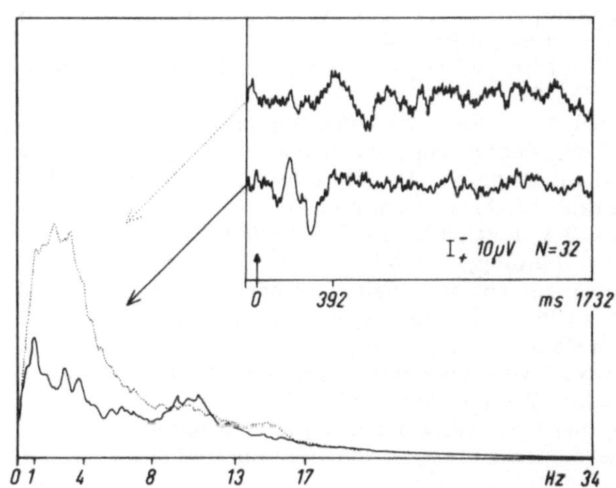

Abb. 6. Durch Zahnpulpareize im Schlaf evoziertes Potential und Frequenzspektrum des Hintergrund-EEGs. Ableitung wie bei Abb. 2, Reiz wie bei Abb. 1. Oben (Kasten): Unten: Evoziertes Potential in entspanntem Wachzustand. Oben: Schlafstadium C, evoziertes Potential mit ausgeprägter N_2-Komponente. Unten, durchgezogene Linie: Power-Spektrum im Wachzustand; gepunktete Linie; Power-Spektrum im Schlafstadium C; hohe 2–4 Hz-Aktivität, niedrige Alpha-Aktivität und gesteigerte Aktivität im 14–16 Hz-Bereich („Schlafspindeln")

attention) für einen durch monotone Wiederholung trivial werdenden Reiz begründet [14]. Wir haben versucht diesen Vorgang mit Hilfe der Spektralanalyse (fast fourrier transformation) des Hintergrund-EEGs zu kontrollieren. Dabei zeigt sich aber (Abb. 4), daß sich die Power-Spektren aus Versuchsabschnitten mit starker Habituation nicht wesentlich von denen aus Abschnitten mit schwacher Habituation unterscheiden. Vor allem der Alpha-Frequenzbereich im EEG ist verschiedentlich mit der Amplitude evozierter Potentiale in Zusammenhang gebracht worden [9, 12]. Wir konnten eine solche Beziehung intraindividuell bislang nicht finden. Abb. 5 zeigt 7 annähernd gleichgroße durch Zahnpulpareize evozierte Potentiale eines Probanden, die aus EEG-Material von sehr unterschiedlichem Alpha-Gehalt gemittelt wurden.

So wenig sich die spezifische Aufmerksamkeitslage in der spektralen Zusammensetzung des Hintergrund-EEGs widerspiegelt, so deutlich wirken sich Veränderungen der allgemeinen Vigilanz aus. Abb. 6 illustriert die Unterschiede der Power-Spektren zwischen Schlaf (Stadium C nach Loomis) und Wachzustand. Das im Schlaf evozierte Potential läßt die ursprünglichen Potentialkomponenten kaum noch erkennen, zeigt aber eine stark vergrößerte N_2-Komponente, wie sie auch bei akustisch evozierten Potentialen im Schlaf zu beobachten ist [6].

Wir verfolgen mit dieser kurzen Übersicht nicht die Absicht, vor der objektiven Algesimetrie mit dem evozierten Potential abzuschrecken, sondern wollen vielmehr dazu anregen, die verbleibenden Probleme einer Lösung näher zu bringen. Das Hauptziel sehen wir darin, die durch Habituation bedingte Variabilität der Potentialamplituden zu reduzieren. Ein Lösungsvorschlag findet sich in der audiologischen Literatur [11] und betrifft die stochastische Variation nicht nur der Reizintervalle, sondern auch der Reizintensitäten, wodurch sowohl die Versuchsdauern zu verkürzen sind als auch die Reproduzierbarkeit der Potentiale zu verbessern ist.

Literatur

1. Anderson DJ, Hannam AG, Matthews B (1970) Sensory mechanisms in mamalian teeth and their supporting structures. Physiol Rev 50:171
2. Carmon A, Mor J, Goldberg J (1978) Evoked cerebral responses to noxious thermal stimuli in humans. Exp Brain Res 25:103
3. Chapman CR, Benedetti C, Butler SH (1977) Cerebral response measures of stimulation-induced and opiate-induced dental analgesia in man: attempted analgesia reversal with narcotic antagonist. In: Anderson DJ, Matthews B (eds) Pain in the trigeminal region; Elsevier/North Holland, Amsterdam p 423
4. Chatrian GE, Canfield RC, Knauss TA, Lettich E (1975) Cerebral responses to electric tooth pulp stimulation in man. Neurology 25:745
5. David E, Reeh PW (1979) Subliminal perception in pain. Pflügers Arch. 382:R 51
6. Fruhstorfer H, Bergström RM (1969) Human vigilance and auditory evoked responses. Electroencephalogr Clin Neurophysiol 27:346
7. Hoffman P, Tönnies JF (1948) Nachweis des völlig konstanten Vorkommens des Zungen-Kieferreflexes beim Menschen. Pflügers Arch 250:103
8. Kobal G, Plattig KH (1978) Methodische Anmerkungen zur Gewinnung olfaktorischer EEG-Antworten des wachen Menschen (objektive Olfaktometrie). Z EEG-EMG 9:135
9. Levonian E (1966) Evoked potential in relation to subsequent alpha frequency. Science 152:1280
10. Matthews B, Baxter J, Watts S (1976) Sensory and reflex responses to tooth pulp stimulation. Brain Res 113:83
11. Patnew CH, Kevansihvili ZSH, Galle E, Khachidze O (1975) ERA-stimulation with free-programmable frequency and intensity sequence-A method to reduce the examination time. Arch Oto rhino laryngol (NY) 211:43
12. Rodin EA, Grisell JL, Gudobba RD, Zachary G (1965) Relationship of EEG background rhythms to photic evoked responses. Electroencephalogr Clin Neurophysiol 19:301
13. Schmidt J (1970) Die Beeinflussung der langsamen Hirnrindenpotentiale des Menschen nach elektrischer Zahnreizung durch Analgetika. Acta Biol Med Germ 24:361
14. Shagass CH (1972) Evoked brain potentials in psychiatry. Plenum Press, New York London
15. Shimizu T (1964) Tooth pre-pain-sensation elicited by electrical stimulation. J Dent Res 43:467
16. Spreng M, Ichioka M (1964) Langsame Rindenpotentiale bei Schmerzreizung am Menschen. Pflügers Arch 279:121

Problematik der eindimensionalen Schmerzmessung

S. Lehrl, R. Cziske, L. Blaha und J.-U. Brückmann

Ort der Schmerzmessung im Reiz-Reaktionsschema

Mit Fischer [3] und Kriz [8] verstehen wir unter Messung die adäquate, d.h. mindestens homomorphe Abbildung empirischer auf numerische Relative. Demnach läßt sich die Messung von Schmerzen bereits durchführen, wenn sich verschiedene Schmerzzustände als einander gleich oder ungleich unterscheiden lassen. Den Erfahrungen entsprechend kann man die Frage nach der Meßbarkeit von Schmerzen mit Hensel [6] „generell im positiven Sinn . . . beantworten".

Die Hauptschwierigkeit des Messens liegt in der Bestimmung des empirischen Beziehungssystemes. Denn der empirische Sachverhalt des Schmerzes ist nur dem Betroffenen unmittelbar zugänglich. Der Fremdbeobachter erfaßt lediglich Reaktionen, wie sie in Tabelle 1 angeführt und strukturiert werden. Teilweise vermag der Beobachter – zumindest bei experimentellen Untersuchungen und klinischen Interventionen, beispielsweise Injektionen – die Bedingungen (Tabelle 2) von Schmerzen und Schmerzänderungen unmittelbar zu erfassen.

Die den direkten Schmerzmessungen zugrundeliegenden empirischen Relative sind immer Reaktionen. Sie können, müssen aber nicht, zusätzlich die Reize betreffen. Versuche, den Schmerz als Erleben zu messen, sind immer indirekt. Für den Fremdbeobachter stellt der Schmerz eine theoretische Veränderliche dar, die sich als Abbildungsfunktion von mindestens einer Reiz- auf eine Reaktionsvariable oder als Zusammenhangsfunktion zwischen meßbaren Reaktionsvariablen ergibt.

Problematik der Eindimensionalität

Skalenniveau der Messungen

Von Dimensionen, wie man sie aus den Naturwissenschaften kennt, erwartet man eine Meßeinheit, so bei der Länge, der Zeit, dem Gewicht usw. Dimensionierte Messungen müßten demnach genaugenommen wenigstens Intervallskalen sein [14]. Dies betrifft nicht nur die empirischen Relative, sondern, soweit man eigentlich den Schmerz als Erlebnis- oder Empfindungsgröße meint, auch die Zusammenhangsfunktion zwischen den empirischen Meßvariablen. Die Nachweise derartiger Zusammenhänge erfordern oft eine umfangreiche theoretische und empirische Begründung. Sie müßten beispielsweise mit dem Dolorimeter von Hardy et al. [4] geglückt sein. Hingegen dürften nach den Untersuchungsergebnissen von Ohnhaus und Adler [12] verbale absolute Angaben der Schmerz-

Tabelle 1. Schmerzreaktionen und ihre Klassifizierung

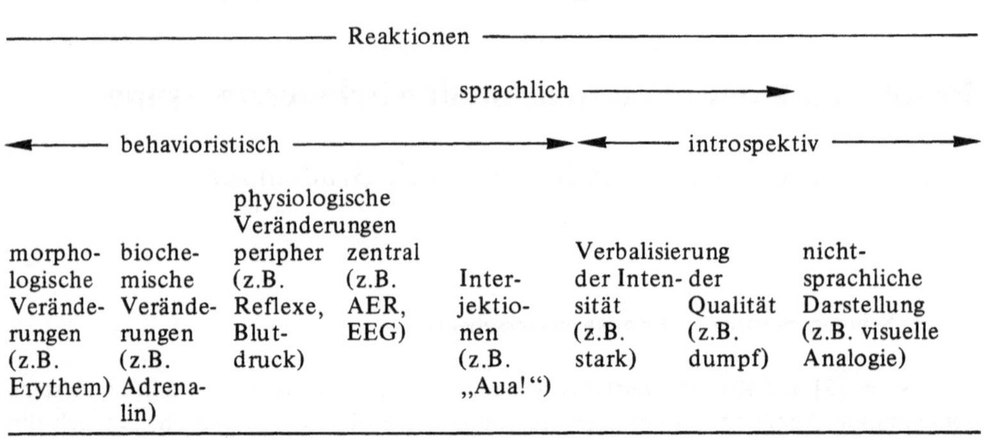

Reaktionen							
				sprachlich →			
← behavioristisch				→	← introspektiv		→
		physiologische Veränderungen					
morphologische Veränderungen (z.B. Erythem)	biochemische Veränderungen (z.B. Adrenalin)	peripher (z.B. Reflexe, Blutdruck)	zentral (z.B. AER, EEG)	Interjektionen (z.B. „Aua!“)	Verbalisierung der Intensität (z.B. stark)	der Qualität (z.B. dumpf)	nichtsprachliche Darstellung (z.B. visuelle Analogie)

Tabelle 2. Schmerzauslösende Reize

Reize	
physikalisch	mechanisch elektrisch thermisch andere (z.B. vibratorisch)
chemisch	Polypeptide Serotonin Acetylcholin Histamin H^+-Ionen K^+-Ionen tierische und pflanzliche Schmerzgifte
physiologisch	Ischämie u.ä.

intensität, wie leicht, mittelstark und sehr stark, und wohl auch visuelle Analogieskalen, kein Bild von einer Schmerzvariable auf dem Intervallskalenniveau entwerfen. Die Intervallskala setzte voraus, daß wenigstens eine Reiz- und eine Reaktions- oder zwei Reaktionsvariablen in einer metrischen (linearen, quadratischen, kubischen usw.) Beziehung zueinander stünden. Statt dessen können wir, darüber gibt es jedoch inzwischen genügend Hinweise (z.B. Luderer und Bischoff [10]), einen monotonen Zusammenhang zwischen unmittelbarer Meß- und der theoretischen Schmerzvariable unterstellen.

Mit Messungen von Schmerzen meinen wir nach unseren Ausführungen Graduierungen, die sich nach der Einteilung von Stevens [14] auf dem Rangniveau befinden.

Abhängigkeit vom Zweck

Untersucht man den Einfluß des Reizes – damit sind auch therapeutische Maßnahmen gemeint – auf schmerzbezogene Reaktionen, dürfte bereits die Messung einer einzigen Reaktionsdimension genügen. Durch Berücksichtigung von deren Abbildungsfunktion lassen sich zusätzliche Aussagen über den Schmerz als theoretische Variable gewinnen. Sucht man zu einem konkreten Reiz jedoch eine adäquate Reaktion, muß man schon wenigstens zwei Reaktionsvariablen beobachten, um aus dem Vergleich ihrer Veränderung in Abhängigkeit vom Reiz die adäquatere auswählen zu können. Der Versuch, allein aus dem Zusammenhang von Reaktionen auf die angezielte theoretische Schmerzvariable zu schließen, erfordert ebenfalls mindestens zwei Reaktionsvariablen. Es hängt also u.a. vom verfolgten Zweck ab, ob die eindimensionale Erfassung von Schmerzen zufriedenstellen kann.

Schmerzintensität als eindimensionale Größe

Eindimensionale Erfassungen des Schmerzes dürften sich ausschließlich auf die Schmerzintensität beziehen. Als Verfahren dienen visuelle Analogieskalen sowie verbale Graduierungen wie „der Schmerz ist – nicht vorhanden – leicht – mittelstark – stark – nicht auszuhalten". Mit einer derartigen verbalen Skala zeichnete Keele [7] Schmerzen in Verläufen auf. Auf diese Weise entstanden algometrische Schmerzkurven, an denen sich die Wirkungen von Reizvariablen, vor allem therapeutische Maßnahmen, aufzeichnen ließen. Ein Beispiel gibt Abb. 1 wieder.

Während die dargestellten Verfahren absolute Messungen erlauben, befaßten sich die Psychophysiker eher mit relativen Messungen, indem sie sukzessive und simultane Unterschiedsschwellen in Abhängigkeit von manipulierten Reizintensitäten oder in Trennungen von Reizlokalisierungen untersuchten.

Die eindimensionale Schmerzmessung ist für die Grundlagenforschung und auch Klinik zu eng, wo man Schmerz als differenziertes Erleben auffaßt, das, obwohl in begrifflichen Zusammenhang mit Schmerz gebracht, intern strukturiert ist. Die Annahme einer eindimensionalen Schmerzintensität dürfte dem Erleben, das sich eher im Qualitativen abspielt, ohnehin nur begrenzt adäquat sein. Zumindest befindet sich die Intensität nur als eine unter mehreren Dimensionen der Schmerzempfindungen, deren Ordnung auf die Tradition von J.v. Kries und E. Hering zurückgeht (s. Hensel [5]) (Tabelle 3).

Selbst wenn man Schmerzintensität, wie auch Melzack [11], als eindimensionale Größe neben anderen Schmerzdimensionen auffaßt, wird man in Schwierigkeiten geraten,

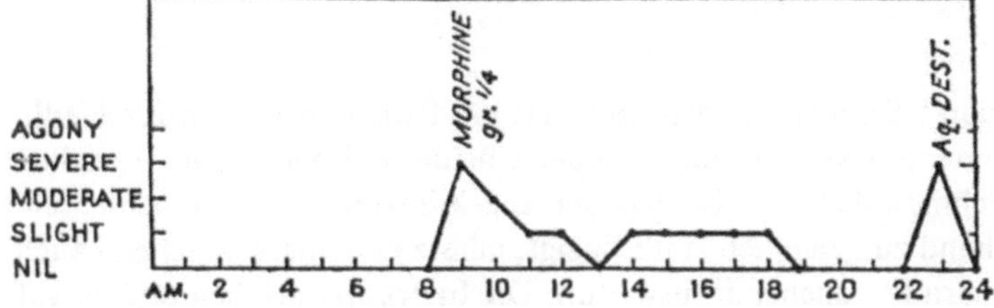

Abb. 1. Eindimensionale Schmerzverlaufsmessung durch Keele [7]. Beispiel der Anwendung zur Therapiekontrolle

Tabelle 3. Ordnungsschema von Schmerzparametern nach Hensel [6]. Es wurde von uns um den konnotativen Aspekt erweitert

Sprachfunktion	Gesichtspunkt	Dimension	Polarität
Denotation	Raum	Ausbreitungsfläche	lokal–ausgebreitet
		Tiefe	tief–oberflächlich
	Zeit	Dauer	kurz–lang
		Verlauf	konstant–veränderlich
	Intensität		stark–schwach
	Qualität		angenehm–unangenehm
Konnotation	Valenz		angenehm–lästig
	Potenz		schwach–übermächtig
	Dynamik		gewohnt–überraschend

wenn man berücksichtigt, daß sich Schmerzerleben in Qualitäten vollzieht. Demnach müßten unterschiedliche Schmerzintensitäten verschiedenen Konstellationen von Erlebensqualitäten entsprechen. Diese Folgerung bietet sich an, wenn man Schmerz als psychisches Ereignis betrachtet (s. auch Bailey u. Davidson [1]).

Zumindest unter psychologischen Gesichtspunkten, die hier behandelt werden sollen, scheint die Auffassung von Schmerzerleben als eindimensionaler Größe nicht haltbar zu sein. Unter klinischen Gesichtspunkten, unter denen sich Schmerzmitteilungen meistens im sprachlichen, also im subtilst möglichen Medium vollziehen, dürfte es obendrein unzweckmäßig sein, von der Eindimensionalität von Schmerzen auszugehen.

Durch Untersuchungen mit der mehrdimensionalen Schmerzskala nach Röth und Lehrl [13] versuchten wir, die Behauptungen, daß Schmerz eine psychologische eindimensionale Variable sei, empirisch zu prüfen (Abb. 2).

Empirische Untersuchungsergebnisse zur Rechtfertigung der Mehrdimensionalität von Schmerzmessungen

Kein Generalfaktor

Gäbe es psychologisch „den“ Schmerz, müßte sich das bei Patienten mit unterschiedlichen Schmerzen und Schmerzstärken in einer Tendenz niederschlagen, beim Ausfüllen der mehrdimensionalen Schmerzskala ein Niveau der angekreuzten Stufen einzuhalten. Wer bei der Qualität stechend zu „ziemlich stark“ neigt, müßte es dementsprechend auch bei den Qualitäten „hämmernd“, „ziehend“ usw. tun. Die Interkorrelationen und darauf aufbauend die Faktorenanalysen erbrächten in diesem Fall einen Generalfaktor. Statt dessen ergeben sich, wie aus Tabelle 4 hervorgeht, eher gleich starke Gruppenfaktoren.

Meine Schmerzen sind:	sehr	ziemlich	mittel	wenig	entfallt
01 stark	○	○	○	○	○
02 pochend	○	○	○	○	○
03 stechend	○	○	○	○	○
04 spitz	○	○	○	○	○
05 hartnäckig	○	○	○	○	○
06 bohrend	○	○	○	○	○
07 ziehend	○	○	○	○	○
08 fast angenehm	○	○	○	○	○
09 überall vorhanden	○	○	○	○	○
10 pulsierend	○	○	○	○	○
11 prickelnd	○	○	○	○	○
12 schwer	○	○	○	○	○
13 stumpf	○	○	○	○	○
14 kneifend	○	○	○	○	○
15 häufig	○	○	○	○	○
16 hämmernd	○	○	○	○	○
17 lästig	○	○	○	○	○
18 stoßend	○	○	○	○	○
19 allgemein	○	○	○	○	○
20 überraschend	○	○	○	○	○
21 reißend	○	○	○	○	○
22 schnell vorübergehend	○	○	○	○	○
23 nadelstichartig	○	○	○	○	○
24 spannend	○	○	○	○	○
25 blitzartig durchzuckend	○	○	○	○	○

Abb. 2. Formular der mehrdimensionalen Schmerzskala nach Röth und Lehrl [13]

Ein deutlicher Generalfaktor zeigte sich in keiner der Stichproben, die übrigens von Lehrl et al. [9] näher beschrieben wurden. Damit halten wir gleichzeitig die öfter als Grund gegen die Verwendung von Schmerzskalen geäußerte Annahme für widerlegt, wonach die Schmerzmitteilungen von einem Faktor der „Klagsamkeit" oder des „Mitteilungswunsches" überlagert sei, wie er beispielsweise bei Skalen für psychosomatische Beschwerden angetroffen wird (vgl. Brähler u. Scheer [2]).

Lediglich in einer Verlaufsuntersuchung, in der wir die Schmerzen nach dem pneumoenzephalographischen Eingriff mit der mehrdimensionalen Schmerzskala erfaßten, kristallisierte sich ein immer stärkerer Generalfaktor heraus (Tabelle 5). Zum Vergleich befinden sich darunter die Varianzanteile im Gießener Beschwerde-Bogen (GBB). Da mit zunehmender zeitlicher Entfernung vom PEG die Schmerzen nachließen, könnte, dies ist eine Erklärung im nachhinein, sich die Tendenz zum Klagen gegen den Wunsch nach

Tabelle 4. Prozentanteile der mit der mehrdimensionalen Schmerzskala ermittelten Faktoren an der Gesamtvarianz

Stichprobe	Prozentanteile an der Gesamtvarianz (unrotiert) I.	II.	III.	IV.	V.	VI.	VII. Faktor
chirurg. Ptn. (n = 80)	26	11	8	8	7	5	5
medizin. Ptn. (n = 82)	15	13	9	6	6	6	5
Ptn. gemischt (n = 62)	14	12	12	10	10	8	3
Ptn. n. PEG (1/2h) (n = 51)	29	11	9	7	6	5	5
akute Schizophrenie (n = 43)	23	13	9	8	6	6	5
zykl. Depression (n = 107)	24	11	7	5	5	5	4
Migräne (n = 114)	17	10	8	8	6	5	5

Tabelle 5. Prozentanteile der Schmerzfaktoren an der Gesamtvarianz in einer Verlaufsstudie

Schmerzerhebung nach PEG (n = 51)	Prozentanteile an der Gesamtvarianz (unrotiert) I.	II.	III.	IV.	V.	VI.	VII. Faktor
1/2 Stunde	29	11	9	7	6	5	5
3 Stunden	35	11	8	7	6	5	4
5 1/2 Stunden	40	11	8	6	5	4	4
8 Stunden	45	9	7	6	5	4	4
Beschwerden in GBB	40	6	6	5	4	4	3

sachlicher Schmerzdarstellung immer mehr durchsetzen. Allerdings sind diese Befunde möglicherweise nur ein methodisches Artefakt. Denn mit zunehmender Zeitdauer gaben immer mehr Patienten an, nicht mehr an Schmerzen zu leiden. Dadurch mußten sich die Interkorrelationen erhöhen.

Bis zum sechsten Faktor in Tabelle 4 lagen die Eigenwerte ausnahmslos über 1,0. Dadurch wird die Annahme eines mehrdimensionalen Schmerzerlebens gestützt.

Stabilität der Schmerzsprache und -struktur

Die in Tabelle 4 dargestellten Faktoren zeigten zwischen den Stichproben eine teilweise gute Übereinstimmung. Nach dem Fischer-Roppert-Verfahren der Faktoren-Übereinstimmung ergab sich ein durchschnittlicher Koeffizient von 0,72. Dabei erwiesen sich einige Faktoren, wie der der Rhythmik mit den Adjektiven „hämmernd – pulsierend – pochend – bohrend", als zwischen den Stichproben stabil, ebenso der Faktor „andauern-

Tabelle 6. Schmerzadjektive, deren Gebrauch sich als sehr (links) und wenig (rechts) stabil erwiesen hat

Übereinstimmung des Gebrauches in sieben verschieden zusammengesetzten Stichproben	
hoch	niedrig
hartnäckig	prickelnd
hämmernd	bohrend
schnell vorübergehend	allgemein
stechend	überraschend
stark	fast angenehm
lästig	pulsierend
ziehend	kneifend
nadelstichartig	
stoßend	
häufig	
pochend	
spannend	

de Lästigkeit". Dagegen zeigten sich bei dem der „Ausgebreitetheit" relativ geringe Ähnlichkeiten im Sprachgebrauch der verschiedenen Stichproben. Es gibt aber, so möchten wir nach den angeführten empirischen Befunden behaupten, im Kern eine interindividuell überwiegend stabile Struktur der Schmerzsprache und auch des Schmerzerlebens. In Tabelle 6 sind links die im Gebrauch sehr übereinstimmend vorkommenden und rechts die weniger sicher verwendeten Schmerzadjektive wiedergegeben. Von diesen Befunden ausgehend müßte sich eine noch zuverlässigere Schmerzskala entwickeln lassen.

Schmerzintensität als fluktuierende Variable

In einer weiteren Studie hatten wir anhand der rotierten Sechs-Faktoren-Lösungen untersucht, wie hoch auf dem jeweilig ermittelten Faktor die allgemeine Angabe „meine Schmerzen sind stark" (erstes Item der mehrdimensionalen Schmerzskala) lädt (s. Tabelle 7). Dabei zeigen sich bemerkenswerte, teilweise sogar hohe Ladungen des Indikators für Schmerzintensität auf den Faktoren. Diese Ergebnisse widerlegen die Annahme, daß es eine eigene psychische Qualität oder Quantität der Schmerzintensität gäbe. Zusätzlich ist keine Bindung der Schmerzintensität an einen bestimmten Schmerzfaktor zu erkennen, wenn auch eine Tendenz zu Vergesellschaftung mit der „andauernden Lästigkeit" registriert werden kann. Bei schizophrenen Patienten ist die Angabe der allgemeinen Schmerzintensität noch mit dem Überraschungswert und bei den untersuchten Chirurgiepatienten mit der Stärke der Rhythmik gekoppelt. Diese Ergebnisse stützen demnach nicht die Annahme, daß die Bewertung einer allgemeinen Schmerzintensität an eine bestimmte Konstellation von Schmerzqualitäten und deren Ausprägungen geknüpft ist.

Tabelle 7. Ladungen des Items: „Meine Schmerzen sind stark" auf den Schmerzfaktoren verschiedener Patientenstichproben

Stichprobe	Rhythmik	andauernde Lästigkeit	Ausgebreitetheit	Überraschung	Stechen	Hartnäckigkeit + Ziehen
chirurg. Ptn.	.40	.30	.04	.03	.25	.44
medizin. Ptn.	.07	.43	.23	.13	.14	.45
gemischte Gruppe	.29	.38	.27	.31	.36	.40
1/2 h n. PEG	.12	.76	.12	.13	.34	.32
PTN. m. Schizophr.	.07	.42	.04	.78	.07	.06
PTn. m. z. Depr.	.25	.56	.13	.30	.33	.05
Ptn. m. Migräne	.08	.58	.18	.22	.12	.12

Vorteile der mehrdimensionalen Messung

Die mehrdimensionale Schmerzmessung scheint zumindest dem Schmerzerleben adäquater zu sein als eine eindimensionale Messung. Für die Grundlagenforschung, die der Bildung von Theorien des Schmerzerlebens einschließlich seiner Einbettung in andere Befindenszustände gilt, ist die mehrdimensionale Messung dann ein adäquates Mittel, wenn keine Kontrolle der Schmerzbedingungen möglich ist.

Die Untersuchung des Wandels von Ausprägungen der Schmerzqualitäten unter verschiedenen therapeutischen Maßnahmen, beispielsweise Analgetika-Gaben, wird ebenso wie die Differenzierung von Schmerzursachen aufgrund des Schmerzbildes mit mehrdimensionalen Messungen ermöglicht.

Auch wenn viele empirische Belege das Konzept der eindimensionalen Schmerzmessung als zu eng erscheinen lassen, so ist doch nicht von der Hand zu weisen, daß es dem Menschen relativ zuverlässig gelingt, seine Schmerzintensität auf eine eindimensionale Skala zu projizieren. Darauf verweisen die hohen Korrelationen zwischen den Ergebnissen in visuellen Analogieskalen und der allgemeinen verbalen Stellungnahme zur Schmerzintensität (vgl. Luderer u. Bischoff [10]). Möglicherweise übersetzt er hierbei lediglich ein in einer Modalität (z.B. verbal) gebildetes Urteil in eine andere Modalität (z.B. figural), ohne sein Erleben neu zu bewerten.

Literatur

1. Bailey CA, Davidson PO (1976) The language of pain: intensity Pain 2:319
2. Brähler E, Scheer JW (1979) Skalierung psychosomatischer Beschwerdekomplexe mit dem Gießener Beschwerdebogen (GBB). Psychother Med Psychol 29:14
3. Fischer GH (1968) Psychologische Testtheorie. Fischer, Bern Stuttgart
4. Hardy JD, Wolff HG, Goodell H (1952) Pain sensations and reactions. Williams & Wilkins, Baltimore
5. Hensel H (1969) Physiologie der Sinne. In: Keidel WD (Hrsg) Kurzgefaßtes Lehrbuch der Physiologie. Thieme, Stuttgart
6. Hensel H (1972) Messen: Phänomenale und operationale Aspekte. In: Janzen R, Keidel WD, Herz A, Steichele C (Hrsg) Schmerz. Grundlagen – Pharmakologie – Therapie. Thieme, Stuttgart

7. Keele KD (1954) The pressure algometer. Lancet I: 636
8. Kriz J (1973) Statistik in den Sozialwissenschaften. Rowohlt, Reinbek bei Hamburg
9. Lehrl S, Cziske R, Blaha L (1980) Schmerzmessung durch die Mehrdimensionale Schmerzskala MSS. Vless, Vaterstetten-München
10. Luderer HJ, Bischoff C (1978) Schmerzerwartung und Schmerzwahrnehmung in experimentellen und klinischen Situationen. Med Psychol 4:164
11. Melzack R (1975) The McGill pain questionnaire: Major properties and scoring methods. Pain 1:277
12. Ohnhaus EE, Adler R (1975) Methodological problems in the measurement of pain: A comparison between the verbal rating scale and the visual analogue scale. Pain 1:379
13. Röth FG, Lehrl S (1973) Eine mehrdimensionale Selbstbeurteilungs-Skala zur Schmerzerfassung. Arzneim-Forsch 23:397
14. Stevens SS (1951) Theory of measurement. McGraw-Hill, New York
15. Wieck HH, Lehrl S (1976) Therapeutische Erfolgskontrolle durch Schmerzmessung. In: Kugler J, Lechner H, Fontanari D (Hrsg) Chronische Schmerzzustände in Neurologie und Psychiatrie. Hippokrates, Stuttgart

Ergeben umschriebene Krankheitsbilder homogene Schmerzprofile? Beispiel: Lumbales Wurzelreizsyndrom

J.-U. Brückmann, L. Blaha und R. Cziske

Der Schmerz ist ein psychophysisches Erlebnis [4]. Um ihn als solches zu erfassen, erscheint die Sprache am besten geeignet, der Außenwelt ein Bild der inneren Wahrnehmung des Menschen und damit dieses psychophysischen Erlebnisses zu vermitteln. Wie Wieck und Lehrl [6] gezeigt haben, ermöglicht die deutsche Sprache beliebig viele quantitative und qualitative Schmerzunterscheidungen. Wird nun das aktuelle Schmerzerleben beurteilt, so weniger im Vergleich zu gerade kürzlich erlittenem Schmerz, sondern vor einem weitgehend konstanten Hintergrund diaphänomenaler Relevanzverbände [5]. Im Gegensatz zu den praktisch unbegrenzten sprachlichen Möglichkeiten der Schmerzbeschreibung hat sich in der Praxis gezeigt, daß bei der standardisierten subjektiven Einschätzung eine Kategorienzahl von etwa 5 zur Verfügung steht, wohl eher aus semantischen als aus Skalierungsgründen [7]. Nur eine standardisierte Befunderhebung ermöglicht exakte intra- und interindividuelle Vergleiche, die im Längsschnitt zur Kontrolle eines Therapieerfolges dienen können. Im Querschnitt zur Beurteilung der Homogenität einer Stichprobe und bei weiterer Entwicklung des Verfahrens als differentialdiagnostisches Kriterium.

Ausgehend von einer lexigraphischen Zusammenstellung von Schmerzadjektiven gelangten Röth und Lehrl [3] zu einer repräsentativen Auswahl, der hier vorgestellten Skala aus 25 Adjektiven. Statistische Analysen ergaben eine zugrundeliegende Struktur aus 6 Faktoren zu je 4 Adjektiven. Das erste Adjektiv „stark" bildet eine zusätzliche Variable zur globalen Schmerzquantifizierung. Spätere Untersuchungen an Patientengruppen mit ganz verschiedenartigen Schmerzen führten im wesentlichen zu den folgenden 6 Schmerzqualitäten:

1. Hartnäckige Lästigkeit
2. Plötzliches Stechen
3. Rhythmik
4. Stumpfe Spannung
5. Andauernde Unangenehmkeit
6. Ausgebreitetheit

Material und Methodik

45 Patienten mit lumbalem Wurzelreizsyndrom wurden in 3 Gruppen zu je 15 drei unterschiedlichen medikamentösen Schmerzbehandlungen unterzogen. Die Untersuchung wurde doppelblind durchgeführt. Jeder Patient wurde 5mal mit der Schmerzskala untersucht, das erste Mal in unbehandeltem Zustand zur Kontrolle des Ausgangsniveaus, dann nach 3,

7, 14 und 21 Tagen. Untersucher waren die psychopathometrischen Assistentinnen der Universitäts-Nervenklinik Erlangen. Durch Ausfälle während der Studie verringerte sich die Anzahl der Patienten zum Untersuchungsende auf 27. Die Studiendauer betrug 3 Wochen. Zwischen den drei Untergruppen ergaben sich keine statistisch bedeutsamen Unterschiede, wie Berechnungen nach dem Kruskal-Wallis-H-Test und multiple Vergleiche nach Dunn zeigten. Für die Gesamtstichprobe wurden die Mediane der 6 Schmerzfaktoren und des Faktors 0 berechnet, Längsschnittvergleiche über Rangsummen und Matrix der Rangsummendifferenzen mit einzelnen Faktoren angestellt (Wilcoxon-Wilcox) und Rangkorrelationen nach Spearman-Brown zwischen den Faktoren 0–VI für die einzelnen Untersuchungszeitpunkte vorgenommen.

Ergebnisse

Wie Abb. 1 zeigt, dominiert beim unbehandelten Wurzelreizsyndrom der Faktor II: „Begleitende Lästigkeit" mit den Adjektiven „ziehend", „schwer", „häufig", „lästig". Ihm folgt der Faktor V, „stechendes Reißen", bezeichnet durch die Adjektive „stechend", „reißend", „prickelnd", „nadelstichartig". Der Blick auf den Faktor 0 zur globalen Einschätzung der Schmerzstärke zeigt eine maximale Ausprägung dieses Faktors.

Zum Vergleich sehen wir in einem Diagramm das Schmerzprofil von Patienten mit endogener Depression, die an Kopf-, Herz- und Bauchschmerzen litten. Hier zeigt sich eine eher mittelgradige globale Einschätzung der Schmerzintensität. Der Faktor II weist auch hier die stärkste Ausprägung auf, jedoch deutlich geringer als bei den Patienten mit Wurzelreizsyndrom. Auffallend ist auch die vergleichsweise sehr starke Ausprägung des Faktors VI, andauernde Hartnäckigkeit.

Als weiteren Vergleich zeigt Abb. 2 das Schmerzprofil von internistischen Patienten mit Schmerzen gleicher Lokalisation. Es ist dem vorhergehenden sehr ähnlich mit aller-

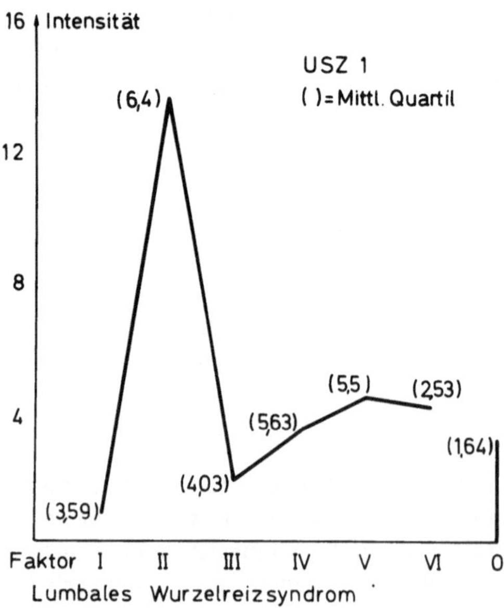

Abb. 1. Schmerzprofil des lumbalen Wurzelreizsyndroms vor der Behandlung

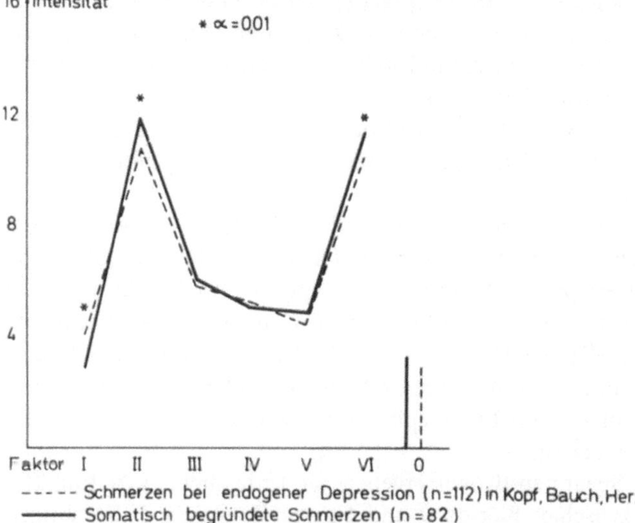

Abb. 2. Schmerzprofil von internistischen Patienten mit Kopf-, Herz- und Bauchschmerzen, verglichen mit dem Schmerzprofil endogen depressiver Patienten, die über ähnliche Beschwerden klagten. Statistisch signifikante Unterschiede auf dem 1%-Niveau wurden mit * gekennzeichnet

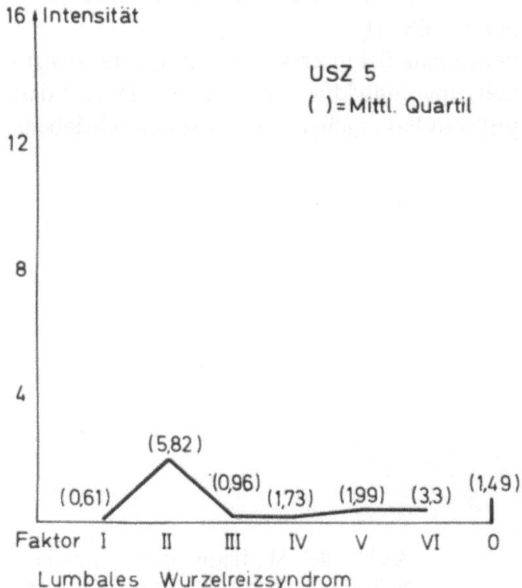

Abb. 3. Schmerzprofil des lumbalen Wurzelreizsyndroms nach 3wöchiger Behandlungsdauer

dings auf dem 1%-Niveau signifikant stärkerer Ausprägung der dominierenden Faktoren II und VI. Die Ähnlichkeit unterstreicht die Schwierigkeit einer Differentialdiagnose zwischen endogener Depression mit im Vordergrund stehendem somatischen Beschwerdebild und „echten" somatischen Beschwerden.

Bei der Verlaufsuntersuchung des Wurzelreizsyndroms ebnet sich das Profil gleichmäßig ein. Abb. 3 zeigt das Profil bei Untersuchungszeitpunkt 5, wo praktisch keine Schmerzen mehr angegeben wurden.

Die Tatsache, daß sich alle Faktoren gleichmäßig zurückbilden, ist bemerkenswert. Abb. 4 zeigt den genauen Verlauf der Rückbildung der Mediane und seine statistische Signifikanz, womit Zufallseinflüsse praktisch keine Rolle spielen. Im Vergleich hierzu haben Untersuchungen an 57 Patienten nach PEG (Lehrl, Gallwitz, unveröffentlicht) und Verlaufsuntersuchungen bei Migräne [2] eine deutliche Verschiebung des Schmerzprofils vom eng lokalisierten spitzen zum ausgebreiteten stumpfen Schmerzzustand ergeben. Hier deutet sich ein Schmerzwandel vom epikritschen zum protopathischen oder vom Oberflächen- zum Tiefenschmerz an.

Die Rangkorrelationen nach Spearman-Brown ergeben für Untersuchungszeitpunkt I eine Korrelation von r = 0,54 zwischen Faktor 0 und Faktor II, während die übrigen Faktoren zwischen r = 0,03 (V) und r = 0,19 (VI) liegen. Dieses Ergebnis unterstreicht die dominierende Rolle des Schmerzfaktors 2 für das Wurzelreizsyndrom. Im übrigen korrelierten die Faktoren von Untersuchungszeitpunkt zu Untersuchungszeitpunkt immer höher miteinander, ein Ergebnis der gleichmäßigen Nivellierung des Schmerzprofils nach unten unter Zunahme der Angabe „kein Schmerz" für jeden Faktor. Entsprechend korrelierte die Variable „Zeit" mit den Schmerzfaktoren, über die gesamte Untersuchungsdauer gerechnet, zwischen r = 0,98 (0, II) und r = 0,69 (I).

Zusammenfassend stellt sich die mehrdimensionale Schmerzskala als geeignetes Instrument zur standardisierten graphischen Umsetzung individuellen Schmerzerlebens dar. Ihre Anwendung beim lumbalen Wurzelreizsyndrom hat ergeben, daß dieses umschriebene

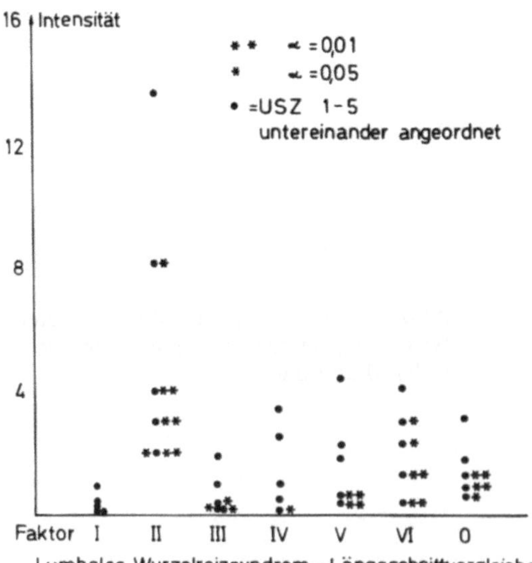

Abb. 4. Mediane der einzelnen Schmerzfaktoren untereinander; im Verlauf der Studie aufgetragen mit Angaben statistisch signifikanter Unterschiede. * rechts vom Punkt im Vergleich zum ersten Untersuchungszeitpunkt, * links vom Punkt im Vergleich zum Voruntersuchungszeitpunkt

Krankheitsbild in unbehandeltem Zustand ein wohldefiniertes, homogenes Schmerzprofil ergibt, mit niedriger Korrelation der einzelnen Faktoren untereinander.

Die relativ hohe Korrelation zwischen dem dominierenden Schmerzfaktor und der globalen Schätzung der Schmerzstärke ist dem Profil nach zu erwarten.

Bei der Verlaufskontrolle entwickelt sich eine gleichmäßige Rückbildung aller Schmerzfaktoren, wodurch der einphasige Schmerzverlauf dieser Erkrankung dokumentiert wird. Daß die Skala auch einen zweiphasigen Schmerzverlauf wiedergibt, wurde anhand von Beispielen aufgezeigt [1, 2]. Ebenso wurde gezeigt, daß völlig verschiedene Schmerzsyndrome auch ebenso unterschiedliche Schmerzprofile erzeugen. Als praktische Konsequenz empfiehlt sich die Verwendung der Skala vor allem zur Dokumentation von Verläufen schmerzhafter Erkrankungen. Durch ihre exakt numerisch quantifizierenden Eigenschaften und gute statistische Trennung der einzelnen Faktoren bietet sie sich für statistische Erhebungen an.

Der Eignungsnachweis zur Trennung wenig umschriebener, klinisch vieldeutiger Schmerzsyndrome in besser definierte Untergruppen als mögliche Anwendungsversuche in einer Querschnittsuntersuchung steht noch aus.

Literatur

1. Greiner R (1976) Vergleich von Schmerzangaben bei zyklothymer Depression und körperlicher Begründbarkeit. Peri med-Verlag, Erlangen
2. Lehrl S, Galster VJ, Greiner R (1974) Qualifizierende und quantifizierende Schmerzselbstbeurteilung. In: Frey R, Wieck HH (Hrsg) Schmerztherapie heute. Aesopus-Verlag, Mailand München Lugano
3. Röth FG, Lehrl S (1973) Eine mehrdimensionale Selbstbeurteilungsskala zur Schmerzerfassung Arzneim-Forsch (Drug Res) 23:997
4. Struppler A, Hiedl P (1977) Anatomie der schmerzleitenden und schmerzverarbeitenden Systeme des Menschen. In: Frey R, Gerbershagen HU (Hrsg) Schmerz und Schmerzbehandlung heute. G. Fischer, Stuttgart New York
5. Wieck HH (1977) Lehrbuch der Psychiatrie. 2. Aufl. Schattauer, Stuttgart New York, S 323
6. Wieck HH, Lehrl S (1976) Therapeutische Erfolgskontrolle durch Schmerzmessung. In: Lechner H, Kugler J, Fontanari D (Hrsg) Chronische Schmerzzustände in Neurologie und Psychiatrie. Hippokrates Stuttgart
7. Wolff BB (1978) Behavioural measurement of human pain. In: Sternbach RA (ed) The psychology of pain. Raven Press, New York

Brustschmerz

Neuronale Systeme der Rezeption, Leitung und Verarbeitung beim Brustschmerz

A. Struppler und F. Erbel

Für Diagnostik und Therapie organisch bedingter Brustschmerzen (BS) ist die Kenntnis der hierbei beteiligten neuronalen Systeme unumgängliche Voraussetzung (Abb. 1). Wie entstehen Schmerzen, die im Thoraxbereich empfunden werden und welche Funktionen können wir dabei unterscheiden?

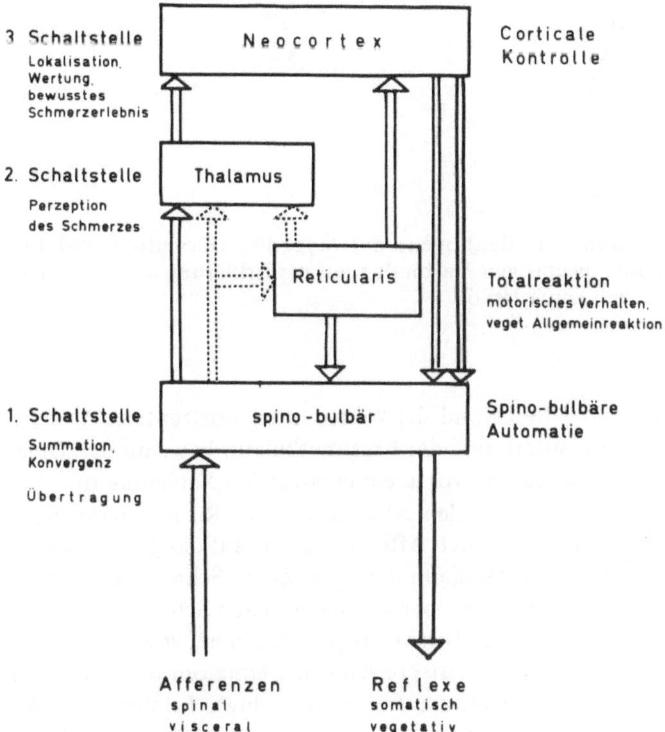

Abb. 1. Schematische Darstellung der Rezeption, Weiterleitung und Verarbeitung von Schmerzreizen nach funktionellen Gesichtspunkten. Die Pfeile auf der linken Seite symbolisieren den nozizeptiven Einstrom aus Haut, tiefen Geweben und Eingeweiden, dessen Verarbeitung in spinalen bzw. mesencephalen Schaltstellen und Weiterleitung über das paleo-spinothalamische Systeme (unterbrochen) sowie das neo-spinothalamische System (durchgehend) zum Neocortex; die absteigenden Linien symbolisieren deszendierende retikuläre sowie kortikale Kontrolle des Schmerzes, sowie die somatischen, vegetativen und psychischen Reaktionen auf Schmerzreize

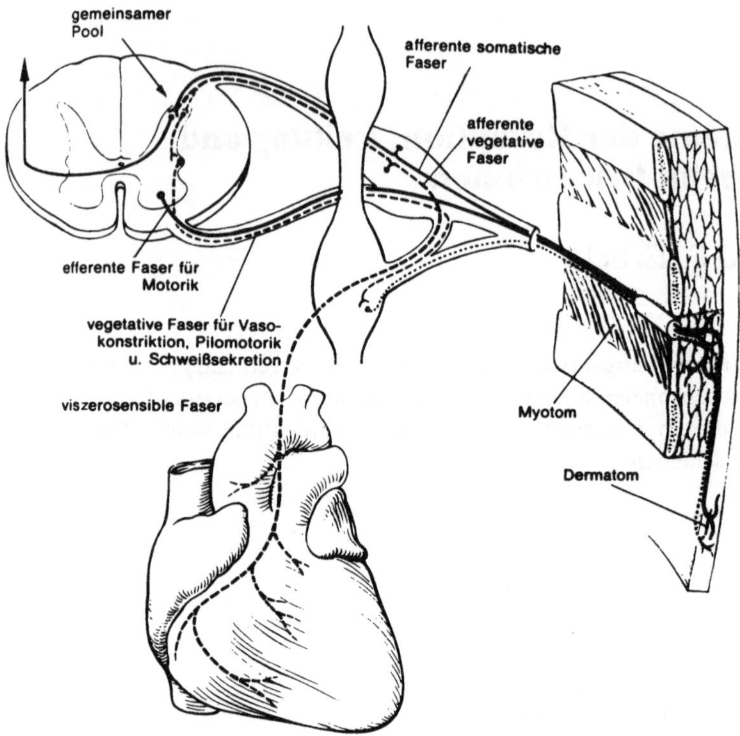

Abb. 2. Schema eines viscerokutanen Reflexbogens mit Myotom, Dermatom und Enterotom und den somatischen und vegetativen Verbindungen zur Erklärung des übertragenen Schmerzes (referred pain) (nach Duus 1976)

Die *Rezeption* schmerzbewirkender Reize und die Weiterleitung nozizeptiver Afferenzen aus tiefen Geweben, wie dem Brustkorb und der Brustmuskulatur bzw. aus den Organen des Brustraums, erfolgt in somatischen und vor allem in viszeralen Nervenfasern.

Die *zentrale Verschaltung* findet in thorakalen Abschnitten des Rückenmarks statt. Durch Konvergenz von somatischen und viszeralen Afferenzen, z.T. auf das gleiche sekundäre schmerzleitende Neuron im Rückenmark, kann der übertragene Schmerz entstehen. Das ZNS ist nicht in der Lage, zu unterscheiden, über welche primären Schmerzafferenzen es zur Erregung der Neurone des Tractus spinothalamicus gekommen ist; viszeral entstandener Schmerz wird dann fälschlicherweise im entsprechenden Dermatom oder Myotom empfunden – entsprechend den vom Individuum früher gemachten Erfahrungen. An der ersten zentralen Schaltstelle können sich nozizeptive viszerale Afferenzen durch Konvergenz mit nicht-nozizeptiven somatischen Afferenzen so stark summieren, daß BS empfunden wird. Andererseits können Reize aus somatischen Rezeptoren, besonders aus den Mechanorezeptoren der Haut, durch Interaktion an dieser Schaltstelle eine Schmerzempfindung hemmen.

Fallen aber bei einer partiellen Denervierung vorwiegend dicke markhaltige Fasern aus, wie z.B. in einem Interkostalnerven, so kann auch ohne Erregung nozizeptiver Afferenzen Schmerz entstehen.

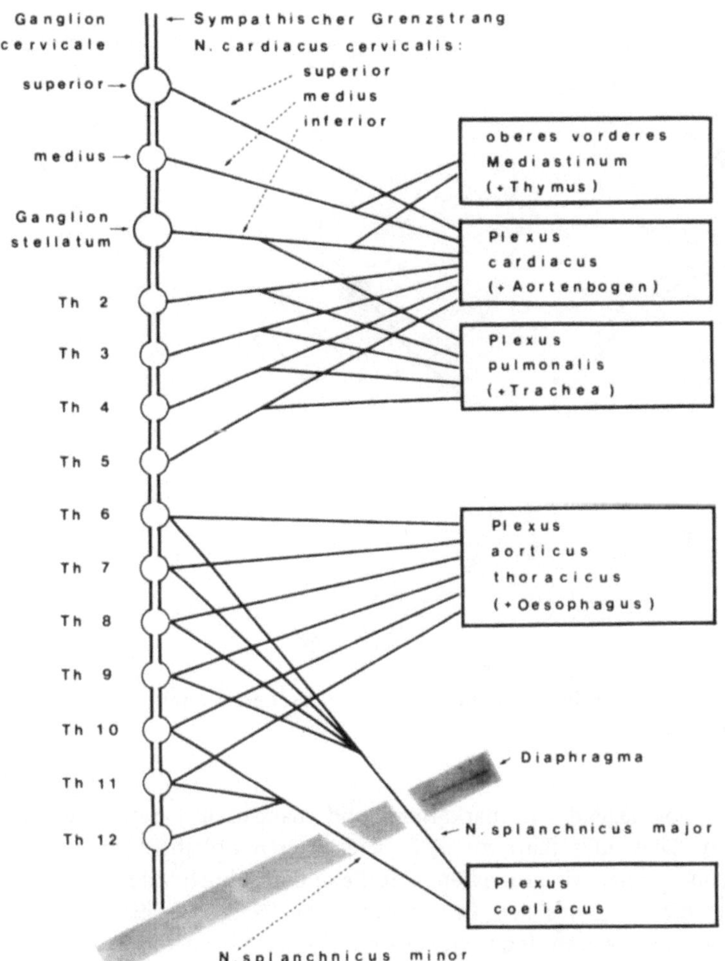

Abb. 3. Leitungsbahnen viszeraler Afferenzen im sympathischen Nervensystem

Über absteigende Systeme aus dem Hirnstamm kann der sensible Einstrom bereits auf spinaler Ebene modifiziert, d.h. *kontrolliert,* werden. Bereits auf segmentaler Ebene entstehen Schmerz*reflexe,* im spinal-motorischen System als muskulärer Hartspann oder als Muskelerschlaffung, im autonomen System als sudomotorischer und vasomotorischer Reflex. *Perzeption, Lokalisation* und *Wertung* des Schmerzes erfolgen über aufsteigende Systeme zu kortikalen Strukturen mit Umschaltung auf mesenzephaler oder dienzephaler Ebene. Das Schaltbild soll veranschaulichen, daß Schmerz auf einem rückgekoppelten System beruht und nicht auf einer rein afferenten Leistung (Abb. 2).

Welche *Besonderheiten* haben wir beim BS zu berücksichtigen in bezug auf Entstehung, Lokalisation und Wertung im Vergleich zu Schmerzen anderer Körperregionen, wie z.B. in den Extremitäten?

Die Anzahl der Afferenzen aus den Brustorganen sowie ihre kortikale Repräsentation sind gering im Vergleich zu denen aus Haut und Muskulatur der Extremitäten. Die viszera-

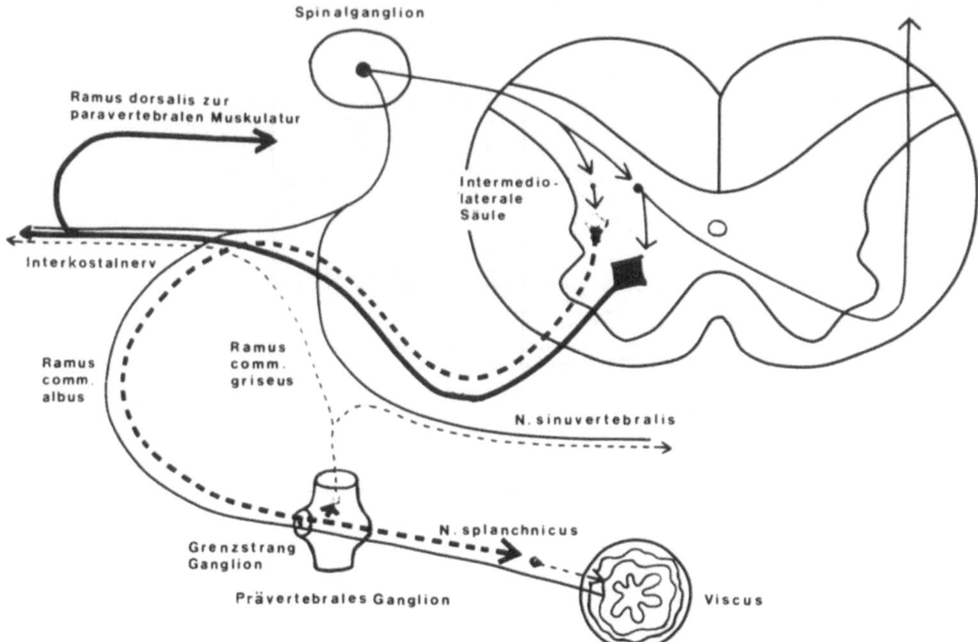

Abb. 4. Verschaltung viszeraler Afferenzen mit dem somatischen System auf spinaler Ebene

len Afferenzen bestehen vorwiegend aus markarmen und marklosen Fasern und sind polysegmental verschaltet. Dies alles führt zu einer schlechteren Lokalisierbarkeit des Schmerzes. Darüber hinaus können viszero-viszerale Reflexe das Schmerzerlebnis verändern. Dem nozizeptiven Einstrom aus den Brustorganen wie Herz, Gefäßen, Lunge, Ösophagus und Trachea kommt wegen deren vitaler Funktion eine besondere subjektive Bedeutung zu, der Schmerz wird oft als bedrohlich empfunden.

Neuronale Systeme

BS kann entstehen als sog. „*Rezeptor*schmerz" durch vermehrten Einstrom nozizeptiver Impulse, wie z.B. Herzmuskel, Perikard, viszerale und parietale Pleura, Zwerchfell, Trachea, Ösophagus, aber auch Brustwand (Muskulatur und Stützgewebe der Wirbelsäule bzw. der Rippen). Der viszerale Rezeptorschmerz kann nur ungenau, d.h. diffus, lokalisiert werden, da die Rezeptordichte gering ist, die viszeralen Fasern langsam leiten, die kortikale Repräsentation der Viszera klein ist und begleitende, schnelleitende Fasern mit somato-sensorischer, diskriminatorischer Funktion fehlen.

Im Gegensatz dazu ist der in somatischen Afferenzen (A-delta- bzw. C-Fasern) eines Interkostalnerven geleitete Schmerz gut lokalisierbar. Bei Irritation bzw. Läsion von Vorderwurzelfasern im Zervikal- und Lumbalbereich (Ausnahme C8 und L1, L2) kommt es nicht zu einer direkten Beteiligung von Sympathikus-Fasern, dies ist jedoch in jedem thorakalen Segment der Fall (Abb. 3).

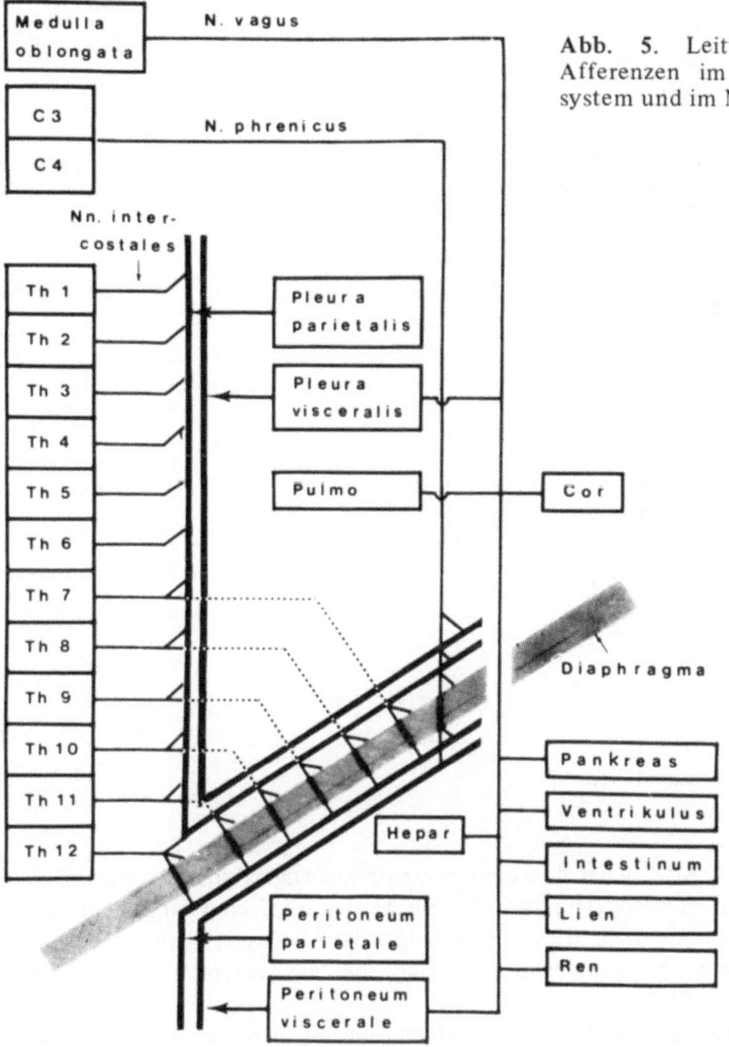

Abb. 5. Leitungsbahnen viszeraler Afferenzen im parasympathi-Nervensystem und im N. phrenicus

Da die via Sympathikus geleiteten viszeralen Afferenzen über kurze Strecken im Grenzstrang verlaufen können und nicht streng segmental ins Rückenmark eintreten, kann der via Sympathikus geleitete Schmerz aus den Brustorganen bei einer thorakalen Querschnittsläsion auch noch aus einem kaudal von der Verletzungsstelle gelegenen Abschnitt empfunden werden.

Spezifische *Reize* beim BS können mechanisch, z.B. durch Dehnung von Hohlorganen oder chemisch (z.B. durch Hypoxidose bzw. Azidose) bedingt sein; sie werden über nozizeptive Afferenzen aus Mechano- bzw. Chemorezeptoren geleitet. Nachdem aber polymodale Rezeptoren nachgewiesen wurden, die nicht nur auf die starke mechanische, sondern auch auf chemische Reize ansprechen, ist die Frage der Spezifität des viszeralen Tiefenschmerzes noch offen (Abb. 4).

Die Weiterleitung schmerz-erzeugender Afferenzen aus den Thoraxorganen erfolgt im wesentlichen über viszerale Afferenzen im Sympathikus zur ersten sensiblen Schaltstelle

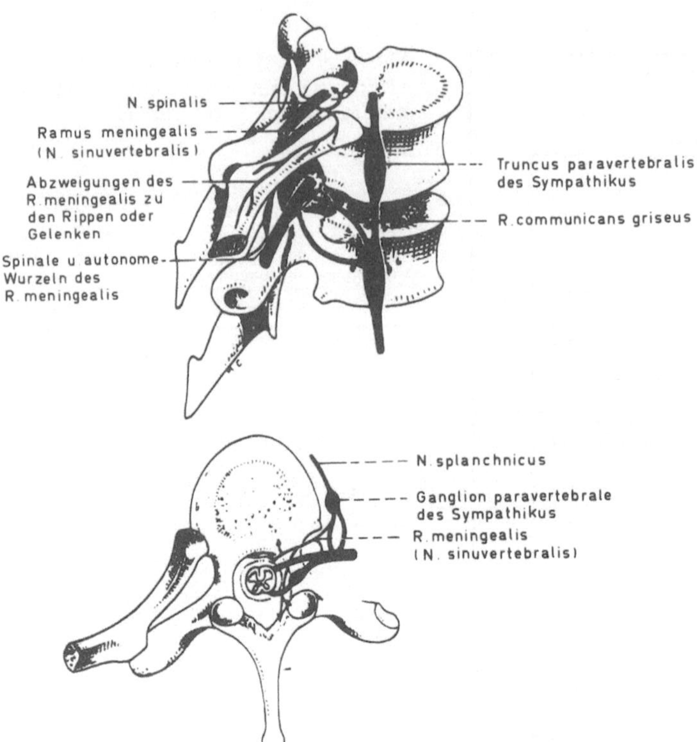

Abb. 6. N sinuvertebralis (nach Bossy 1970)

im RM. Diese viszeralen Afferenzen sind dem Sympathikus angeschlossen, ohne ein Bestandteil des autonomen Nervensystems zu sein. Sie werden im Grenzstrang nicht umgeschaltet, haben ihr trophisches Zentrum im Spinalganglion und erreichen ohne Unterbrechung über den Ramus communicans albus und über die hintere Wurzel die erste sensible Schaltstelle (Abb. 5).

Auch dem Vagus sind viszerale Afferenzen beigemengt; sie erreichen die erste Schaltstelle in Höhe der Medulla oblongata. Ein Teil der nozizeptiven Afferenzen verwendet somatische Bahnen, z.B. die Interkostalnerven und den N. phrenicus. Hieraus ergibt sich eine unterschiedliche Lokalisation des Schmerzes: nozizeptive Afferenzen aus den Viszera des Brustraums, die über den Sympathikus einströmen, werden in das Segment des jeweiligen Einstroms ins Rückenmark lokalisiert, also im entsprechenden Dermatom bzw. Myotom als *viszeraler übertragener* Schmerz empfunden. Über die Interkostalnerven weitergeleitete nozizeptive Afferenzen, z.B. aus der parietalen Pleura, werden in das entsprechende Dermatom bzw. Myotom lokalisiert, ebenso als übertragener Schmerz, doch besser lokalisierbar. Über den Phrenikus geleitete nozizeptive Afferenzen aus der Pleura parietalis (medialer Abschnitt) werden als *übertragener somatischer* Schmerz im Dermatom bzw. Myotom C3/4 an der Schulter empfunden.

Bereits auf spinaler Ebene besteht eine somatische und vegetative Reflexankoppelung. Im somatischen Bereich kann dabei in ein und demselben Muskel sowohl eine muskuläre Hypertonie, als auch eine Hypotonie ausgelöst werden (Abb. 6).

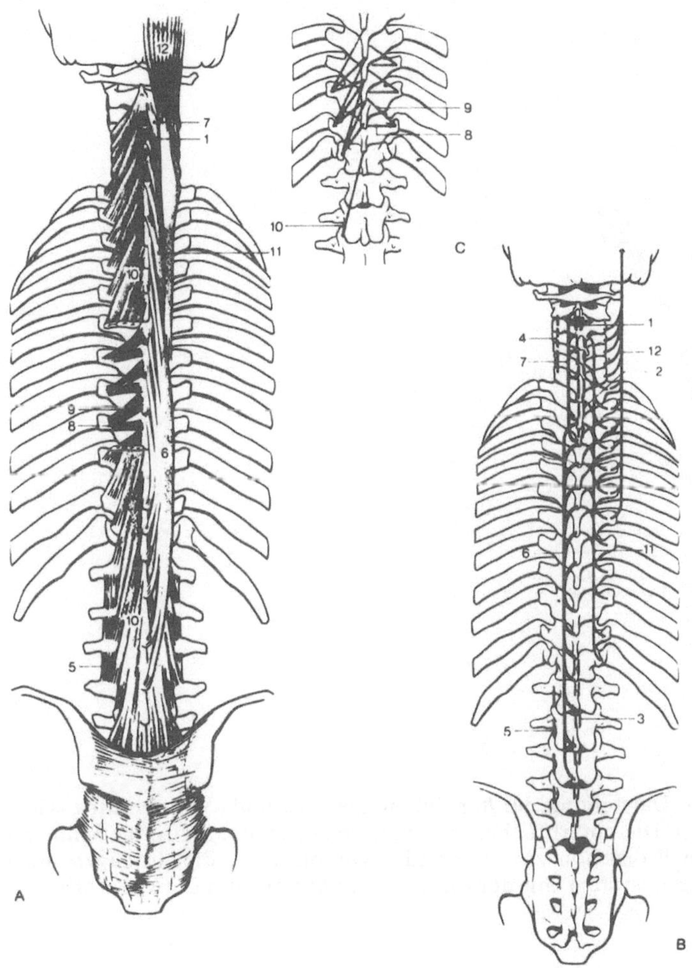

Abb. 7. A M. erector spinae, medialer Trakt (links ist das Schrägsystem dargestellt und der M. multifidus zum Teil entfernt, um die Musculi rotatores sichtbar zu machen). **B** Schema (Ursprünge, Verlauf und Ansätze des Geradsystems). **C** Schema (Ursprünge, Verlauf und Ansätze des Schrägsystems). (nach W. Platzer 1975)

Besteht ein nozizeptiver Einstrom nur im Gebiet eines N. *sinuvertebralis*, dann erfolgt ein Hartspann zunächst nur in einem Bewegungssegment, d.h. in einem Myotom. Der N. sinuvertebralis versorgt in einem Segment bekanntlich jeweils das Periost des Wirbelkörpers, den Discus intervertebralis (äußere Faserringe) sowie das Ligamentum longitudinale posterius und die Ligamenta flava. Sein Ramus posterior innerviert die Gelenkkapseln, das Ligamentum interspinosum die Ligamenta flava mit dem Ramus medialis sowie die genuine lange Rückenmuskulatur mit dem Ramus lateralis; der Ramus anterior versorgt die Kostovertebralgelenke (Abb. 7).

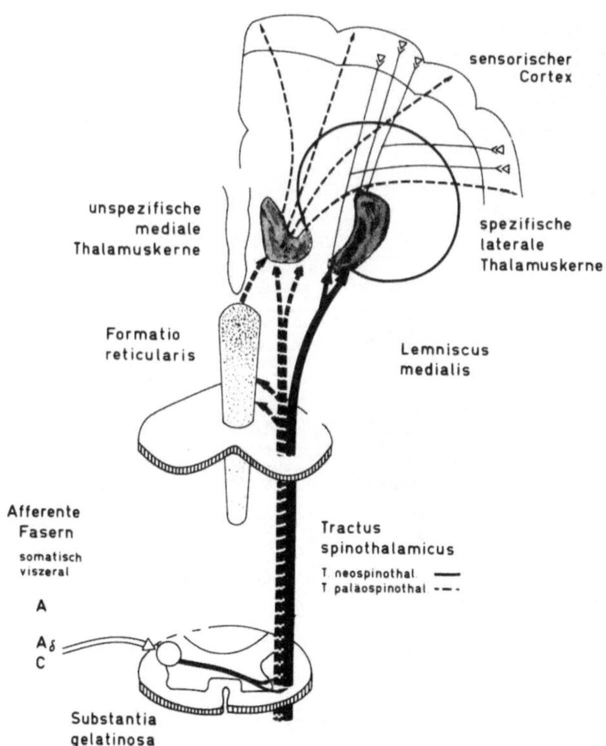

Abb. 8. Stark vereinfachte Darstellung der für Schmerzleitung und -Verarbeitung wichtigen neuronalen Strukturen. Die unterbrochenen Linien sollen das unspezifische Schmerzsystem mit seiner diffusen Projektion zur Hirnrinde symbolisieren, die durchgehenden Linien das spezifische Schmerzsystem mit der direkten Projektion zum sensomotorischen Kortex

Da der motorische Ramus dorsalis des spinalen Nerven nicht nur einen monosegmental innervierten Rückenmuskel innerviert, sondern auch einen Teil eines polysegmental innervierten Rückenstreckers, breitet sich der Hartspann zwangsläufig über mehrere Segmente aus. Ebenso kann eine Nervenwurzelaffektion nicht nur zu einem relativ gut lokalisierbaren Gürtelgefühl, sondern zu einem Verspannungsgefühl des gesamten Thorax führen. In ventro-lateralen Thoraxabschnitten bleibt der Hartspann jedoch monosegmental, entsprechend der monosegmentalen Innervation der Interkostalmuskulatur. Der schmerzreflektorisch bedingte Hartspann der Schulter- und Brustwandmuskulatur kann sekundär zu Verspannungen und Veränderungen des Bewegungsapparates – besonders von Muskeln und Sehnenansätzen – führen und hierdurch wiederum Schmerz auslösen. Dieser Schmerz führt dann zu einem sekundären Rezeptorschmerz, dem „pseudoradikulären“ Schmerz; dieser Circulus vitiosus kann bekanntlich durch ein Lokalanästhetikum unterbrochen werden.

Auch die viszero-*viszerale* Verschaltung, die z.B. eine Broncho-Konstriktion bei Reizung der Bronchial-Schleimhaut auslöst, erfolgt sowohl auf segmentaler, als auch auf supraspinaler Ebene, wobei durch verminderten oder vermehrten Sympathikotonus z.B.

Ort der Schmerzentstehung	Beispiele
Rezeptor	Muskelschmerz beim reflektorischen Hartspann
Primäre Schmerzafferenz	durch Faserreizung:
	Engpass-Syndrom
a.) peripherer Nerv	Osteochondrose
b.) Spinalwurzel	Diskusprolaps
	Wurzelmeningiom
	Radikulitis
	als Denervierungsschmerz
	Herpes zoster
Rückenmark	
	Raumbeschränkung
a.) schmerzleitende (aufsteigende Systeme)	Entzündung
	Zirkulationsstörung
b.) schmerzkontrollierende (absteigende Systeme)	Entmarkung

Abb. 9. „Neurologische" Brustschmerzsyndrome

eine Hautrötung oder Hautblässe hervorgerufen werden. Ob viszero-viszerale Reflexe auch als sog. Axonreflexe, also ohne synaptische Umschaltung im Rückenmark, entstehen können, ist noch nicht geklärt (Abb. 8).

Die afferenten Impulse aus den Zellen des Hinterhorns werden kontralateral im lateralen spino-thalamischen Trakt weitergeleitet. Der langsamer leitende paleo-spino-thalamische Trakt, der zum unspezifischen, diffusen sensorischen System gehört, ist verantwortlich für die Auswirkung des Schmerzes auf das gesamte ZNS. Der phylogenetisch jüngere Tractus *neo*spinothalamicus schließt sich dem Lemniscus medialis an und endet im Nucleus ventralis posterior des Thalamus; er dient der zeitlichen und örtlichen Diskrimination des Schmerzes und übermittelt wahrscheinlich den gut lokalisierbaren Erstschmerz. Von hier aus erfolgt seine Weiterleitung zur Area 3a des Cortex. Wieviele Impulse zentripetal in den schmerzleitenden Systemen weitergeleitet werden, entscheidet die absteigende zentrale *Kontrolle.* Wir haben deshalb beim BS auch Störungen in der zentralen Kontrolle des Schmerzes zu berücksichtigen, in erster Linie wohl bei medullären Läsionen, wenn absteigende schmerzkontrollierende Systeme durch intramedulläre Prozesse rarefiziert werden.

Neurologische Schmerzsyndrome im Brustbereich können bedingt sein: peripher durch Affektionen in somatischen, peripheren Afferenzen und/oder zentral, durch Läsionen in aufsteigenden schmerzleitenden bzw. absteigenden, schmerzkontrollierenden RM-Bahnen (Abb. 9).

Periphere Schmerzsyndrome können entstehen durch: Aktivierung nozizeptiver Afferenzen in A-delta- bzw. C-Fasern, z.B. bei einem Neurinom, Diskus, Wurzelmeningeom. Dissoziation im Faserspektrum nach partieller Denervierung und Restitution vorwiegend dünnkalibriger Fasern (sog. Denervierungsschmerz) beim Engpaß-Syndrom bzw. bei einer Wurzelläsion. Ob bei der gefürchteten Zoster-Neuralgie, bei der ja das trophische Zentrum im Spinalganglion mitbetroffen ist, durch transneuronale Degeneration zusätzlich die absteigende Schmerzkontrolle im Hinterhorn beeinträchtigt ist, bleibt zu klären.

Je nach Höhe der Affektion können zentrale, also medullär bedingte Schmerzen entweder in entsprechende Haut- oder Muskelgebiete, oder auch in das entsprechende viszerale Innervationsgebiet projiziert werden. So kann z.B. ein Entmarkungsherd bei einer multiplen Sklerose als BS bzw. Herzschmerz empfunden werden.

Brustschmerz aus kardiologischer Sicht

H. Blömer

Unter den verschiedenen Formen des Brustschmerzes kommt dem Beschwerdekomplex der *Angina pectoris* wohl die größte Bedeutung zu. Bereits vor mehr als 200 Jahren wurde er von Heberden in klassischer Weise beschrieben [37]. „There is a disorder of the breast ... They who are afflicted with it, are seized, while they are walking (more especially if it be uphill and soon after eating) with a painful and most desagreeable sensation in the breast, which seems as if it would extinguish life, if it were to increase of continue, but the moment they stand still, all this uneasiness vanishes ..."

Heberden wies bereits darauf hin, daß dieser eigenartige Brustschmerz, von ihm als „angor pectoris" bezeichnet, häufig von psychischen Phänomenen begleitet wurde, unter denen das Gefühl der Todesangst das hervorstechendste war, von ihm auch als „angor animi" bezeichnet. Zwischen den Anfällen waren diese Menschen offenbar gesund, plötzliche Todesfälle wurden aber häufig beobachtet.

Die Angina pectoris, deren Symptomatologie seit dieser klassischen Beschreibung von Heberden bekannt war, ohne daß wesentlich Neues dazu kam, trat in den letzten Jahren schlagartig in den Mittelpunkt des medizinischen Interesses und der medizinischen Forschung, seit durch die Einführung der Koronararteriographie die Möglichkeit geschaffen wurde, morphologische Veränderungen an den Herzkranzgefäßen als die eigentliche Krankheitsursache intra vitam erfassen zu können. Im Vergleich mit dieser Methode konnte der Beschwerdekomplex der Angina pectoris neu definiert und auf seine klinische Wertigkeit geprüft werden. Damit konnte sich die Herzchirurgie auch auf die Herzkranzgefäße und auf die Behandlung der Angina pectoris ausdehnen. So wurden beispielsweise 1975 allein in den USA an die 100 000 koronarchirurgische Eingriffe durchgeführt. Epidemiologische Untersuchungen haben darüber hinaus neue Erkenntnisse über den natürlichen Verlauf der Angina pectoris und ihrer Aussagekraft als Prädiktor für plötzlichen Herztod und Herzinfarkt gebracht.

Klinisches Bild

Angina pectoris stellt einen Beschwerdekomplex dar, der durch eine akute Koronarinsuffizienz, d.h. Mißverhältnis zwischen Sauerstoffbedarf und Sauerstoffangebot des Herzens, hervorgerufen wird [26]. Als Ursache liegt in den meisten Fällen eine koronare Herzkrankheit als Folge einer stenosierenden Koronarsklerose vor. Man unterscheidet zwei Formen: die *stabile* und die *unstabile Angina pectoris.* In beiden Fällen ist die Frage nach der Art des Schmerzes nicht immer zuverlässig; die Beschwerden umfassen ein großes Spektrum [10, 11, 13]; sie reichen von einem unangenehmen Gefühl in der Brust, einer

Mißempfindung, einem Druck, einem Krampf, einer Beengung oder einer Beklemmung, einem Schmerzgefühl, einem Brennen, bis hin zur stärksten Schmerzempfindung überhaupt mit dem Gefühl der offenen Wunde oder einem Vernichtungsgefühl. Fast immer wird vom Patienten der Eindruck der Enge oder der Beklemmung zusätzlich zum Druck oder Schmerz angegeben: Eine Faust, die das Herz zusammendrückt; ein Stein auf der Brust; ein eiserner Reifen, der den Brustkorb zusammenschnürt; ein Herz, das den Brustkorb sprengen möchte. Vielfach ist der Patient selbst gar nicht in der Lage, seine Beschwerden in Worte zu fassen. Der Ausdruck seiner zusammengekrampften Hand kann seinen Eindruck oft viel anschaulicher vermitteln (Levinesches Zeichen). In der Regel geht die geschilderte Mißempfindung mit einem Gefühl der Unruhe oder Angst bis hin zur schwersten Todesangst, dem „angor animi“ einher.

Die *stabile Angina pectoris* kann zuverlässig an 4 klassischen Kriterien erkannt werden (Tabelle 1): Als Sitz der geschilderten Beschwerden wird von den meisten Patienten die Retrosternalgegend angegeben; seltener die Herzgegend selbst. Aus diesem Grunde werden sie vom Patienten gewöhnlich nicht auf das Herz bezogen, wie dies vielfach bei den harmlosen, vegetativen Herzbeschwerden der Fall ist, eben weil diese in der Herzgegend selbst empfunden werden.

Vielmehr deutet der Patient seine Angina-pectoris-Beschwerden häufig als von den Bronchien oder seiner Brustschlagader ausgehend. Die Beschwerden können in der Magengegend beginnen und so zu Fehldeutungen Anlaß geben; sie ziehen aber meist hinter dem Brustbein nach oben; in vielen Fällen bis heraus zum Hals. Sind sie stärker, so strahlen sie gewöhnlich nach beiden Seiten in den Thorax aus. Die Ausstrahlung kann sich in beide Arme fortsetzen, wobei der linke Arm bevorzugt wird. Die Schmerzen können herauf bis in den Hals, in den Unterkiefer, selbst in die Zähne ausstrahlen; sie werden häufig auch intraskapulär im Rücken empfunden. In schweren Fällen ist der Patient gar nicht in der Lage, seine Schmerzen zu lokalisieren; sie sind diffus über den ganzen Brustkorb verteilt.

Der Beschwerdekomplex der Angina pectoris zeigt eine *enge Abhängigkeit von bestimmten Faktoren,* die ihn auslösen; er verschwindet in der Regel sofort wieder, wenn diese Faktoren beseitigt sind. Das gilt vor allem für die körperliche Belastung, aber auch für den psychischen Streß. So tritt Angina pectoris zunächst gewöhnlich beim Gehen auf; bleibt der Patient stehen, so verschwindet der Schmerz innerhalb weniger Minuten *(„Belastungs-Angina“).* Der zum Auftreten einer Angina pectoris führende Schweregrad der Belastung kann von Tag zu Tag wechseln. Während der Patient an einem Tag ohne Schwierigkeiten stundenlang gehen kann, muß er am nächsten Tag bereits nach einer kurzen Wegstrecke stehen bleiben. Wichtig ist dabei nicht, was der Patient gewöhnlich ohne Schmerzen leisten kann. Entscheidend für die Diagnose sind vielmehr die Umstände in dem Augenblick, in dem er seinen Schmerz fühlt [38]. Verstärkende Faktoren sind Kälte, naß-kaltes Wetter, Verlassen des warmen Hauses bei Kälte, Gehen gegen einen kal-

Tabelle 1. Angina pectoris

1. Retrosternale Lokalisation
2. Belastungsabhängigkeit
3. Kurze Zeitdauer
4. Ansprechen auf Nitro-Körper

ten Wind, ein kalter Trunk, selbst ein kaltes Bett. Vielfach treten die Anfälle bei körperlichen Belastungen nach dem Essen auf.

Ebenso kann ein psychischer Streß – freudige Erregung ebenso wie Ärger – den Anfall auslösen oder die Anfallsbereitschaft erhöhen. Besonders ist es der Zeitdruck, unter dem wir heute alle stehen. Psychische Erregung und körperliche Belastung können sich summieren: der morgendliche Gang zur Garage oder zur Arbeitsstätte, besonders bei kaltem Wetter; das morgendliche Schneeschaufeln unter Zeitdruck; sexuelle Betätigung. Dabei tritt der Schmerz in enger zeitlicher Beziehung zur auslösenden Ursache aus, nicht erst Stunden später. Ebenso verschwinden die Beschwerden sofort wieder, wenn die Belastung beendet ist.

Der Beschwerdekomplex der Angina pectoris dauert nur *kurze Zeit* (etwa 3–5 Minuten); gewöhnlich nur so lange, bis der auslösende Faktor beseitigt ist, z.B. der Patient stehen bleibt. Hält der Anfall längere Zeit an oder treten Beschwerden auch in Ruhe auf, so zeigt dies entweder ein fortgeschrittenes Stadium der koronaren Herzkrankheit mit „Ruhe-Angina", z.B. nächtlicher Angina (Präinfarkt-Syndrom) an, oder es handelt sich überhaupt nicht um Angina pectoris, sondern um vegetative Herzbeschwerden.

Ein *promptes Ansprechen auf Nitroglyzerin* (innerhalb von 3–5 Minuten) ist pathognomonisch für die Angina pectoris. Untersuchungen mit Hilfe der Koronararteriographie haben gezeigt, daß bei etwa 90% der Patienten mit wiederholt auftretenden Brustschmerzen vom Angina-pectoris-Typ, die prompt auf Nitroglyzerin ansprachen, eine koronare Herzkrankheit vorlag [42]. Ein verzögertes oder fehlendes Ansprechen auf Nitroglyzerin findet sich paradoxerweise entweder bei einer ungewöhnlich schweren koronaren Herzkrankheit, wie beim Präinfarkt-Syndrom, oder aber bei Patienten ohne Herzkrankheit mit „vegetativen Herzbeschwerden" [38, 40].

Die klassischen Zeichen der *„stabilen Angina pectoris"* sind wohl bekannt. Weniger bekannt dagegen ist die breite Streuung dieser Symptome. Die Diagnose wird häufig übersehen, wenn die Beschwerden an weniger bekannten Stellen des Körpers lokalisiert sind und nicht in typischer Weise ausstrahlen. So werden vielfach die Beschwerden vom Patienten auf den Verdauungstrakt bezogen: Verdauungsstörungen, Blähungen oder Völlegefühl werden häufig auch vom Arzt falsch interpretiert, wenn nicht darauf geachtet wird, daß diese Symptome im oberen Anteil des Abdomens sitzen, in die substernale Gegend ausstrahlen, durch körperliche Belastung oder psychischen Streß ausgelöst werden und in Ruhe oder nach Nitroglyzerin wieder verschwinden. Das gleiche gilt, wenn Zahnschmerzen, Halsschmerzen, Rückenschmerzen, eine eindeutige Abhängigkeit von körperlicher oder seelischer Belastung zeigen und auf Nitropräparate verschwinden. Ebenso sollte man sich nicht mit der Diagnose einer *Hiatushernie* zufriedengeben, die – sofern man nur danach sucht – häufig gefunden wird, wenn diese Beschwerden belastungsabhängig sind und auf Nitroglyzerin verschwinden [12, 15, 17, 27].

Es gibt eine Reihe von Patienten, die schon nach wenigen Minuten wegen eines schweren Schmerzanfalles stehenbleiben müssen, die sich aber, nachdem diese erste Beschwerden eimal überwunden sind, oft stundenlang belasten können, z.B. lange Wanderungen tolerieren, ohne daß Angina pectoris auftritt („working through", „second-wind-angina" [29]). Eine ähnliche Diskrepanz kann darin bestehen, daß Patienten am frühen Morgen schon durch geringfügige Belastungen, wie Waschen, Rasieren, Anziehen, Defäkation oder Frühstück, einen schweren Angina-pectoris-Anfall bekommen, während sie die weit stärkeren Belastungen des Tages beschwerdefrei tolerieren („early morning-syndrome" [43]).

Die zweite Erscheinungsform ist die *„unstabile Angina pectoris"*, bei der die Patienten einen Beschwerdekomplex aufweisen, der seiner Symptomatologie nach zwischen dem geschilderten Angina-pectoris-Anfall und dem klassischen Herzinfarkt liegt („intermediate coronary syndrome", „Zwischen-Syndrom"): Der Anfall dauert gewöhnlich länger als 15 Minuten; der Schmerz tritt auch ohne „auslösende" Faktoren auf, z.T. in völliger Ruhe, vor allem nachts („Angina nocturna", „Angina decubitus"). Nitroglyzerin zeigt nur eine vorübergehende, verspätet einsetzende oder überhaupt keine Wirkung. Tachykarde oder bradykarde Herzrhythmusstörungen, Blutdrucksteigerung oder Blutdruckabfall, Kollaps, verfallenes Aussehen, Schweißausbruch usw. können den Anfall begleiten. Es kann sich hier um den ersten Anfall von Angina pectoris handeln, der von vornherein diesen Schweregrad hat oder eine bisher „stabile" Angina entgleist und wird progredient: Häufigkeit und Schwere der Anfälle nehmen zu („Crescendo-Angina"), vor allem treten die Anfälle in Ruhe auf, sie halten länger an und sind durch Nitro-Präparate nicht oder nur unwesentlich zu beeinflussen. Dieser Beschwerdekomplex wird auch als „akute Koronarinsuffizienz" oder als „Angina pectoris gravis" bezeichnet. In schwersten Fällen spricht man auch vom „Syndrom des drohenden Herzinfarktes". Die geschilderten, zum Teil recht unterschiedlichen Beschwerdekomplexe werden unter dem Begriff *„Präinfarkt-Syndrom"* zusammengefaßt (Tabelle 2).

Conti et al. [23] gebührt das Verdienst, durch Einteilung der verschiedenen Erscheinungsformen des Präinfarkt-Syndromes und ihrer unterschiedlichen Bezeichnungen in 3 Gruppen eine exakte Definition dieses Syndromes ermöglicht zu haben, die heute wohl allgemein akzeptiert wird. Danach zählen zum Präinfarkt-Syndrom:

1. Jede neu aufgetretene Angina während der ersten 4 Wochen. Diese Patienten waren bisher beschwerdefrei und zeigen nun den typischen Beschwerdekomplex der Angina pectoris bei Belastung. Der weitere Verlauf ist noch nicht vorherzusehen. Das Krankheitsbild kann in eine stabile Angina pectoris übergehen, bei der der Patient gelegentlich, bei bestimmten Belastungen, einen Anfall bekommt; es kann progredient werden und damit in die instabile Form übergehen oder zum Herzinfarkt führen; es besteht aber auch die Möglichkeit, daß der Patient wieder völlig beschwerdefrei wird.
2. Eine bestehende Belastungs-Angina-pectoris mit plötzlicher Änderung des bisherigen Verlaufes („changing pattern", „Crescendo-Angina"). Die Anfälle treten häufiger, bereits bei leichteren Belastungen auf, sie sind schwerer, halten längere Zeit an und sprechen nur ungenügend auf Nitro-Präparate an.
3. Ruhe-Angina-pectoris. Bei diesen Patienten bedarf die Auslösung eines Angina-pectoris-Anfalles nicht einer körperlichen oder seelischen Belastung; er tritt bereits in völliger

Tabelle 2. Präinfarkt-Syndrom (unstabile Angina pectoris)

1. Neu aufgetretene Angina pectoris (4 Wochen)
2. Progredienz einer bisher stabilen Angina pectoris („Crescendo-Angina", „changing pattern")
3. Ruhe-Angina-pectoris, länger als 15 Minuten, in der Regel rezidivierend („akute Koronarinsuffizienz", „Angina pectoris gravis", „Zwischen-Syndrom")

Subgruppen von 2 und 3:

Patienten mit früherer Angina pectoris oder Herzinfarkt

Ruhe, z.B. nachts, auf („Angina nocturna", „Angina decubitus", „Angina pectoris gravis", „akute Koronarinsuffizienz"). Für diese Gruppe trifft auch der Ausdruck „intermediate coronary syndrome", „Zwischensyndrom" zu, da die Symptomatologie zwischen dem klinischen Bild der Angina pectoris und dem klassischen Herzinfarkt liegt, so daß die Differentialdiagnose äußerst schwierig sein kann; vor allem wenn der Anfall länger als 15 Minuten andauert. Es lassen sich jedoch keine objektiven Infarktzeichen nachweisen: Weder zeigt das EKG das typische Infarktbild, noch sind die Serumenzyme verändert. Ischämiezeichen im EKG während des Anfalles sind dagegen durchaus geläufig.

Zu den Gruppen 2 und 3 werden auch Patienten mit der Vorgeschichte einer früheren Angina pectoris oder eines Herzinfarktes gerechnet, bei denen es nach beschwerdefreiem Intervall erneut zum Auftreten von Angina pectoris kommt. In beiden Fällen besteht eine signifikant schlechtere Prognose.

Ohne EKG und Kenntnis der Serumenzymaktivitäten kann bei dem schweren Angina pectoris-Anfall der Gruppe 3 nicht unterschieden werden, ob es sich nur um eine vorübergehende Ischämie des Herzmuskels handelt oder ob die schwere Durchblutungsstörung bereits zur Myokardnekrose, d.h. zum Herzinfarkt geführt hat. Derartige Patienten sollten wie ein frischer Herzinfarkt behandelt werden, also unverzüglich auf eine kardiologische Wachstation eingeliefert werden.

Prinzmetal-Angina

In seltenen Fällen kann es während eines derartig schweren Anfalles zu einer monophasischen Deformierung mit Anhebung des ST-Segmentes kommen, wie sie beim frischen Herzinfarkt geläufig ist. Sie bildet sich hier aber nach Beendigung des Anfalles wieder zum Ausgangsbild des EKG zurück und geht nicht, wie beim Herzinfarkt, in Nekrosezeichen (Q-Zacken bzw. R-Verlust) über. Ebenso bleiben die Fermentaktivitäten normal. Häufig treten während eines derartigen Anfalles Herzrhythmusstörungen auf. Bei dieser besonderen Form der Angina pectoris, die nach dem Erstbeschreiber als „Prinzmetal"-Angina bezeichnet wird [64, 65, 66], konnten angiographisch Koronarspasmen mit nahezu vollkommenem Verschluß des Gefäßlumens nachgewiesen werden, die in der Regel in der Nachbarschaft schwerer, organischer Gefäßstenosen zu beobachten waren, am häufigsten im proximalen Anteil der rechten Koronararterie [4, 35, 61, 79]. Es wurden aber auch Fälle beschrieben, bei denen die Koronararteriographie keine Läsion an den Herzkranzgefäßen zeigten, so daß als Ursache des Anfalles alleinige Gefäßspasmen angenommen werden mußten [25, 32, 41, 58].

Vegetative Herzbeschwerden

Im Gegensatz zu dem bisher beschriebenen Beschwerdekomplex unterscheiden sich die „vegetativen Herzbeschwerden", wegen ihres Sitzes auch als „inframammäre Herzschmerzen" bezeichnet, in allen wesentlichen Punkten vom klassischen Bild der Angina pectoris (Tabelle 3). Sie werden vom Patienten gewöhnlich in der Herzgegend angegeben und halten oft stundenlang, bisweilen sogar tagelang an; vor allem aber sind sie belastungsunabhängig; im Gegenteil, eine körperliche Belastung tut dem Patienten gut, er fühlt sich dabei wohl

Tabelle 3. Differentialdiagnose

Angina pectoris	Vegatative Herzbeschwerden
Retrosternale Lokalisation	Herzgegend (inframammär)
Belastungsabhängig	Belastungsunabhängig; Belastung tut gut!
Kurze Zeitdauer	Oft stunden- oder tagelang anhaltend
Ansprechen auf Nitro-Körper	Nitro-Körper negativ; Nebenwirkungen!

und verliert seine Beschwerden. Dagegen bekommt ihm Nitroglyzerin ausgesprochen schlecht; er empfindet vor allem die unangenehmen Nebenwirkungen, während seine eigentlichen Herzbeschwerden nicht verschwinden.

Mit Hilfe der Koronararteriographie konnte dieses seit langem bekannte Syndrom, das den Verdacht auf eine Angina pectoris erweckt, aber mit einem normalen Koronarangiogramm einhergeht, genau definiert werden [3, 8, 9, 39, 50, 51, 52, 53, 56, 60]. So zeigte eine 6-Jahres-Studie von 200 derartigen Patienten ein Verhalten, das grundlegend von dem der Patienten mit koronarer Herzkrankheit abwich; die Todeshäufigkeit betrug beispielsweise nur 0,6%/Jahr und entsprach damit der Sterberate der normalen Bevölkerung der entsprechenden Altersgruppe [52] im Gegensatz zu 5% bei Patienten mit koronarer Herzkrankheit [48].

Herzinfarkt (Tabelle 4)

An die Wahrscheinlichkeit eines frischen Herzinfarktes sollte bei jedem schweren Angina-pectoris-Anfall in Ruhe gedacht werden, der länger als 15 Minuten anhält und auf Nitroglyzerin nur vorübergehend oder nicht anspricht. Unspezifische Zeichen, wie Schweißausbruch, Tachykardie oder Bradykardie, Rhythmusstörungen, Blutdrucksteigerung oder -abfall, verfallenes Aussehen, usw. sprechen eher für einen Herzinfarkt; sie können aber auch beim schweren Angina-pectoris-Anfall auftreten.

Das klassische Infarkt-EKG zeigt im akuten Stadium eine monophasische Deformierung des Kammerkomplexes über dem Infarktbezirk, die sich bei normalem Verlauf innerhalb von Stunden oder wenigen Tagen zurückbildet und in negative, sog. koronare T-Zacken übergeht mit zunehmender Ausbildung von Nekrosezeichen (Q-Zacken bzw. R-Verlust).

Während das EKG in den meisten Fällen noch während oder bereits kurze Zeit nach dem schweren, zum Infarkt führenden Angina-pectoris-Anfall positiv wird, läßt sich eine Steigerung der Serumenzymaktivitäten (CPK, SGOT) erst nach Ablauf einiger Stunden,

Tabelle 4. Herzinfarkt

Beschwerdekomplex
Elektrokardiogramm
Serum-Enzyme

frühestens nach 4–6 Stunden nachweisen. Die beiden Fermente kehren bei normalem Heilverlauf bereits nach einigen Tagen wieder zum Normwert zurück. Die LDH-Aktivität steigt später an: ihre Bedeutung liegt in der Erkennung eines nicht mehr ganz frischen Herzinfarktes und in der Beurteilung des Infarktverlaufes. Darüber hinaus ist die Höhe der Serumenzymaktivitätssteigerung ein gutes Kriterium für das Ausmaß des nekrotischen Herzmuskelbezirkes und stellt damit einen wichtigen prognostischen Parameter dar.

Diagnostische Relevanz der Angina pectoris

Tritt Angina pectoris zum erstenmal auf, so bedeutet dies ein bereits fortgeschrittenes Stadium einer schweren, stenosierenden Koronarsklerose mit einer mehr als 75%igen Stenose mindestens 1 Hauptastes, wie koronararteriographische Untersuchungen zeigten. In vielen Fällen liegen bereits an 2 oder 3 Hauptästen kritische Stenosen vor; häufig lassen sich bereits komplette Verschlüsse nachweisen [18, 29, 45, 55, 59].

Vergleichsuntersuchungen mit den Ergebnissen der Koronararteriographie haben gezeigt [22, 62, 68, 69, 72], daß Patienten mit typischer Angina pectoris in über 90% ein pathologisches Koronarangiogramm hatten, d.h. mindestens eine mehr als 75%ige Einengung eines oder aber bereits mehrerer Hauptäste aufwiesen. Umgekehrt fand sich bei Fällen mit Brustschmerz, die eindeutig als „Nicht-Angina-pectoris" im Sinne der vegetativen Herzbeschwerden definiert werden konnten, nur in 5–10% ein pathologisches Angiogramm, d.h. in beiden Gruppen bestand eine *hohe diagnostische Relevanz,* allein auf Grund des *Beschwerdekomplexes.* Dagegen lag bei Patienten mit atypischer Angina pectoris, d.h. Brustschmerzen, die verschiedene, aber nicht alle klassischen Zeichen aufwiesen, nur in 25–60% ein pathologisches Koronarangiogramm, so daß hier eine große diagnostische Unsicherheit besteht. Umgekehrt hatten im eigenen Krankengut unter 100 konsekutiven Patienten, bei denen koronararteriographisch eine mehr als 75%ige Stenose eines oder mehrerer Hauptäste festgestellt werden konnten, 86 eine typische Angina-pectoris-Anamnese, während 14 eine atypische AP aufwiesen. Dagegen zeigten nur 5 von 40 Patienten mit atypischer Angina pectoris ein pathologisches Koronarangiogramm (13%), während 35 (87%) normale Herzkranzgefäße aufwiesen [13].

Prognostische Relevanz der Angina pectoris

Auch die unkomplizierte, stabile Angina pectoris hat eine ernste Prognose: Nach der Framingham-Studie [48] geht sie bei Männern mit einer Mortalität von etwa 4–5% pro Jahr einher; 1 von 4 Männern muß darüber hinaus damit rechnen, innerhalb von 5 Jahren einen Herzinfarkt zu erleiden. Das Risiko der Frauen ist nur etwa halb so groß. Patienten mit Angina pectoris sind in hohem Maße gefährdet durch plötzlichen Herztod: Etwa 30% der über 50 Jahren alten Patienten sterben innerhalb von 8 Jahren. 45% dieser Todesfälle geschehen plötzlich [47]. Beim Präinfarkt-Syndrom ist mit einer jährlichen Sterbequote von etwa 10–20% zu rechnen; ein Herzinfarkt tritt in etwa 20–40% der Fälle ein; besonders gefährdet sind Patienten innerhalb der ersten 4 Wochen nach Auftreten des Präinfarkt-Syndroms [21, 31, 34, 49, 54].

Während der Beschwerdekomplex der Angina pectoris zwar auf die schwere, stenosierende Koronarsklerose hinweist, eine genauere Differenzierung jedoch nicht zuläßt, erlaubt die Koronararteriographie eine weit zuverlässigere Prognosestellung: Aus 4 Studien mit 1358 koronararteriographierten Fällen geht hervor, daß die 1-Jahres-Letalität bei einer 1-Gefäßerkrankung 2,5%, bei einer 2-Gefäßerkrankung 6,5% und bei einer 3-Gefäßerkrankung 10,7% beträgt [7]. Diese Untersuchungen zeigen die hohe prognostische Relevanz der Koronararteriographie (s.u.).

Diagnostische Maßnahmen

Während das Ruhe-EKG diagnostisch nicht zuverlässig ist – bis zu 60% der Fälle von schwerer koronarer Herzkrankheit zeigen ein normales Ruhe-EKG – zeigt das Belastungs-EKG, sofern es lege artis durchgeführt wird, bei Vorliegen von kritischen Stenosen an den Hauptästen eine diagnostische Treffsicherheit von 80–90% [30]. Eine ähnliche Zuverlässigkeit haben die neueren Isotopenmethoden, die über die qualitative Diagnose einer koronaren Herzkrankheit hinaus auch die Größe und die Lage des ischämischen Myokardbezirkes erfassen lassen [63, 73, 74, 76]. Sie haben den besonderen Vorteil, daß sie auch bei Belastung durchgeführt werden können. Die Myokardszintigraphie mit Thallium gibt die normal durchbluteten Herzmuskelbezirke wieder. Infarktnarben zeigen sich als auch in Ruhe vorhandene Speicherungsdefekte an; ischämische Herzmuskelbezirke lassen sich als bei Belastung auftretende Speicherdefekte nachweisen, die in Ruhe nicht vorhanden sind. Unabhängig davon können mit der Radionuklidangiographie mit Hilfe von Technetium („EKG-getriggerte Herzbinnenraumszintigraphie") globale und regionale Störungen des Kontraktionsablaufes im linken Ventrikel erfaßt werden, z.B. akinetische oder hypokinetische Bezirke im Bereich eines abgelaufenen Herzinfarktes oder – wenn dies nur bei Belastung der Fall ist – eines vorübergehend ischämischen Herzmuskelbezirkes im poststenotischen Versorgungsgebiet einer kritischen Koronarstenose.

Da der Beschwerdekomplex der Angina pectoris durch einen operativen Eingriff (Bypass-Operation) entscheidend gebessert, nach neueren Untersuchungen auch die Lebenserwartung dieser Patienten verlängert werden kann, sollte bei allen Patienten mit Angina pectoris im operationsfähigen Alter eine Koronararteriographie zur genauen Festlegung des Schweregrades und der Lokalisation der stenosierenden Koronarsklerose durchgeführt werden. Es bestehen zu ihrer Durchführung zwei Hauptindikationen: zum einen, Ausschluß einer koronaren Herzerkrankung bei atypischer Angina pectoris; zum zweiten, Festlegung der Operabilität (Schweregrad und Lokalisation einer stenosierenden Koronarsklerose) bei klinisch manifester koronarer Herzkrankheit [14, 75]. Auf die prognostische Bedeutung der Methode wurde bereits hingewiesen (s.u.).

Akute Perikarditis

Die Differentialdiagnose frischer Herzinfarkt versus akute Perikarditis (Tabelle 5) kann erhebliche Schwierigkeiten bereiten, nicht zuletzt wegen des in Lokalisation und Charakter oft identischen Schmerzes [16]. Für den Perikardschmerz spricht sein ähnliches Verhalten wie der Pleuraschmerz, vor allem seine Atemabhängigkeit, aber auch seine Lageabhängigkeit, seltener seine Erschütterungs- und Schluckabhängigkeit. Der Schmerz spricht nicht auf Nitro-Präparate an, was allerdings kein sicheres Argument gegen einen frischen Herzinfarkt darstellt. Auskultatorisch findet sich häufig Perikardreiben, das aber

Tabelle 5. Differentialdiagnose Herzinfarkt – Perikarditis

Differentialdiagnose	Herzinfarkt	Perikarditis
Schmerz	– Oft identisch –	
		Atemabhängig Lageabhängig Erschütterungsabhängig Schluckabhängig
		Nitrokörper negativ
Auskultation	(Begleit-Perikarditis)	Perikardreiben (nicht obligatorisch)
Elektrokardiogramm	Monophasische Deformierung	Konkordante ST-Elevation bei erhaltener ST-T-Konfiguration
	Lokal	Ubiquitär wechselnder Verlauf
	Q-Zacken (Nekrose)	Keine Nekrosezeichen
Serum-Enzyme	Erhöht (CPK)	Negativ oder nur leicht erhöht
Fieber	Später, wenn überhaupt	Akut einsetzend
Echokardiogramm	–	Bereits kleiner Erguß nachweisbar
Istotopen	Tl-Defekt Myokard Tc-regionale Funktionsstörung	
Röntgen	–	Perikarderguß

nicht obligatorisch ist und ebenso bei der Begleitperikarditis eines Herzinfarktes auftreten kann. Auch die EKG-Veränderungen können mitunter differentialdiagnostische Schwierigkeiten bereiten [78] (Abb. 1). Für den Infarkt spricht die lokalisierte, monophasische Deformierung, die nur in bestimmten Ableitungen nachzuweisen ist, während sich in den gegenüberliegenden Ableitungen das reziproke Bild, d.h. eine ST-Senkung findet; bei der Perikarditis ist eine ST-Elevation mit Parallelverschiebung der ST-Strecke und erhaltener T-Konfiguration nachzuweisen, die sich ubiquitär, d.h. in vielen, oder sogar in allen Ableitungen findet. Das gleiche gilt, wenn es zur Ausbildung von negativen T-Zacken kommt. Wesentlich ist das Fehlen von Q-Zacken als den eigentlichen Nekrosezeichen im weiteren Verlauf der Perikarditis. Die Transaminasen sind bei der Perikarditis gewöhnlich normal; sie können aber durchaus leicht bis mäßig erhöht sein. Ein akut fieberhafter Beginn spricht zu Gunsten der Perikarditis, während beim Herzinfarkt Fieber, wenn überhaupt, später auftritt. Von großer Relevanz für die Differentialdiagnose sind zwei neuere Untersuchungsmethoden: Die Echokardiographie erlaubt, bereits kleine Ergüsse mit großer Zuverlässigkeit zu erkennen, so daß auch leichtere Formen der Perikarditis dadurch diagnostiziert werden können. Mit Hilfe der nuklearmedizinischen Methoden läßt sich ein Herzinfarkt oder eine Myokardnekrose am Aktivitätsausfall im Thalliumszintigramm nachweisen, während das Technetiumangiogramm an dieser Stelle eine regionale

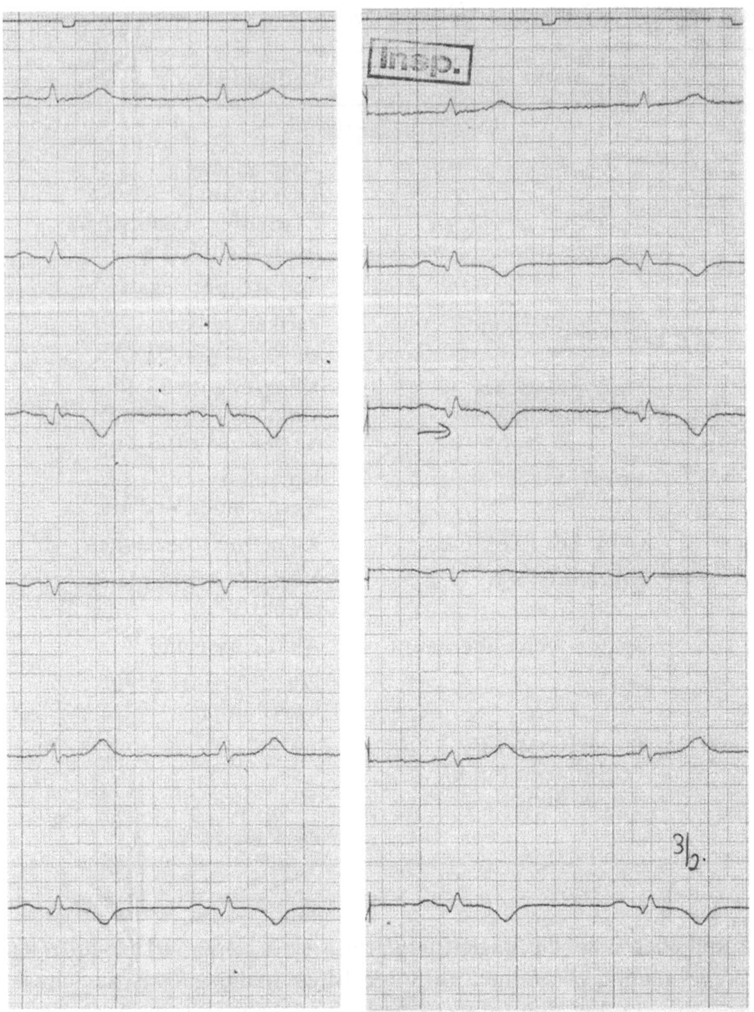

Abb. 1a. EKG eines Hinterwandinfarktes bei einem 39jährigen Patienten. Beachte die auf die Ableitungen II, III und aVF beschränkte Ausdehnung der negativen T-Zacken, wobei die Ableitungen I und aVL positive T-Zacken aufweisen. Ferner die Q-Zacken in II, III und aVF, die auch nach Inspiration nicht verschwinden

Kontraktionsstörung zeigt. Bei der Perikarditis läßt sich nuklearmedizinisch nur ein größerer Erguß nachweisen. Das Röntgenbild hat in der Differentialdiagnose keine große Zuverlässigkeit, da es kleinere Ergüsse nicht erkennen läßt.

Die Differentialdiagnose ist nicht zuletzt wegen der grundsätzlich verschiedenen therapeutischen Konsequenzen nicht unproblematisch. Ebenso ist sie für das weitere Leben des Patienten, sein berufliches Verhalten, seine Lebensqualität und Lebenserwartung von entscheidender Bedeutung. Gerade beim Hinterwandinfarkt jüngerer Menschen sollte an die Möglichkeit einer Perikarditis gedacht werden; besonders dann, wenn zu Beginn ein eindeutiger Transamanisenanstieg fehlte und im weiteren Verlauf im EKG keine eindeuti-

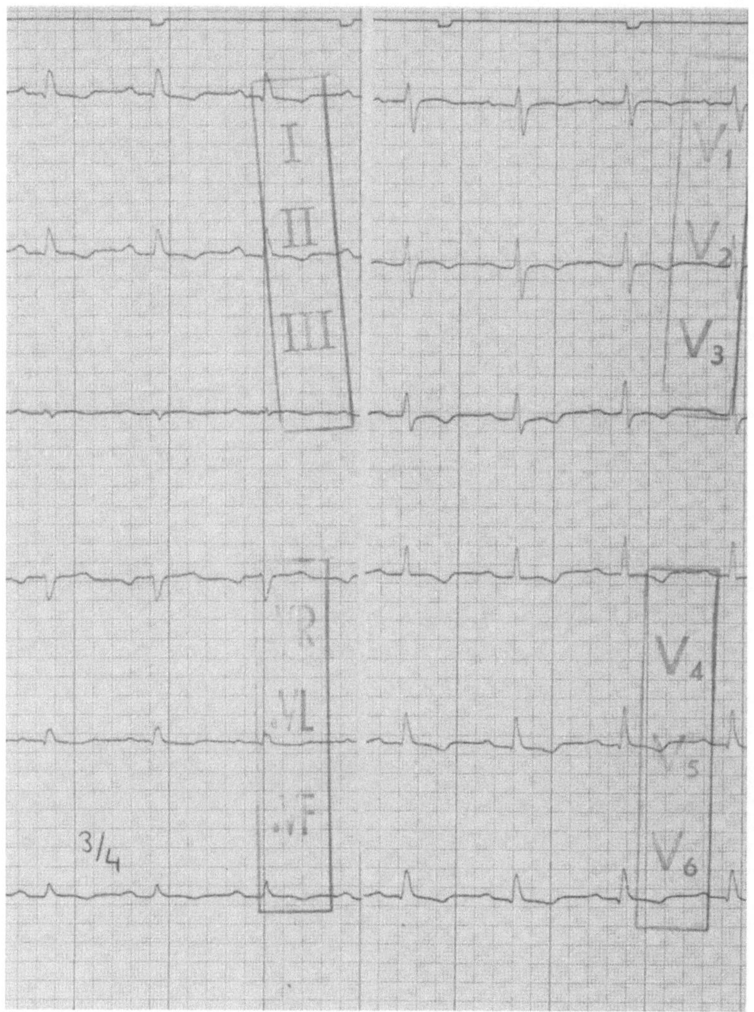

Abb. 1b. EKG einer Perikarditis bei einer 52jährigen Patientin. Beachte die ubiquitäre Ausdehnung der negativen T-Zacken, die praktisch in allen Ableitungen nachzuweisen sind, während Q-Zacken bzw. R-Verlust fehlen

gen Nekrosezeichen im angenommenen Infarktbezirk nachzuweisen sind. Aus diesem Grund sind gerade die nicht-transmuralen Infarkte besonders schwer gegen eine Perikarditis abzugrenzen [78]. Sofern auch nur die geringsten Zweifel bestehen bleiben, sollten derartige Patienten nach Ablauf der akuten Erkrankung einer Koronararterographie zugeführt werden.

Während die meisten Formen der Perikarditis, sofern sie nicht sekundär durch eine Grundkrankheit hervorgerufen sind, wie beispielsweise durch eine bösartige Erkrankung, eine Urämie usw., eine gute Prognose mit gewöhnlich völliger Ausheilung aufweisen, hat die tuberkulöse Perikarditis die Tendenz, in die chronisch konstriktive Perikarditis mit der Ausbildung eines Panzerherzens überzugehen. Die fehlende Rückbildung der negativen T-Zacken im EGK ist ein zuverlässiger Hinweis auf diese Entwicklung.

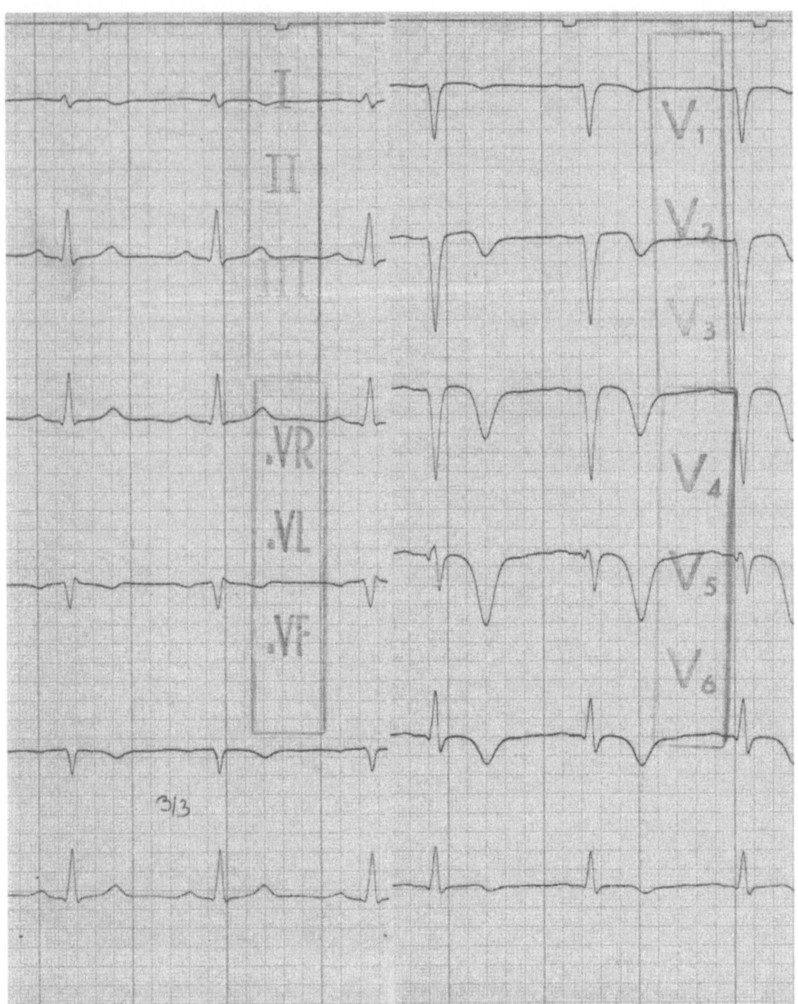

Abb. 2. EKG eines 51jährigen Patienten mit Mitralklappenprolaps-Syndrom, der wegen Angina-pectoris-ähnlichen Brustschmerzen und der negativen T-Zacken im EKG jahrelang als abgelaufener Vorderwandinfarkt behandelt wurde, während Koronararterio- und Laevokardiogramm normale Herzkranzgefäße und ein normales Kontraktionsverhalten des linken Ventrikels zeigten, bei ausgeprägtem Mitralklappenprolaps

Tabelle 6. MKPS-Beschwerdekomplex

Keine Beschwerden
Allgemeine Leistungsschwäche
Belastungsdyspnoe
Palpitationen (Rhythmusstörungen)
Brustschmerzen (Angina-pectoris-artig)

Mitralklappenprolaps-Syndrom

In der Differentialdiagnose der Angina pectoris und damit kardial bedingter Brustschmerzen ist das erst in den letzten Jahren als eigenständiges Krankheitsbild beschriebene Mitralklappenprolaps-Syndrom zunehmend in den Vordergrund getreten (Tabelle 6). Es wird heute als die häufigste Ursache von Angina-pectoris-ähnlichen Brustschmerzen ohne Nachweis einer koronaren Herzkrankheit angesehen und zwar weit häufiger als das „small vessel disease“ oder Störungen der Hb-Sauerstoff-Bindungskapazität. Die dabei auftretenden Brustschmerzen können für eine Angina pectoris atypisch sein; sie können aber auch alle Kriterien der Angina pectoris aufweisen, d.h. belastungsabhängig sein und auf Nitro-Präparate prompt ansprechen. Da sich darüber hinaus häufig EKG-Veränderungen mit ST-Senkungen und negativen T-Zacken wechselnden Ausmaßes, vor allem im Hinterwandbereich, finden, wird häufig die Fehldiagnose einer Angina pectoris oder sogar eines Herzinfarktes gestellt (Abb. 2).

Das Leitsymptom dieses Syndroms stellt ein systolischer Click dar (Abb. 3), der bereits 1913 von Gallavardin beschrieben und auf extrakardiale Ursachen, wie pleuro-perikardiale Verwachsungen und Thoraxdeformierungen zurückgeführt wurde [33]. Erst neuere Untersuchungen Anfang der 60er Jahre von Reid [70] und Barlow [6] haben gezeigt, daß diesem Schallphänomen eine abnorme Vergrößerung eines Mitralsegels zu Grunde liegt, das während der Systole ballonartig in den linken Ventrikel vorgewölbt und angespannt wird, was zum Auftreten des Clicks führt. In den meisten Fällen handelt es sich um einen angeborenen Texturfehler mit mukoiden Einlagerungen und Erweiterungen des hinteren oder beider Mitralsegel, wobei auch die Sehnenfäden miteinbezogen sein können. Häufig findet sich auch ein gestörter Kontraktionsablauf im linken Ventrikel mit Einbeziehung des Papillarmuskels [24]. Durch die starke systolische Vorwölbung gen den Vorhof kann eine Mitralinsuffizienz auftreten, die gewöhnlich nicht von hämodynamischer Bedeutung ist, aber ein systolisches Geräusch verursachen kann, worauf

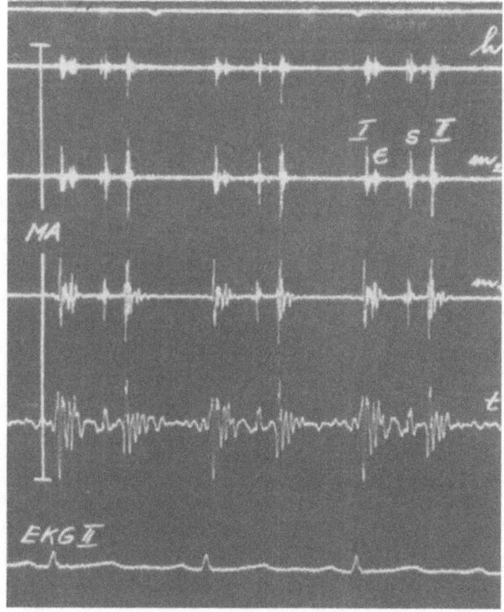

Abb. 3. Systolischer Click bei 38jähriger Patientin mit Mitralklappenprolaps, die vom 17. Lebensjahr an fälschlicherweise als Mitralstenose angesehen wurde

ebenfalls bereits Gallavardin hingewiesen hat. Das Geräusch schließt sich zeitlich an den Click an und ist deshalb häufig spätsystolisch.

Dieses sog. Miralklappenprolaps-Syndrom [5, 24, 44, 46, 77], nach seinen Erstbeschreibern auch als Barlow'sche Krankheit benannt, geht in vielen Fällen mit Thoraxanomalien, wie Trichterbrust, Flachbrust, Straight-back-Syndrom einher; es wird deshalb von verschiedenen Autoren auch als forme fruste eines Marfan-Syndroms angesehen, wobei hier im Gegensatz zu einer allgemein ausgeprägten Bindegewebsminderwertigkeit bzw. -schwäche lediglich eines oder beide Mitralsegel befallen sind. Ähnlich wie beim Marfan-Syndrom die hypoplastische Aortenwand im Laufe des Lebens dem arteriellen Blutdruck nachgibt, was zu der für diese Kardiopathie typischen Aortenektasie bzw. zum Aortenaneurysma mit Aorteninsuffizienz führt, so dehnt der systolische Druck im linken Ventrikel das minderwertig angelegte Mitralsegel im Laufe des Lebens mehr und mehr aus und wölbt es in den linken Vorhof vor. Die Erfahrung, daß der Mitralklappenprolaps eine Krankheit des Erwachsenenalters ist und sein Vollbild in der Kindheit nur selten gefunden wir, spricht für diese Annahme. Ebenso können die Sehnenfäden nachgeben und so länger werden. Wird das ausgeweitete Segel am Höhepunkt der Drucksteigerung im linken Ventrikel, d.h. während der Austreibungsphase, ballonartig in den linken Vorhof vorgewölbt und angespannt, so entsteht der Click. Die durch den abnormen Zug am Papillarmuskel hervorgerufene Ischämie, die auch das angrenzende Myokard betreffen kann, wird heute als Ursache der Angina-pectoris-ähnlichen Beschwerden angesehen. Schreitet die Ausdehnung des vorhandenen Mitralklappenprolaps weiter fort, so kann das betroffene Segel am Höhepunkt der Drucksteigerung im linken Ventrikel nicht mehr abdichten; es kommt zur Mitralregurgitation mit spätsystolischer Mitralinsuffizienz. Diese abnorme systolische Ausbuchtung des Mitralsegels gegen den linken Vorhof kann vor allem echokardiographisch mit großer Zuverlässigkeit erfaßt werden, wie umgekehrt das MKPS eine Domäne der Echokardiographie darstellt, die wesentlich zum Verständnis der Hämodynamik, der Definition und der Häufigkeit dieses Syndroms beigetragen hat. Während

Tabelle 7. Mitralklappenprolaps

Klinisch	Häufigkeit
Rizzon et al. 1973	0,33%
(1009 Studentinnen)	
Lachmann et al. 1975	1,40%
(12500 Schulkinder)	
Brown et al. 1975	
(520 junge Frauen)	6,0%*
(180 junge Männer)	0,5%
Procacci et al. 1976	6,3%*
(1169 junge Frauen)	
Markiewicz et al. 1975	10,0%*
(100 junge Frauen)	
eigenes Krankengut	3,8%*
(5000 konsek. Echokardiogr.)	

*Echokardiographisch

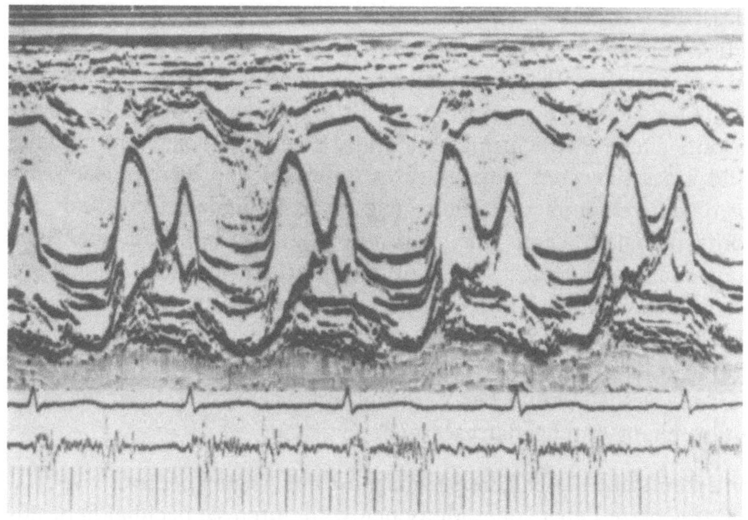

Abb. 4. Echokardiogramm einer 27jährigen Patientin mit holosystolischem Mitralklappenprolaps. Beachte die vielen, gegen den linken Vorhof hin (in der Abbildung nach unten) gerichteten Echos während der ganzen Systole („Hängematten-Phänomen")

normalerweise beide Mitralsegel während der Systole etwa in der gleichen Position bleiben, kommt es hier zu einer abrupten Dorsalbewegung, deren zeitliches Ausmaß ebenfalls echokardiographisch genau definiert werden kann, d.h. ob ein spätsystolischer oder holosystolischer Prolaps vorliegt (Abb. 4).

Gerade echokardiographische Untersuchungen haben die große Häufigkeit dieser Mitralklappenanaomalie aufgezeigt (Tabelle 7), die wohl genetisch fixiert und autosomal dominant vererbt wird und beim weiblichen Geschlecht in etwa 4–5%, beim männlichen in 0,5–1% der normalen Bevölkerung gefunden wird [19, 24, 67, 71]. Im eigenen Krankengut konnten wir unter 5000 konsekutiven Echokardiogrammen ein MKPS in 3,8% nachweisen [16]. Die Prognose dieser Anomalie ist gut [1, 2, 24]; nur in seltenen Fällen kommt es zur progredienten Mitralinsuffizienz, die eine Operation erforderlich macht. Komplikationen (Tabelle 8) sind die bakterielle Endokarditis, die zum Sehnenfadenabriß und zur akuten Mitralinsuffizienz führen kann, spontaner Abriß von Sehnenfäden mit akuter Mitralinsuffizienz, sowie – in seltenen Fällen lebensbedrohliche – Herzrhythmusstörungen. Einzelfälle von plötzlichem Herztod sind beschrieben.

Abschließend sei noch in der Differentialdiagnose des kardialen Brustschmerzes auf das *Aneurysma dissecans* der Aorta ascendens hingewiesen [36, 57], das vor allem bei der Aortenhypoplasie im Gefolge eines Marfan-Syndroms, einer Erdheimschen Medianekro-

Tabelle 8. Mitralklappenprolaps – Komplikationen

progrediente Mitralinsuffizienz
bakterielle Endokarditis
Sehnenfadenabriß
Herzrhythmusstörungen
plötzlicher Herztod

se, bei einer Aortenlues, seltener bei einer Aortensklerose auftreten kann. Reißt die Intima ein – die Prädilektionsstelle ist der Übergang vom Sinus valsalvae zur Aorta ascendens –, so führt dies in der Regel zunächst zu einer Schichtblutung in die Aortenwand selbst. Die Dissekation geht mit einem akuten Brustschmerz einher, der wegen seiner äußersten Heftigkeit, einem Vernichtungsgefühl und einem Schocksyndrom nicht von dem klinischen Bild eines schweren Herzinfarktes unterschieden werden kann. Es fehlen hier aber alle objektiven Infarktzeichen, wie EKG-Veränderungen und Serumenzymanstiege. Röntgenologisch kann eine Verbreiterung des Mediastinalschattens auf die Dissekation hinweisen, wobei das sofort durchgeführte Computertomogramm die höchste diagnostische Relevanz hat. Innerhalb von wenigen Stunden oder Tagen kommt es zur endgültigen Aortenruptur mit tödlicher Blutung. Leider wird die Diagnose häufig erst bei der Autopsie gestellt. Nur durch eine sofortige Operation kann der tödliche Ausgang vermieden werden. Deshalb sollte bei Verdacht auf Aneurysma dissecans möglichst rasch eine CT-Untersuchung durchgeführt werden.

Unter den Brustschmerzen steht die Differentialdiagnose der Angina pectoris zweifelsohne im Vordergrund. Das weitere Leben eines Menschen wird durch sie nachhaltig beeinflußt. Angina pectoris ist ein Beschwerdekomplex, der allein durch die gezielte Befragung des Patienten mit großer Zuverlässigkeit erkannt werden kann, während nahezu alle objektiven Befunde, wie die unmittelbare Krankenuntersuchung, der Röntgenbefund, Laborbefunde, selbst das Ruhe-EKG in der Regel negativ sind. Erst mit Hilfe der Belastung lassen sich im EKG oder im Herzszintigramm Hinweise auf das Vorliegen einer koronaren Herzerkrankung finden. Gerade das Thema Brustschmerz unterstreicht die große Bedeutung des ärztlichen Gespräches, das hier tatsächlich in der Lage ist, das Krankheitsbild mit großer Zuverlässigkeit zu differenzieren. Leider wird gerade heute im Zeitalter der mechanistischen Labormedizin das ärztliche Gespräch vernachlässigt, vorwiegend wohl aus Zeitgründen. Beim Thema Brustschmerz ist dies sicherlich nicht gerechtfertigt, da eine gezielte Befragung des Patienten nur einige wenige Minuten Zeit erfordert.

Literatur

1. Allen H, Harris A, Leatham A (1974) Significance and prognosis of an isolated late systolic murmur. A 9- to 22-year follow-up. Br Heart J 36:525
2. Appelblatt NH, Willis PW, Lenhart JA, Shulman JI, Walton JA (1975) Ten to 40 years follow-up of 69 patients with systolic click with or without apical late systolic murmur. Am J Cardiol 35:119 (Abstr.)
3. Arbogast R, Bourassa MG (1973) Myocardial function during atrial pacing in patients with angina pectoris and normal coronary arteriogram. Am J Cardiol 32:257
4. Baedeker W, Sebening H, Wirtzfeld A, Lutilsky L, Blömer H (1974) Die Prinzmetal-Angina pectoris. Dtsch Med Wochenschr 99:2008
5. Barlow JB, Pocock WA (1975) The problem of nonejection systolic clicks and associated mitral systolic murmurs. Emphasis on the billowing mitral leaflet syndrome. Am Heart J 90:636
6. Barlow JB, Pocock WA, Marchand P, Denny M (1963) The significance of late systolic murmurs. Am Heart J 66:443
7. Barmeyer J, Reindell H, Blümchen G (1974) Konservative oder chirurgische Behandlung bei koronarer Herzerkrankung? Z Kardiol 63:697
8. Becker HJ, Lichtlen P, Baumann PC, Preter B, Albert H, Kaltenbach M, Kober G, Kollat J, Spitz P (1971) History and clinical findings related to selective coronary angiography. In: Kaltenbach M, Lichtlen P (ed) Coronary heart disease. Thieme, Stuttgart

9. Bemiller CR, Pepine J, Rogers AK (1973) Long-terme observations in patients with angina and normal coronary arteriograms. Circulation 47:36
10. Blömer H (1972) Klinisches Spektrum der koronaren Herzerkrankung. Internist 13:353
11. Blömer H (1973) Klinik der koronaren Herzerkrankung – heutiger Stand. Med Welt 24:1919
12. Blömer H (1974) Vorfelduntersuchungen für Herz- und Kreislauferkrankungen. In: Vorfelduntersuchungen in der Inneren Medizin. Schriftenreihe der Bayer. Landesärztekammer München 34:150
13. Blömer H (1975) Angina pectoris. Monatskurse Ärztl Fortb 25:343
14. Blömer H (1976) Die Koronararteriographie. Bedeutung, Methode, Risiko, Indikationen (Editorial) Münch Med Wochenschr 118:7
15. Blömer H (1977) Klinik und Prognose der koronaren Herzkrankheit. Monatskurse Ärztl Fortb 27:199
16. Blömer H (1978) Diagnostische Probleme und Fehldeutungen in der Praxis aus der Sicht des Kardiologen. Schriftenreihe der Bayer. Landesärztekammer 44:152
17. Blömer H, Baedeker W (1974) Der akute Herzschmerz. Monatskurse Ärztl Fortb 24:66
18. Blumgard HL, Schlesinger MJ, Davis D (1940) Studies on the relation of the clinical manifestations of angina pectoris, coronary thrombosis and myocardial infarction to the pathologic findings. Am Heart J 19:1
19. Brown OR, Kloster FE, DeMots H (1975) Incidence of mitral valve prolaps in the asymptomatic normal. Circulation 52 (Suppl. II):77
20. Bruschke AVG, Proudfit WL, Sones FM (1973) Progress study of 590 consecutive nonsurgical cases of coronary disease followed 5–9 years. I. Arteriografie correlations. II. Ventriculographic and other correlations. Circulation 47:1147, 1154
21. Cairns JA, Faustus IG, Klassen GA (1976) Unstabile angina pectoris. Am Heart J 92:373
22. Campeau L, Bourassa MG, Bois MA (1968) Clinical significance of selective coronary arteriography. Can Med Assoc J 99:1063
23. Conti RC, Brawley RK, Griffith LSC, Pitt B, Humphries JO, Gott VL, Ross RS (1973) Unstabile Angina pectoris morbidity and mortality in 57 conservative patient evoluated angiographically. Am J Cardiol 32:745
24. Devereux RB, Perloff JK, Reichek N, Josephson ME (1976) Mitral valve prolapse. Circulation 54:3
25. Donsky MS, Harris MD, Curry GC, Blomquist CG, Willerson JT, Mullins GhB (1975) Variant angina pectoris. A clinical and coronary arteriographic spectrum. Am Heart J 89:571
26. Elliot WC, Gorlin R (1966) The coronary circulation, myocardial ischaemia and angina pectoris. Mod Concepts Cardiovasc Dis 35:117
27. Fowler NO (1973) Symposium Angina pectoris. Clinical diagnosis. Circulation 46:1079
28. Friedberg ChK (1973) The early diagnosis of coronary heart disease. Critical review. In: Early diagnosis of coronary heart disease. Karger, Basel, S 1
29. Friedberg ChP (1966) Diseases of the heart. 3rd ed. Philadelphia London
30. Froelicher VF, Yanowitz FG, Thompson AJ (1973) The correlation of coronary angiography and the ECG-response to maximal treatmill testing in 76 asymptomatic men. Circulation 48:597
31. Fulton M, Lutz W, Donald KW, Kirby BJ, Duncan B, Morrison SL, Kerr F, Julian DG (1972) Natural history of unstable angina. Lancet I:860
32. Gaasch WH, Adynanthaya AN, Wang VH, Pickering E, Quinones MA, Alexander JK (1975) Prinzmetal's variant angina: Hemodynamic and angiographic observations during pain. Am J Cardiol 35:683
33. Gallavardin L (1913) Pseudo-dedoublement du deuxieme bruit du coeur simulant le dedoublement par bruit extracardiaque télésystolique surajoute. Lyon Med 121:409
34. Gazes PG, Mobley EM jr, Farias HM jr, Duncan RC, Humphries JB (1973)

Preinfarctional (unstabile) Angina – A prospective study – ten year follow-up. Circulation 48:331

35. Gianelly R, Mugler F, Harrison D (1968) Prinzmetals variant of angina pectoris with only slight coronary atherosclerosis. Calif Med J 108:129
36. Gore I, Hirst AE jr (1973) Dissecting aneurysm of the aorta. Prog Cardiovasc Dis 16:103
37. Heberden W (1772) Med Trans College of Physicians London 2:59
38. Herman MV (1971) The clinical pecture of ischaemic heart disease. Prog Cardiovasc Dis 14:321
39. Herman MV, Cohn PF, Gorlin R (1973) Angina-like chest pain without identifiable cause. Ann Intern Med 79:445
40. Herman MV, Heinle RA, Klein MD, Gorlin R (1967) Localised disorders in myocardial contraction. N Engl J Med 227:222
41. Higgins CV, Weixler L, Silverman JF, Schroeder JS (1971) Clinical and arteriografic features of Prinzmetal's variant Angina: Documentation of etiologic features. Am J Cardiol 37:831
42. Horwitz LD, Herman MV, Gorlin R (1972) Clinical responses to Nitroglycerin as a diagnostic test for coronary heart disease. Am J Cardiol 29:149
43. Hurst JW, Logue RB (1970) The heart. 2nd ed. McGraw-Hill, New York
44. Ibrahim Z, Sigel H, Sadowski P, Larbig D, Jeschke D, Schick K (1976) Klicksyndrom mit spätsystolischem Geräusch (Mitralklappenprolaps). Dtsch Med Wochenschr 101:660
45. James TN (1972) Sudden death related to myocardial infarction. Circulation 45:205
46. Just H Abt. W, Habighorst L, Lang K, Schölmerich P (1970) Das apikale, spätsystolische Geräusch. – Ursachen und Bedeutung. Verh Dtsch Ges Kreislaufforsch 36:251
47. Kannel WB, Doyle JT, McNamara PM, Quickenton P, Gordon T (1975) Percursors of sudden coronary death. Factors related to the incidence of sudden death. Circulation 51:606
48. Kannel WB, Feinleib M (1972) Natural history of angina pectoris in the Framingham study. Prognosis and survival. Am J Cardiol 29:154
49. Kaplan E, Gilbert JP, Newell J (1976) Unstable angina pectoris: National cooperative study group to compare medical and surgical therapy. I. Report of protocol and patient population. Am J Cardiol 37:896
50. Kemp HG (1973) Left ventricular function in patients with the anginal syndrome and normal coronary arteriograms. Am J Cardiol 32:375
51. Kemp HH, Elliot WC, Gorlin R (1967) The anginal syndrome with normal coronary arteriography. Trans Assoc Am Physicians 80:59
52. Kemp HG, Vokonas PS, Cohn PF, Golin R (1971) The anginal syndrome associated with normal coronary angiography report of a 6 year experience. Zit. nach Herman MV [38]
53. Kiefer H, Blümchen G, Roskamm H, Reindell H (1971) Clinical findings correlated with semiselective coronary angiography results. In: Kaltenbach M, Lichtlen P (eds) Coronary heart disease. Thieme, Stuttgart
54. Krauss KR, Hutter AM jr, De Santis AM (1972) Acute coronary insufficiency. Course and follow up. Arch Intern Med 129:808
55. Kugler G, Johannes E, Rödiger W, Westermann KW (1975) Verlauf der koronaren Herzkrankheit. Z Kardiol 64:245
56. Likoff W, Segal L, Kasparian H (1967) Paradox of normal selective coronary arteriograms in patients considered to habe unmistakable coronary heart disease. N Engl J Med 276:1063
57. Lindsay J jr, Hurst JW (1967) Clinical features and prognosis in dissecting aneurysm of the aorta. Circulation 35:880
58. Maseri A, Mimmo R, Chierchia S, Marchesi C, Pesola A, L'Abbatte A (1975) Coronary artery spasm as a cause of acute myocardial ischemia in man. Chest 68:625
59. Mulcahy R, Hickey N, Graham I, McKenzie G (1975) Factors influencing long-term prognosis in male patients surviving a first coronary attack. Br Heart J 37:158

60. Neill WA, Judkins MD, Dhindsa DS, Metcalfe J, Kassebaum DG, Kloster TE (1972) Clinically suspect ischaemic heart disease not corroborated by demonstrable coronary artery disease. Physiologic investigations and clinical course. Am J Cardiol 29:171
61. Nordstrom LA, Lillehei JP, Adicoff A, Sako Y, Gobel FL (1975) Coronary artery surgery for recurrent ventricular arrhytmics in patients with variant angina. Am Heart J 89:236
62. Paulin S (1964) Coronary angiography: A technical, anatomic and clinical study. Acta Radiol (Suppl) 233:1
63. Pitt B, Strauss WH (1976) Myocardial imaging in the noninvasive evaluation of patients with suspected ischaemic heart disease. Am J Cardiol 37:797
64. Prinzmetal MA, Ekmekci A, Kannamer R, Kwoczynski JK, Shubin H, Toyoshima H (1960) Variant form angina pectoris. JAMA 174:1974
65. Prinzmetal M, Ekmekci A, Toyoshima H, Kwoczynski J (1959) Angina pectoris. III. Demonstration of a chemical origin of ST deviation in classic angina pectoris, its variant form, early myocardial infarction and some non-cardiac conditions. Am J Cardiol 3:276
66. Prinzmetal M, Kenamer R, Merliss R, Wada T, Naci B (1959) Angina pectoris. I. A variant form of Angina pectoris, Am J Med 27:375
67. Procacci PM, Savran SV, Schreiter SL, Bryson AL (1975) Clinical frequency and implications of mitral valve prolaps in female population. Circulation 52 (Suppl II): 78
68. Proudfit WL, Shirey EK, Sones FM (1966) Selective cinecoronary arteriography; correlation with clinical findings in 1000 patients. Circulation 33:901
69. Redwood DR, Epstein SE (1973) Uses and limitations of stress testing in the evaluation of ischaemic heart disease. Circulation 46:1115
70. Reid JVO (1961) Mid-systolic clicks. S Afr Med J 35:353
71. Rizzon P, Biasco G, Brindicci G, Mauro F (1973) Familial syndrome of midsystolic click and late systolic murmur. Br Heart J 35:245
72. Ross RS, Friesinger GC (1968) Coronary arteriography. In: Symposium on coronary heart disease. 2nd ed. Am Heart Assoc Monogr, vol 2. New York
73. Sauer E, Sebening H, Dressler J, Lutilsky L, Klein G, Ulm K, Hör G, Pabst HW, Blömer H (1979) Linksventrikuläre Funktionsbeurteilung in Ruhe und unter Ergometerbelastung mit der Herzbinnenraumszintigraphie bei koronarer Herzkrankheit. Herz/Kreislauf 6:286
74. Sauer E, Sebening H, Dressler J, Lutilsky L, Ulm K, Hör G, Pabst HW, Blömer H (1979) Thallium-201-Serienmyokardszintigraphie bei koronarer Herzkrankheit: Vergleich mit der Elektrokardiographie und Koronarangiographie. Z Kardiol 68:454
75. Sebening H, Lutilsky L, Blömer H (1976) Indikationen zur selektiven Koronarangiographie. Münch Med Wochenschr 118:1185
76. Sebening H, Sauer E, Hör G, Dressler J, Lutilsky L, Wagner-Manslau C, Ulm K, Pabst HW, Blömer H (1979) Die Serienmyokardszintigraphie zur Beurteilung der postischämischen 201-Thallium-Aufnahme im linksventrikulären Myokard. Z Kardiol 68:1
77. Sigel H, Hofstetter R, v. Bernuth G (1976) Das idiopathische Mitralklappenprolaps-Syndrom (Klicksyndrom). Herz/Kreislauf 8:506
78. So CS (1976) Elektrokardiographie. Urban & Schwarzenberg, München Berlin Wien, 1976
79. Whiting RB, Klein MD, Vander-Veer J, Lown B (1970) Variant Angina pectoris. N Engl J Med 282:709

Radiologische Diagnostik und Therapie des Brustschmerzes

J. Kutzner und H. Ernst

Die Möglichkeiten der Ursache des Brustschmerzes sind sehr vielfältig, sie können degenerativ oder funktionell bedingt sein, ebenso wie durch Trauma, Entzündung oder Tumorbildung. Für die Lokalisation des Brustschmerzes bestehen viele Möglichkeiten; die vom Patienten empfundene Schmerzlokalisation entspricht jedoch nicht immer dem Ursprungsort. Oft werden die Schmerzen durch Ausstrahlung an anderer Stelle empfunden. So kann die Schmerzursache in den Skelettanteilen der Brust, Wirbelsäule – Rippen – Brustbein, gelegen sein oder im Bereich der Lunge und des Pleuraraumes. Der Schmerz kann auch von den Organen des Mediastinums ausgehen, wie Herz – Gefäße, Trachea, Ösophagus oder hilären und mediastinalen Lymphknoten. Bei der Frau kommt zusätzlich noch die Mamma in Betracht. Durch die verschiedenen radiologischen diagnostischen Methoden soll versucht werden, ein faßbares Korrelat für die Schmerzursache aufzudecken. An erster Stelle steht die Röntgendiagnostik mit Röntgenübersichtsaufnahmen und Durchleuchtung; je nach Erfordernissen werden Spezialuntersuchungen, wie Schichtaufnahmen, Kontrastdarstellungen wie Angiographien, Bronchographien oder im Bereich der Speiseröhre eine Kontrastmittelpassage, durchgeführt. Die nuklearmedizinischen Methoden mit Hilfe der hochauflösenden Gamma-Kamera eignen sich zum Nachweis von Skelettveränderungen bei der Knochenszintigraphie unter Verwendung von Technetium-Phosphatverbindungen, wobei vielfach wesentlich früher Skelettveränderungen durch Entzündung oder Tumor nachzuweisen sind, bevor sie auf dem Röntgenbild durch Änderung des Mineralgehaltes abgrenzbar werden. Wie auch bei anderen Organuntersuchungen für Herz, Lungen oder Schilddrüse erweitert die Nuklearmedizin die diagnostischen Möglichkeiten. Die Ganzkörper-Computertomographie als nicht-invasive Methode, sei es mit oder ohne Kontrastmittelgabe, gewinnt zunehmend an Bedeutung in der Röntgendiagnostik und wird innerhalb der nächsten Jahre zu einem Wandel der Wahl der durchzuführenden Untersuchungstechniken führen.

Aus der Vielzahl der Möglichkeiten sollen hier einige charakteristische Beispiele dargestellt werden.

Wirbelsäule

An der Brustwirbelsäule können sich sowohl entzündliche degenerative als auch tumoröse Veränderungen entwickeln und zur Schmerzauslösung führen.

Rippen

Durch traumatische Einwirkung, in typischer Weise bei Verkehrsunfällen, kommt es zur Auslösung von Rippenserienfrakturen, die besonders beim Atmen starke Schmerzen hervorrufen. Bei älteren Patienten mit bestehender Osteoporose kann jedoch eine Hustenfraktur oder ein Bagatellunfall, wie bei der Gartenarbeit, zur Fraktur führen und einen Schmerzpunkt darstellen, ohne daß dem Patienten das adäquate Trauma bewußt ist. Auf der Röntgenaufnahme läßt sich dann eine leichte Abknickung mit mehr oder weniger stark ausgebildeter Kallusbildung im Verlauf nachweisen.

Sternum

Das Sternum dürfte relativ selten Schmerzursache sein; auch hier kommt die direkte Traumaeinwirkung beim Verkehrsunfall, z.B. Aufprall auf das Lenkrad, als mögliche Ursache in Frage. Tumorbefall durch einen Primärtumor oder durch Metastasen sind selten.

Lunge – Pleuraveränderungen

Die Lungen stellen selten schmerzauslösende Ursachen dar, meist ist es die entzündliche Reaktion der Pleura, die den Atemschmerz verursacht. Das akute Ereignis der Lungenembolie mit Schmerzauslösung und Kreislaufreaktion läßt sich durch die Perfusions-Kamera-Szintigraphie leicht verifizieren, aufwendiger ist der Nachweis mittels der Pulmonalis-Angiographie. Wie bei fast allen Tumoren entwickelt sich auch das primäre Lungenkarzinom klinisch stumm, die Schmerzsymptomatik wird erst bei erheblicher Tumorausbildung bei der Lungenentzündung durch Mitreaktion der Pleura bewirkt, oder durch Kompressionserscheinungen der Metastasenbildung. Mögliche Tumorbildungen der Pleura stellen das Pleuramesotheliom dar, wobei es durch Rippendestruktion zum Auftreten von massiven Schmerzen kommt.

Mediastinum

Die vom Herzen ausgehenden Schmerzen durch Infarkte oder pektanginöse Beschwerden infolge von Durchblutungsstörungen können koronar-angiographisch dargestellt werden, auch bietet sich hier die Möglichkeit der myokard-szintigraphischen Darstellung mit Thallium 201 an. Tumorbildungen im Mediastinum können sowohl von den dort vorhandenen Organen ausgehen als auch auf Metastasenbildung beruhen. Das Ösophaguskarzinom führt bei ausgedehntem Befund zu Beschwerden, besonders bei Nahrungsaufnahme, die retrosternal lokalisiert werden. Häufig finden sich bei Systemerkrankungen der malignen Lymphome der Hodgkin- oder Non-Hodgkin-Gruppe Tumorbildungen im vorderen Mediastinum, die zur Kompression und Schmerzauslösung führen. Differentialdiagnostisch muß auch bei einer mediastinalen Raumforderung an eine Aneurysmabildung im Bereich der Aorta ascendens oder des Aortenbogens gedacht werden. Treten Thoraxschmerzen nach der Nahrungsaufnahme – besonders im Liegen – auf, so kann die Ursache eine große axiale Hiatushernie sein, die zu kardialen Kompressionserscheinungen mit Schmerzauslösung führt.

Mamma

Die weibliche Brust ist während der Generationsphase ein hormonabhängiges Organ, zahlreiche Frauen klagen über menstruationsabhängige Schmerzen, die Mastodynie. Bei der Röntgenuntersuchung lassen sich jedoch keine faßbaren Korrelate nachweisen. Leider ist auch die Tumorbildung der Mamma in ihrer Entwicklung stumm, sie verursacht keine Schmerzen.

Therapie

Bei einer Reihe von Malignomerkrankungen im Thoraxbereich mit Schmerzauslösung vermag die Strahlentherapie teils kurativ, teils palliativ sehr wirkungsvoll zu sein. Bei Systemerkrankungen der malignen Lymphome kann mit Dosen von 40 Gy vielfach eine Tumorvernichtung erreicht werden, wobei es zu einem völligen Schmerzrückgang kommt. Eine weitere klare Indikation besteht beim schmerzhaften Bronchialkarzinom, das per continuitatem zur Rippendestruktion geführt hat, wobei palliative Dosen von 20–40 Gy weitgehende Schmerzlinderung erbringen. Auch bei metastatischem Befall der Brustwirbelsäule kann durch eine gezielte Strahlentherapie einer Kompressionsfraktur vorgebeugt werden.

Literatur

Schulze W (1974) Geschwülste der Bronchien, Lungen und Pleura. Springer, Berlin Heidelberg New York (Handbuch der medizinischen Radiologie IX/4a u. b)

Rückenschmerzen im Bereich der Brustwirbelsäule

F. Brussatis

Der Schmerz im Bereich der Brustwirbelsäule kann entweder in dieser selbst oder in benachbarten Wirbelregionen wie z.B. der oberen Lendenwirbelsäule entstehen. Der Schmerz kann dann von unten in die Brustwirbelsäule ausstrahlen.

Tabelle 1. Ursachen und Dispositionen des Rückenschmerzes (nach Scheier [4])

1. Kongenitale Wirbelfehlbildung	
2. Statische Störungen	Haltungsinsuffizienz fixierte Formvarianten
3. Spondylolyse und Spondylolisthesis	
4. Beckenfehlstellungen	Beinlängendifferenz Hüftkontraktur
5. Traumatische Wirbelsäulenveränderungen	
6. Degenerative Wirbelsäulenveränderungen	
7. Erkrankungen der Nachbarschaft	(IS-Fuge, Hüfte, Urogenitaltrakt)
8. Entzündliche Wirbelsäulenerkrankungen	(bakteriell: Tbc, Salmonellen, unspez. Keime) (andere Entz.: Rheumatoide Arthritis, M. Reiter, M. Bechterew)
9. Knochenerkrankungen der WS	M. Paget, Eosinophiles Granulom
10. Tumorerkrankungen der WS	primäre gutartige u. bösartige Knochentumoren Metastasen Tumoren des Rückenmarkes und der Meningen
11. Raumfordernde Prozesse des Spinalkanals	Diskushernien, Spinale Stenosen
12. Erkrankungen des Knochenmarkes	Multiples Myelom, Leukose
13. Stoffwechselerkrankungen	Osteomalazie, Osteoporose (?)
14. Psyche	

Zur Besprechung der Ursachen von Rückenschmerzen dient als Einleitung Tabelle 1 [4]. So können neben kongenitalen Wirbelfehlbildungen, statische Störungen im Rahmen einer Haltungsinsuffizienz oder einer fixierten Formvariante eine besonders im Bereich der Lendenwirbelsäule häufig lokalisierte Spondylolyse oder Spondylolisthesis die Ursache sein. Auch Beckenfehlstellungen als Folge von Beinlängendifferenzen oder Hüftkontrakturen können zu Rückenschmerzen führen. Traumatische Wirbelsäulenveränderungen im Sinne von instabilen Frakturen, degenerative Wirbelsäulenveränderungen im Sinne der Spondylosis deformans und Erkrankungen in der Nachbarschaft der Wirbelkörper, z.B. im Bereich der Kreuzdarmbeinfuge, der Hüfte oder des Urogenitaltraktes, dürfen als Ursache des Rückenschmerzes nicht vergessen werden.

Ein besonderes Kapitel nehmen die entzündlichen Wirbelsäulenerkrankungen mit spezifischen und unspezifischen Spondylitiden sowie die Knochenerkrankungen der Wirbelsäule mit Morbus Paget und eosinophilem Granulom ein. Die Tumorerkrankungen der Wirbelsäule mit primären oder sekundären Geschwülsten im Knochen selbst, stehen raumfordernden Prozessen des Spinalkanales, z.B. einer lumbalen Diskushernie gegenüber. Erkrankungen des Knochenmarkes, wie beim multiplen Myelom oder eine Leukose, ferner Stoffwechselerkrankungen, wie z.B. eine Osteoporose, können ebenfalls die Ursache von Rückenschmerzen sein.

Gehen wir ins einzelne und lassen diese Möglichkeiten anhand verschiedener Beispiele an uns vorüberziehen, kann eine *kongenitale Kyphose* mit angeborener Keilwirbelbildung aufgrund der spitzwinkeligen Deformität zu einer Überlastung der Rückenmuskulatur und entsprechender Schmerzhaftigkeit führen. Beim Jugendlichen ist die *Scheuermannsche Erkrankung* gelegentlich durch einen Rückenschmerz in der Brustwirbelsäule gekennzeichnet. Röntgenologisch erkennen wir Einbrüche im Bereich der Deckplatten und der vorderen Apophyse, welche dann zu einem Minderwuchs der Brustwirbelsäule ventral und entsprechender Keilwirbelbildung Veranlassung geben kann. Auch lumbal sind gelegentlich stufenförmige Einbrüche zu erkennen, welche die Diagnose im Bereiche der Brustwirbelsäule ergänzen können.

Skoliosen können, sofern stark augeprägt, durch eine unregelmäßige Belastung der kleinen Wirbelgelenke, vielleicht auch durch übermäßige Haltearbeiten der Muskulatur einen Rückenschmerz produzieren. Die heutigen Möglichkeiten der Spondylodese mit gleichzeitiger Aufrichtung durch den Harrington-Stab sind hier das Mittel zur Wahl der Korrektur, sofern eine solche Krümmung stark ausgeprägt ist.

Nicht vergessen sollte man bei der Differentialdiagnose von Rückenschmerzen die *oberflächlich gelegene Myotendinose am Dornfortsatz bzw. an der Spina scapulae,* welche neben dem lokalen Schmerz zu fortgeleiteten Schmerzen entweder in den Nacken oder

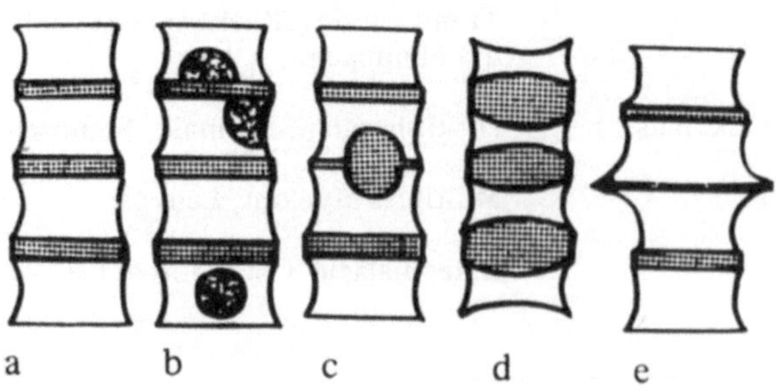

Abb. 1. Schematische Darstellung der Wirbelsäulenerkrankungen: a) Normalbefund, b) Tumoren, c) Entzündungen, d) Osteoporose, e) degenerative Veränderungen (nach Uehlinger [5])

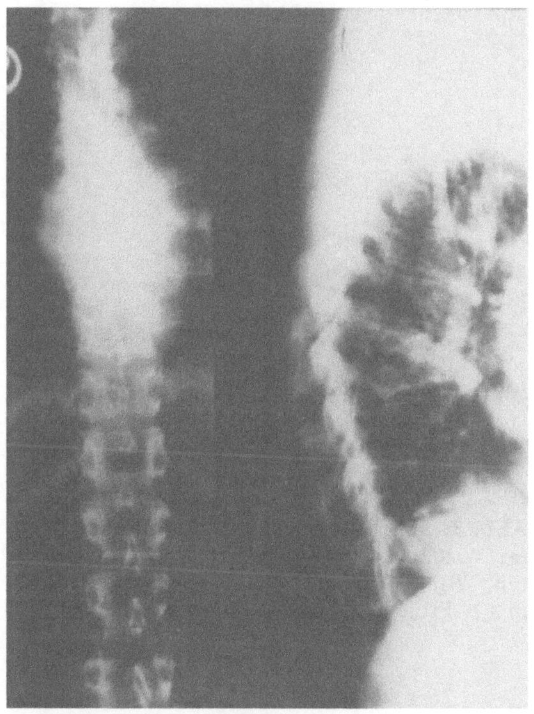

Abb. 2a. Spondylitis tuberculosa Th 6/7 mit paravertebralem Abszeß, beginnender Gibbusbildung und spinaler Kompression bei 44jähriger Patientin

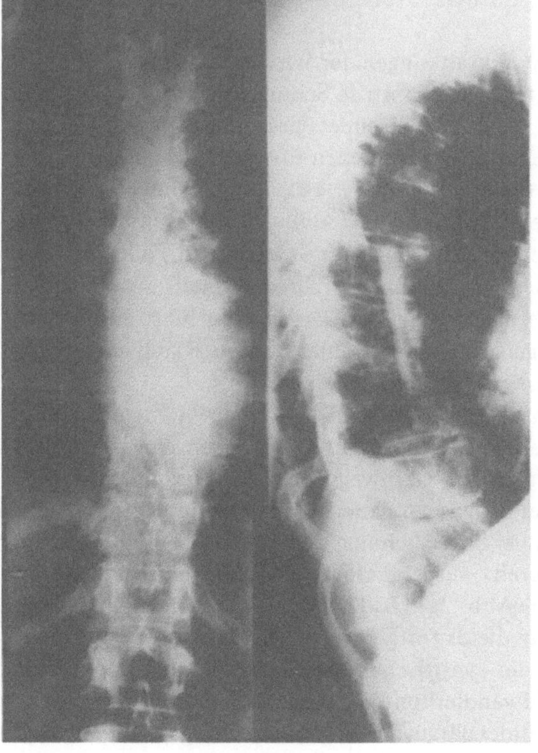

Abb. 2b. Ausheilung nach Abszeßausräumung und anterolateraler Spondylodese Th 5– Th 8 mittels Tibiaspan

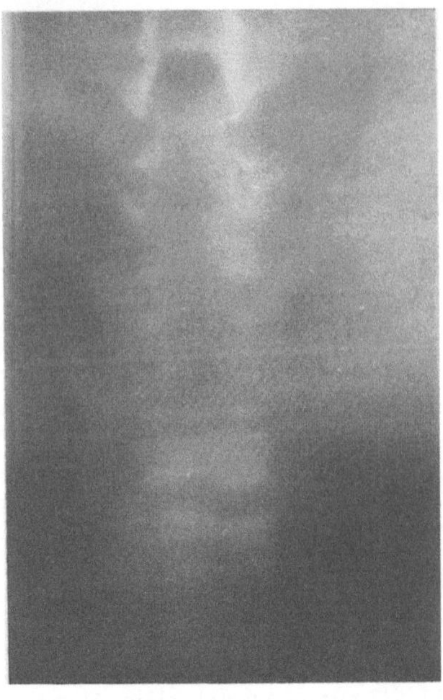

Abb. 3. Spondylitis tuberculosa mit ausgedehnter Wirbeldestruktion der ineinander gesinterten Wirbelkörper Th 9/10 (Schichtaufnahme in a.p.-Projektion) bei 35jährigem Patienten

in den Arm Veranlassung geben kann. Die lokale Infiltration mit einem lokalen Anästhetikum kann den Schmerz beseitigen und auf diese Weise die Diagnose ex juvantibus stellen lassen.

Gehen wir nach diesen eher gutartigen Erkrankungen der Wirbelsäule auf die schweren und destruierenden Formen über, so dürfen wir die initiale Schmerzphase als anfängliches Erlebnis, die radikuläre Zwischenphase als dann folgende Phase und die paraplegische Endphase als die schwerwiegende Komplikation einer solchen Entwicklung nennen.

Immer sollte man sich nach den Faustregeln richten, wie sie von Uehlinger [5] für die Beurteilung von Röntgenbildern festgelegt worden sind (Abb. 1). Ein Tumorbefall der Wirbelsäule greift selten die Bandscheiben an und führt nur in extremen Fällen zu einer Erniedrigung derselben. Die entzündlichen Erkrankungen führen schnell zur Höhlenbildung und entsprechenden Bandscheibenerniedrigung. Die Osteoporose führt zu massiven Deckplatteneinbrüchen, während die degenerativen Erkrankungen zu Randwulstbildung und Bandscheibenverschmälerung Veranlassung geben können.

Im Rahmen der *entzündlichen Erkrankungen* sei zunächst eine 44jährige Patientin genannt, bei welcher die 6 Monate dauernden Rückenschmerzen wegen eines pathologischen Urinsedimentes zunächst nur mit einem Harnwegsinfekt in Zusammenhang gebracht wurden. Parästhesien in beiden Beinen wiesen dann auf ein spinales Kompressionssyndrom hin und veranlaßten die Röntgenuntersuchung der Brustwirbelsäule, die im Übersichtsbild und Tomogramm eine bereits ausgeprägte Destruktion der Wirbelkörper Th 6 und Th 7 mit Gibbusbildung zeigte (Abb. 2a). Zudem fand sich röntgenologisch ein ausgeprägter paravertebraler Abszeß. Trotz dieses fortgeschrittenen Befundes war die BSG unauffällig, sie betrug 2/4. Die Diagnose der *spezifischen Spondylitis* konnte durch Punktion des Paravertebralabszesses unter Bildwandlerkontrolle gesichert werden. Durch eine Thorakotomie im 6. Interkostalraum wurde daraufhin der Entzündungsherd freigelegt,

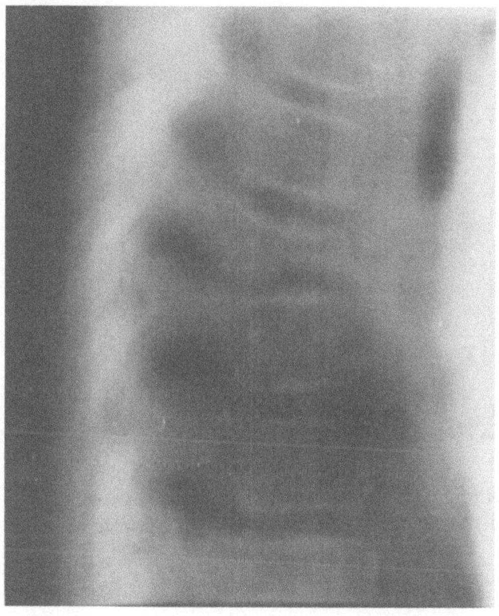

Abb. 4. Schichtaufnahme bei Flachwirbel infolge eosinophilem Granulom bei 13jährigem Patienten

Abszeß und Sequester ausgeräumt und die Wirbelsäule durch eine antero-laterale Spondylodese unter Verwendung eines autologen Tibispanes aufgerichtet.

Der postoperative Heilverlauf war unter hochdosierter Tuberkulostatika-Therapie komplikationslos; der eingebrachte Span zeigte eine gute Einheilung in sein knöchernes Lager, so daß nach 6 Monaten die Spondylodese belastungsfähig war (Abb. 2b).

Es sei nochmals darauf hingewiesen, daß die Dauer der Beschwerden bis zur Diagnosestellung etwa 6 Monate betrug. Die vorläufige Diagnose lautete „Zystopyelitis". Fälschlicherweise wurden die Rückenschmerzen im Zusammenhang mit einem pathologischen Urinsediment gesehen, wodurch die Wirbelsäulenaffektion verdeckt wurde.

Ein anderer Fall ist ebenfalls bemerkenswert: Ein 35jähriger Gastwirt litt seit drei Jahren unter therapieresistenten anhaltenden Kreuzschmerzen. Unter den üblichen medikamentösen und physikalisch therapeutischen Maßnahmen konnten beschwerdefreie Intervalle stets nur für einige Tage erzielt werden. Klinisch war eine vermehrte Brustkyphose und eine eingeschränkte Beweglichkeit der gesamten BWS und LSW auffällig. Dazu bestand eine erhebliche Druckempfindlichkeit am Ansatz der Lendenstrecker und der Spina posterior. Lokal war weder auf Druck noch durch Erschütterung ein Schmerz der unteren BWS auslösbar. Im Röntgenbild zeigte sich hingegen eine fortgeschrittene *Spondylitis tuberculosa* mit ausgedehnter Destruktion der Wirbelkörper Th 9 und Th 10, die ineinander gesintert sind und eine pathologisch verdichtete Knochenstruktur aufweisen (Abb. 3). Hinzu kommt ein großer spindelförmiger paravertrebaler Abszeß. Nach operativer Behandlung mit transthorakaler Spondylotomie, Abszeßausräumung und Spongiosaplastik bei gleichzeitiger Tuberkulostatika-Therapie zeigt das Ausheilungsergebnis einen knöchernen Blockwirbel anstelle der früheren Segmente Th 9/10.

Die Analyse der diagnostischen Bemühungen ergibt in diesem Fall, daß die dreijährige Verzögerung mit der Fehldiagnose der therapieresistenten Myotendinosen im Bereich der Spinae dorsales beidseits im hinteren Beckenbereich zu Lasten folgender Punkte geht:

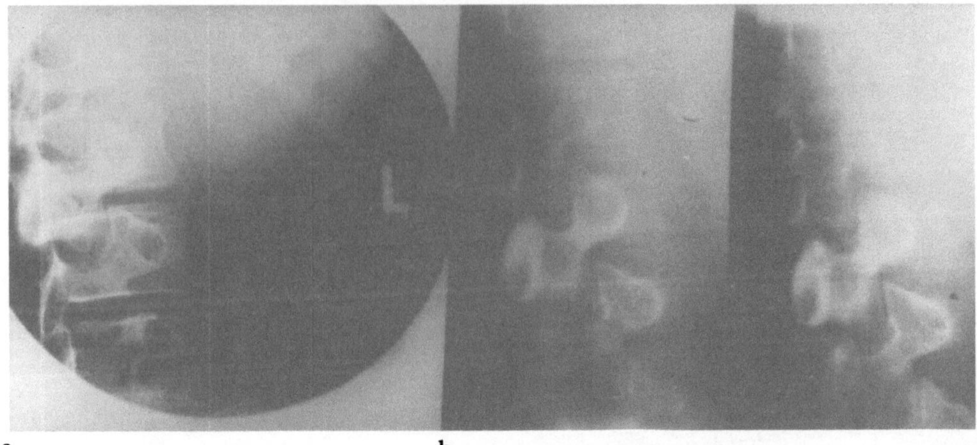

a b c

Abb. 5a-c. Osteoid-Osteom auf Schrägaufnahmen der Lendenwirbelsäule in Höhe L2 bei 12jährigem Mädchen. **a** Übersichtsbild in Schrägaufnahme, **b** und **c** Schichtaufnahme in gleicher Projektion wie a

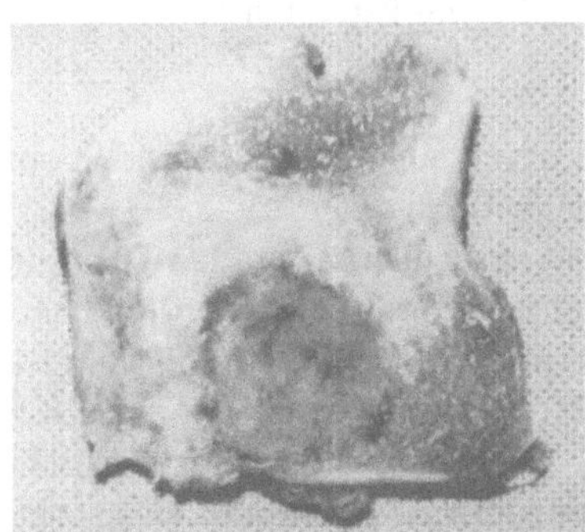

Abb. 6. Operationspräparat zu Abb. 5 mit Osteoid-Osteom und zentralem Nidus

1. Lokal am Entzündungsherd in Höhe der unteren BWS wurden von dem Patienten keine subjektiven Beschwerden geklagt.
2. Durch die Überbeanspruchung der Rückenstreckmuskulatur traten lediglich Muskelansatzschmerzen des Erector trunci am Darmbeinkamm auf.
3. Wiederholt angefertigte Röntgenaufnahmen der Lendenwirbelsäule boten stets einen negativen Befund. Es ist deshalb notwendig, bei therapieresistenten Kreuzschmerzen die gesamte Wirbelsäule zu röntgen.

Die typischen Verdachtssymptome wie der lokale Klopfschmerz, Druckschmerz und Erschütterungsschmerz, vor allem beim Fallenlassen aus dem Zehenstand auf die Ferse, sind bei der Spondylitis tuberculosa inkonstant. Das Fehlen eines typischen spondylitischen Schmerzbildes vermag ebenso wie ein normaler Senkungswert eine Spondylitis nicht mit Sicherheit auszuschließen [1].

Wenden wir uns nunmehr einem 13jährigen Jungen zu, welcher über Brustwirbelsäulenschmerzen klagte und betrachten die Schichtaufnahme der Brustwirbelsäule, so erkennen wir einen im Inneren eher gleichmäßig strukturierten Flachwirbel mit leichter Keilform und erhaltenen angrenzenden Zwischenwirbelräumen (Abb. 4).

Die transthorakale Vertebratomie mit Wirbelbiopsie brachte histologisch das typische

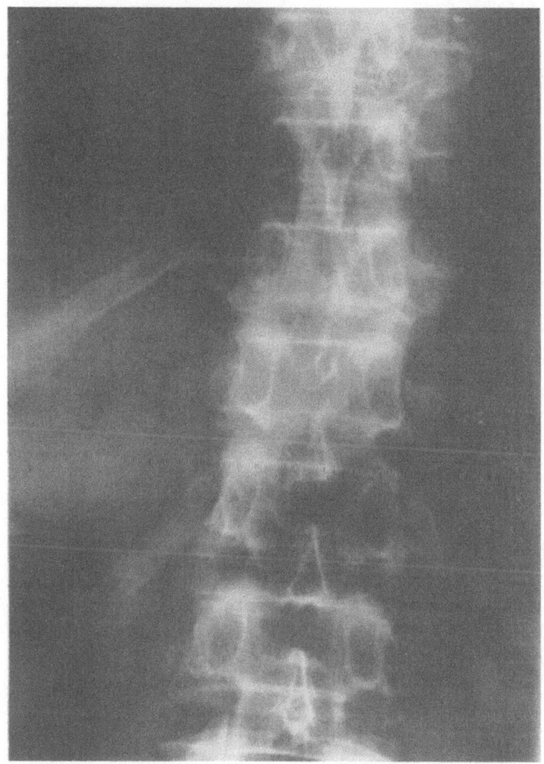

Abb. 7. Fehlen der 11. Rippe rechts infolge Retikulosarkom bei 65jährigem Patienten

Bild eines *eosinophilen Granulomes.* 5 Monate später hat sich der Wirbel noch mehr im Sinne einer flachen Scheibe (röntgenologisch) erniedrigt (Vertebra plana).

Eine rasch progrediente schmerzhafte Skoliose bei einem 12jährigen Mädchen, verbunden mit einer therapieresistenten Lendenstreckstreife ließ röntgenologisch eine zunehmende Sklerosierung im Bereich des Bogens und Querfortsatzes von L2 erkennen, die zur Fehlinterpretation einer erlittenen Bogenfraktur im Anschluß an ein Bagatelltrauma führte. Über ein Jahr blieben alle ambulanten und stationären Behandlungsmaßnahmen ergebnislos, bis Schrägaufnahmen und Tomogramme hier ein *Osteoid-Osteom* mit einem großen strahlendurchlässigen Nidus im Bereich des unteren Gelenkfortsatzes mit umgebender Randsklerose zum Dornfortsatz und zur Interartikularportion hin nachweisen konnten (Abb. 5).

Das Resektionspräparat der Laminektomie zeigt diesen Nidus in seiner Topographie zum Gelenkfortsatz und Dornfortsatz (Abb. 6).

Das Osteoid-Osteom stellt eine gutartige tumorähnliche Läsion osteogenen Ursprunges dar und hat sich mit charakteristischen klinischen und röntgenologischen sowie histologischen Befunden als einheitliches Krankheitsbild profiliert. Die Wirbelsäule wird jedoch häufig als Lokalisation nicht in das differentialdiagnostische Spektrum mit einbezogen. Das Osteoid-Osteom ist hier stets im Bereich der Wirbelbögen lokalisiert. Das hier berichtete Intervall zwischen Beschwerdebeginn und gestellter Diagnose von 1,5 Jahren entspricht durchaus neueren Literaturberichten [3]. Bei einer mit Schmerz und Muskelverspannung einhergehenden Skoliose sollte vornehmlich bei Patienten der ersten beiden Le-

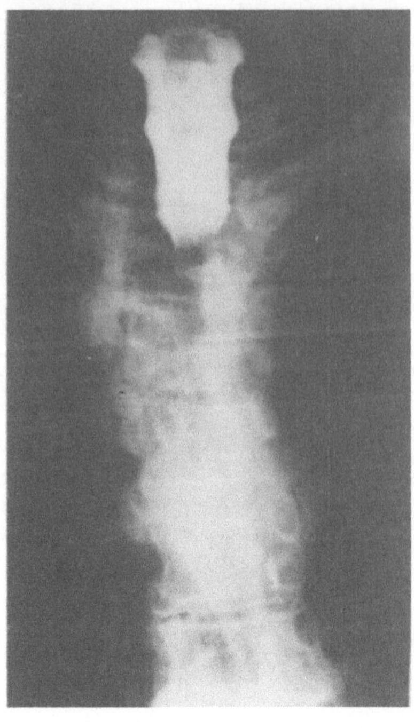

Abb. 8. Myelographie mit komplettem Stop der Kontrastmittelsäule in Höhe von Th 3/4, durch exophytären Knochensporn hervorgerufene Rückenmarkskompression bei M. Paget (65jähriger Patient)[1]

bensjahrzehnte wiederholt gezielt nach einer solchen Knochenveränderung gefahndet werden, dabei können der strahlendurchlässige Nidus und die perifokale Sklerose anfangs sehr diskret sein. Bei röntgenologischen Verlaufskontrollen sind häufig nur aus dem Vergleich mit den Voraufnahmen entscheidende neue Hinweise zu gewinnen. Das rechtzeitige Entfernen des Osteoid-Osteoms kann die Entwicklung einer strukturellen Torsionsskoliose beim Heranwachsenden verhindern und führt unmittelbar postoperativ zur vollständigen Beschwerdefreiheit.

Bei den *tumorbedingten Rückenschmerzen* ist stets auch der *Befall von Nachbarorganen* zu berücksichtigen.

So konnte der chronische Rückenschmerz bei einem 65jährigen Patienten mehrere Monate lang weder klinisch noch röntgenologisch geklärt werden. Erst nach dieser Zeit wurde das *Fehlen der 11. Rippe rechts* in Verbindung mit einem vermehrten Weichteilschatten bemerkt (Abb. 7). Die selektive Angiographie zeigte, daß eine Interkostalarterie angelegt war und somit eine Rippenaplasie ausgeschlossen werden konnte. Die Gefäßverzweigungen dieser Arterie mit Kaliberunregelmäßigkeiten erhärteten zudem den Verdacht eines malignen Tumors. Die Probeexzision ergab ein *Retikulosarkom der 11. Rippe.*

Die Wirbelsäule stellt nach dem Kreuzbein die zweithäufigste Lokalisation der *Ostitis deformans Paget* dar. Neurologische Komplikationen dieser Erkrankung sind relativ selten und führen daher zu diagnostischen Schwierigkeiten, so daß fortgeschrittene Ausfalls-

---

1 Das Röntgenbild verdanken wir der neuroradiologischen Abteilung des Institutes für Klinische Strahlenkunde (Leiter: Prof. Dr. Wende) an den Univ. Kliniken Mainz

erscheinungen mit kompletten oder partiellen Querschnittssyndromen beobachtet werden können. Da hier eine Rückenmarkskompression durch ein gutartiges Grundleiden vorliegt und die Ergebnisse bei frühzeitiger operativer Dekompression sehr gut sind, kommt der Früherkennung eine besondere Bedeutung zu.

Als Beispiel sei ein 65jähriger Zahnarzt angeführt, dessen subjektive Beschwerden, wie Gangunsicherheit, zunehmendes Hinken, schmerzhafte Verkrampfung der Oberschenkelmuskulatur, über Jahre hinaus als Ausdruck der Sekundärarthrose der Hüftgelenke bei M. Paget angesehen wurden. Dem Knochenumbau im Bereich der unteren und oberen BWS wurde nicht die erforderliche Aufmerksamkeit geschenkt. Als nach 5 Jahren massive neurologische Ausfallserscheinungen an den Beinen mit doppelseitig positiven Babinskischen Phänomenen auftraten, wurde eine Myelographie durchgeführt, die den kompletten Stop der Kontrastmittelsäule in Höhe von Th 3 und Th 4 ergab (Abb. 8).

Die dekompressive Laminektomie machte den Patienten beschwerdefrei, er gewann rasch seine Gehsicherheit zurück. Als Pathomechanismus der Kompression fand sich ein exophytärer Knochensporn, der von der Konkavität des Wirbelbogens in das Lumen des Spinalkanales vorragte und für die spinale Kompression verantwortlich war. Der Wirbelbogen selbst wies als Ausgangspunkt des Knochenspornes alle charakteristischen Veränderungen der Pagetschen Erkrankung auf. Die diagnostischen Schwierigkeiten dieses Falles ergaben sich daraus, daß bei polyostotischer Pagetscher Erkrankung die subjektiven Symptome lange Zeit auf die sekundäre Coxarthrose bezogen wurden. Prädilektionsstelle für die Markkompression durch den M. Paget ist die Brustwirbelsäule, da in diesem Bereich das Verhältnis der Weite des Spinalkanales zur Ausdehnung des Rückenmarkes am ungünstigsten und so die Gefahr eines Kompressionssyndroms am größten ist. Besonders die Myelographie führte hier zur Klärung der Diagnose [2].

Bei Besprechung der Wirbelsäulenmetastasen ist hervorzuheben, daß *Metastasen* längere Zeit okkult verlaufen können; sie sind zunächst auf einfachen Röntgenaufnahmen in a.p.- oder Seitenprojektion nicht sichtbar. Erst die Schichtaufnahme und insbesondere die Szintigraphie läßt dann bei Vorliegen einer Metastase entsprechende Veränderungen schärfer hervortreten. Es ist deshalb geboten, bei entsprechenden Vermutungen eine Szintigraphie anzuordnen, welche den röntgenologisch zunächst unverdächtigen Skelettbereich besser beurteilen läßt.

Beim diffusen *Plasmozytom* kann gelegentlich an der Wirbelsäule eine umschriebene Herdbildung vermißt werden. Der allgemeine Befall der Wirbelsäule führt im Sinne einer hochgradigen Osteoporose zu einer starken Kyphose der LWS und zu Deckplatteneinbrüchen (Abb. 9).

Die *senile Osteoporose* kann gelegentlich zu sehr starken Deckplatteneinbrüchen und Deformierungen führen, wobei die starke Dekalzifikation als röntgenologisches Symptom führend sein kann (Abb. 10). Ein diffuses Plasmozytom ist differentialdiagnostisch auszuschließen.

Bei den *traumatischen Veränderungen* der Brustwirbelsäule kann hier eine starke Schmerzhaftigkeit im thorakolumbalen Übergang als Beispiel herangezogen werden. Bei einer 49jährigen Frau war es 5 Jahre früher zu einer schweren instabilen Kompressionsberstungsfraktur von L1 gekommen. Diese starke Schmerzhaftigkeit machte eine ventrale Spondylodese von Th 12 bis L1 mit Einlagerung von Rippenspänen und Spongiosa notwendig. Wegen der starken Knickbildung wurde zusätzlich noch eine dorsale Spondylodese mit gleichzeitiger Zuggurtung durch einen Harrington-Kompressionsstab angebracht (Abb. 11).

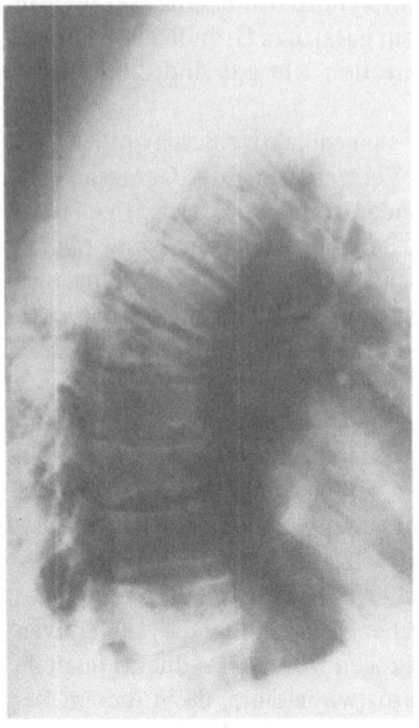

Abb. 9. Erhebliche Osteoporose mit starker Kyphose im thorakolumbalen Übergang. Osteoporose mit fleckförmigen Aufhellungen bei diffusem Plasmozytom (48jährige Patientin)

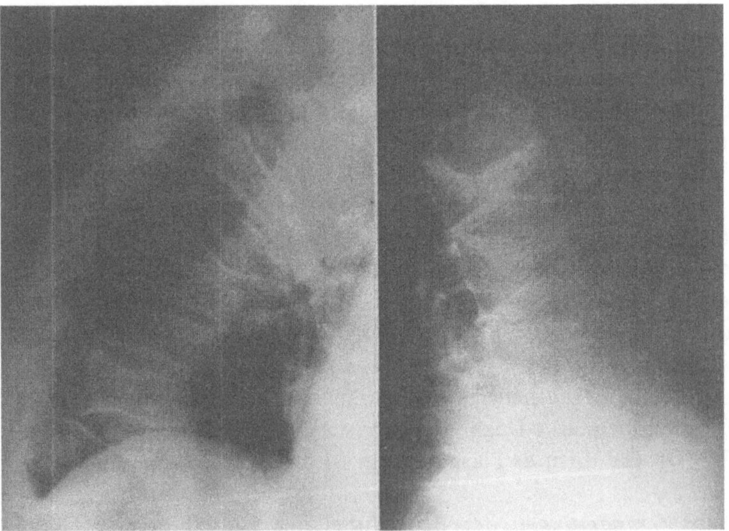

a b

Abb. 10. Senile Osteoporose der Wirbelsäule mit massiven Deckplatteneinbrüchen und Kalksalzreduktion bei einer 68jährigen Patientin (**a** = BWS-Bereich, **b** = LWS-Bereich)

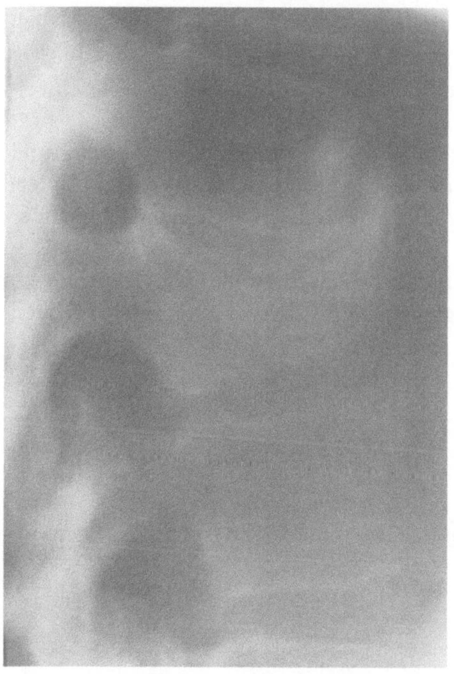

Abb. 11a. Instabile stark schmerzhafte Kompressionsberstungsfraktur L_1 bei 49jähriger Patientin, fünf Jahre nach Unfall

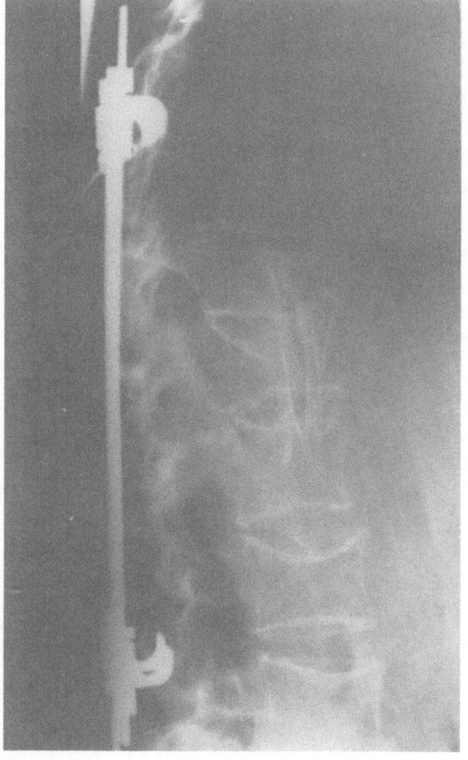

Abb. 11b. Zustand nach anterolateraler Aufrichtungs-Spondylodese mit Beckenkammspan und dorsaler Zuggurtungsspondylodese mit Harrington-Kompressions-Stab

Zusammenfassend ist hervorzuheben, daß die hier gebrachten Beispiele lediglich Ausschnitte aus differentialdiagnostischen Überlegungen darstellen, die je nach Alter und evtl. vorhandener Grunderkrankung im Zusammenhang mit den geklagten Beschwerden erfolgen.

Dabei sollte eine möglichst präzise Genauigkeit der Untersuchung im Vordergrund stehen. Bei unbefriedigender Objektivierung der Beschwerden müssen weitere Untersuchungen, ggf. auch der inneren Organe, erfolgen und der Patient vor allem in laufender Nachkontrolle verbleiben.

Auf diese Weise kann ggf. bei stärkerer Ausprägung des Befundes die Diagnose zu einem späteren Zeitpunkt gestellt und im günstigen Fall ein schwerer Schaden vermieden werden.

Literatur

1. Paus B (1973) Acta Orthop Scand 44:372; Zit. nach Puls u. Brussatis 1978
2. Puls P, Brussatis F (1975) Beitrag zum partiellen Querschnittsyndrom beim M. Paget der Wirbelsäule. Z Orthop 113:904
3. Puls P, Brussatis F (1978) Anfangsstadien bedrohlicher Wirbelsäulenerkrankungen. Med Welt 29:161
4. Scheier HJG (1972) Orthopäde 1:130
5. Uehlinger E (1967) Bibl. Tuberc 23:25

Ätiologie und Therapie des Brustwandschmerzes infolge gestörter Brustwandfunktion

M. Berger, F. Gerstenbrand und K. Lewit

Der Brustwandschmerz ist nicht nur Signal für die Erkrankung eines Thorakalorganes, sondern wird auch durch Störung bzw. Schäden der Brustwirbelsäule, des Schultergürtels und des Thorax hervorgerufen. Die ätiologische Zuordnung von Brustwandschmerzen erfordert daher neben Kenntnis der anatomischen und pathophysiologischen Grundlagen das Wissen um das funktionelle Zusammenspiel von Wirbelsäule, Schultergürtel und Thorax.

Neben seiner Funktion für die Atmung und die aufrechte Haltung ist der Thorax Schutzhülle und Fixationsleiste innerer Organe, wie Herz und Lunge. Er fungiert als Träger und Mitbeweger der Halswirbelsäule und des Kopfes. Das Gewicht von Kopf und Nacken-Hals wird über die Brustwirbelsäule und die ventrale Thoraxwand abgeleitet. Die oberen Extremitäten und der Schultergürtel hängen an der Halswirbelsäule und stützen sich am Thorax ab.

Störungen oder Schäden des Thorax und der genannten funktionell zugeordneten Strukturen können über eine Änderung des Haltungs- und Bewegungsmusters oder direkt reflektorisch zu Hypertonus, Myogelose und Insertionstendinopathie von Muskeln im Bereich der Brustwand führen.

Nachfolgend werden *Anatomie und Funktion* der wichtigsten Brustwandmuskeln kurz dargestellt:

1. Der M. pectoralis major entspringt am Schlüsselbein, Brustbein und an den Rippenknorpeln bis zur 7. Rippe und setzt am Tuberculum major des Humerus an.
   Funktion: Adduktion und Innenrotation des Oberarmes, Vorziehen des Schultergürtels. Bei abduziertem und fixiertem Oberarm inspiratorische Hebung der Rippen.
2. Der M. pectoralis minor entspringt an der ventralen Hälfte der 3. und 5. Rippe und inseriert am Processus coracoideus des Schulterblattes.

Tabelle 1. Ätiologie von Funktionsstörungen der Brustwand

Fehlhaltung (verstärkte Brustkyphose, Kopfvorhaltung)
Pseudoradikuläre Symptomatik (Schäden/Funktionsstörung der BWS)
Viszeraler Übertragungsschmerz (Schäden/Funktionsstörung von Thorakalorganen)
Nozizeptive Afferenzen aus den Gelenken des Schultergürtels
Verstärkte Arbeit der Brustwandmuskulatur bei pulmonalen Störungen

Funktion: Zug des Schulterblattes nach vorne und unten. Bei fixiertem Schulterblatt, Hebung der Rippen.

3. Der M. serratus anterior entspringt an der Ventralseite der 1. bis 9. Rippe und setzt an medialen und unteren Scapularand an.
   Funktion: Adduktion, Lateralbewegung und Außenrotation des Schulterblattes. Inspiratorische Hebung der unteren Rippen.
4. Die Mm. intercostales inserieren an den zugewandten Seiten der Rippen und wirken bei der Bewegung des Thorax aktiv mit.

Funktionsstörungen der genannten Muskeln haben folgende Ursachen:

1. Die *Fehlhaltung* mit verstärkter Brustkyphose und vorgeschobenen Schultern führt zu Hypertonus und Verkürzung der posturalen oberen Anteile des M. pectoralis und zu Schmerzen im Rahmen des tendomyotischen Syndroms. Die Fehlbelastung der Brustwirbelsäule und der Rippen wird durch die nun muskulär fixierte Fehlhaltung noch verstärkt, was zu Blockierungen dieser Bewegungsabschnitte führen kann. Dies wiederum löst eine pseudoradikuläre Symptomatik aus, die zu einer Potenzierung der Beschwerden führt.
2. *Das pseudoradikuläre Syndrom* kann als Schutzmechanismus zur Ruhigstellung der gestörten Bewegungsabschnitte angesehen werden. Funktionsstörungen und Schäden der Brustwirbelsäule und der Rippen können im Rahmen dieses Schutzmechanismus zu Hypertonus und tendomyotischem Syndrom segmental und funktionell zugeordneter Teile der Brustwandmuskulatur führen.
3. Schäden und Funktionsstörungen von Thorakalorganen führen im Rahmen eines *Übertragungsschmerzes* zu Funktionsstörungen der Brustwandmuskulatur. Insbesondere bei kardialen Störungen bzw. Schäden sind Myogelosen und Insertionstendinopathie in Teilen des M. pectoralis feststellbar.
4. *Nozizeptive Afferenzen aus den Gelenken des Schultergürtels* führen durch Änderung des Haltungs- und Bewegungsmusters bzw. durch einen reflektorisch faszikulären Hy-

Tabelle 2. Therapie von Funktionsstörungen der Brustwand

A.	Akuttherapie	
	Brustwandmuskulatur	
		Muskelentspannungstechniken
		z.B. postisometrische Relaxation (nach Lewit)
		Infiltration von Lokalanästhetika
		Medikamentöse und physikalische Therapie
	BWS, Rippen, Schultergürtel	
		Manualtherapie
		Selbstmobilisierungsübungen
		Infiltration von Lokalanästhetika
		Medikamentöse und physikalische Therapie
	Thorakalorgane	
		entsprechende internistische Therapie
B.	Rehabilitation	
		Therapie der muskulären Dysbalance im Bereich HWS – Schultergürtel – Thorax
		Erarbeiten optimaler Haltungs- und Bewegungsmuster

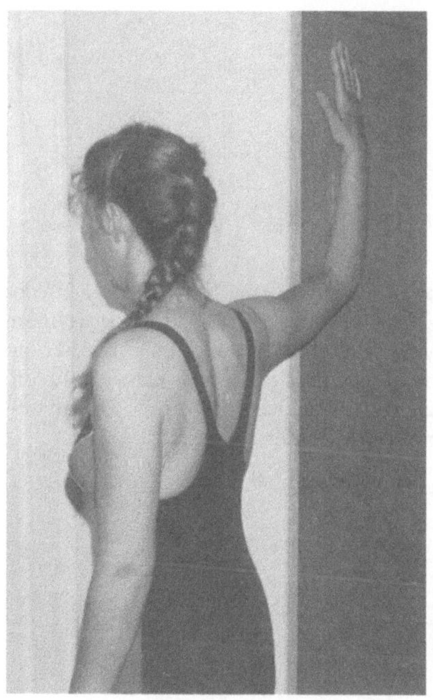

Abb. 1. Selbstmobilisierung bei Blockierung der oberen Rippen: Durch Retroversion des Armes und Zug des M. pectoralis wird die Deblockierung der oberen Rippen mittels postisometrischer Muskelrelaxation erreicht

pertonus zum tendomyotischen Syndrom funktionell zugeordneter Anteile des M. pectoralis.

5. *Bei pulmonalen Erkrankungen* (Lungenemphysen, Asthma bronchiale usw.) ist für die Inspiration die verstärkte Arbeit der den Thorax anhebenden Brustwandmuskeln notwendig, was Muskelschmerzen bedingen kann.

Eine effektive *Therapie* des Brustwandschmerzes infolge gestörter Brustwandfunktion ist erst nach exakter Diagnose möglich. Dabei muß unterschieden werden zwischen der Akuttherapie und der Rehabilitation.

Ziel der *Akuttherapie* ist die Ausschaltung nozizeptiver Afferenzen und die dadurch bedingte Muskelentspannung. Dies kann bei Funktionsstörungen in Form von Blockierungen der Brustwirbelsäule und der Rippen mit manualtherapeutischen Techniken erfolgen. Eine besonders schonende und physiologische Vorgangsweise erlauben neu entwickelte Muskeltechniken, die nach Lewit [6] „Postisometrische Relaxation" bezeichnet werden. Dabei wird ohne ruckhafte Bewegung und ohne wesentlichen Kraftaufwand eine endlagige Bewegung des blockierten Gelenkes erreicht, was zur Lösung der Blockierung führt. Rezidive werden durch Mobilisierungsübungen, die teils auf dem selben Prinzip aufgebaut sind und vom Patienten selbst durchgeführt werden können, verhindert.

Auch durch Lokalanästhesie können nozizeptive Afferenzen aus den funktionsgestörten bzw. geschädigten Bewegungsabschnitten unterbrochen werden. Je nach aktueller Situation erfolgt Infiltration eines Lokalanästhetikums an die Maximalpunkte der Brustwandmuskulatur, der Gelenke des Schultergürtels, der Brustwirbelsäule und der Rippen.

Eine weitere Möglichkeit zur Entspannung hypertoner Muskeln bzw. Muskelanteile stellen die schon erwähnten Behandlungstechniken in Form der postisometrischen Relaxation (nach Lewit) dar. Dabei kann nach aktiver Anspannung des hypertonen Muskelanteiles mit minimaler Kraft nach Entspannung des Patienten eine „Dehnung" des Muskels

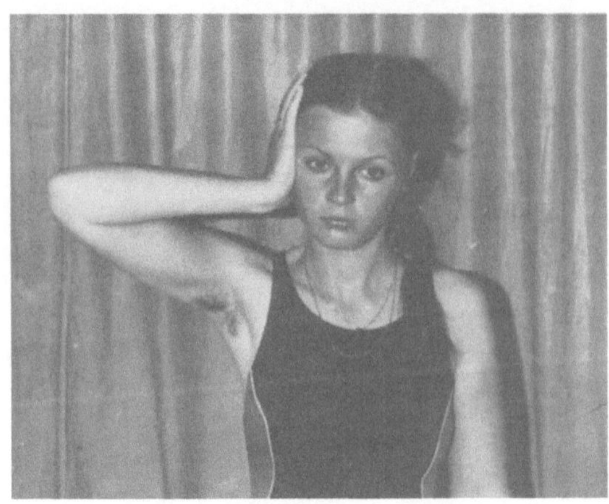

Abb. 2. Selbstmobilisierung bei Blokkierung der 1. Rippe: Durch kräftigen rhythmischen Druck des erhobenen Armes gegen den Kopf erfolgt durch Zug der Mm. scaleni eine Mobilisierung der blockierten 1. Rippe

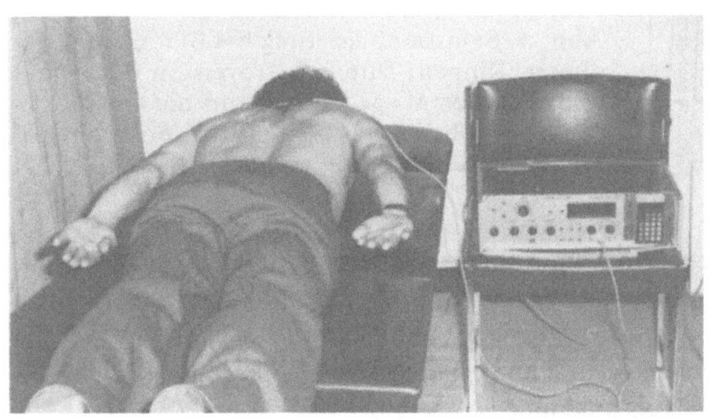

Abb. 3. Innervationstraining der abgeschwächten unteren Fixatoren des Schultergürtels mittels EMG-Biofeedback

erreicht werden. Der Patient wird angeleitet, diese Übungen auch selbst bzw. mit einer Hilfsperson durchzuführen (Abb. 1+2).

Auf die medikamentöse und physikalische Therapie des muskulär bedingten Brustwandschmerzes wird nicht näher eingegangen.

Bei gestörter Brustwandfunktion infolge Fehlhaltung und Fehlbewegung ist nach der Akuttherapie eine *Rehabilitation* des Patienten mit Umschulung der falschen Bewegungsmuster notwendig. Die Fehlhaltung im Sinne einer verstärkten Brustkyphose mit vorgeschobenen Schultern geht meist mit Verkürzung und Hypertonus der posturalen Muskeln (oberer Teil des M. pectoralis, oberer Teil des M. trapezoideus, m. levator scapulae) und Schwäche der phasischen Muskeln (M. rhomboideus und unterer Anteil des M. trapezoideus) des Schultergürtels einher. Wegen der reziproken Innervation der oberen und unteren Fixatoren des Schultergürtels kann eine Kräftigung der geschwächten unteren Fixatoren erst nach Entspannung und Dehnung der oberen Fixatoren des Schultergürtels erfolgen. Dabei ist die Anwendung der oben angeführten muskulären Dehnungstechniken von Vorteil. Erst dann kann die weitere gezielte Krankengymnastik optimale Bewegungs- und Haltemuster erarbeiten. Die Konrolle der Muskelaktivität durch ein EMG-Biofeedback-Gerät stellt eine wesentliche Hilfe im Rahmen des Rehabilitationsprogrammes dar (Abb. 3).

Literatur

1. Berger M, Gerstenbrand F (1979) Neurologische Folgeerscheinungen bei Erkrankungen und Schäden der Wirbelsäule. In: Forschung und Praxis der Begutachtung. Gesellschaft der Gutachterärzte Österreichs, Wien
2. Brocher IEW (1970) Die Wirbelsäule und ihre Differentialdiagnose. Thieme, Stuttgart
3. Brügger A (1977) Die Erkrankungen des Bewegungsapparates und seines Nervensystems. G. Fischer, Stuttgart New York
4. Gerstenbrand F, Tilscher H, Berger M (1979) Radikuläre und pseudoradikuläre Symptome der mittleren und unteren Halswirbelsäule. Münch Med Wochenschr 37:121
5. Hansen K, Schliack H (1962) Segmentale Innervation. Thieme, Stuttgart
6. Lewit K (1977) Manuelle Medizin im Rahmen der medizinischen Rehabilitation. Urban und Schwarzenberg, Wien
7. Tilscher H (1976) Die Rehabilitation von Wirbelsäulengestörten. E. Fischer, Stuttgart

Thorakale Segmentschmerzen, speziell mit Hinblick auf pseudo-kardiale Beschwerden

P. Bechgaard und J. Fossgreen

Schmerzen in der Brust werden oft als Zeichen einer Erkrankung der vitalen Organe in der Brusthöhle angesehen und bilden eine der häufigsten Ursachen zur Einweisung auf internmedizinische Abteilungen.

Die diagnostischen Maßnahmen richten sich in erster Linie auf Herz- und Lungenkrankheiten, bzw. Erkrankungen von abdominalen Organen. Ein negativer Befund macht die Suche nach anderen differentialdiagnostischen Möglichkeiten notwendig.

In der Literatur finden sich eine Reihe von Hinweise darauf, daß Brustschmerzen von der Brust- und Halswirbelsäule sowie der Brustwand ausgehen können [1–13, 15–19].

Sowohl aus diesen Mitteilungen als auch eigenen Beobachtungen läßt sich ein Syndrom mit folgenden Charakteristika beschreiben: Dominierend sind Schmerzen teils lokalisiert im affizierten Abschnitt der Brustwirbelsäule, teils ausstrahlend in das entsprechende Innervationssegment. Die Schmerzen werden durch Bewegungen in bestimmte Richtungen sowie Husten und Niesen verschlimmert. Gleichzeitig kann schmerzhafte Bewegungseinschränkung im entsprechenden Wirbelsäulensegment und Hartspann der Paravertebralmuskulatur beobachtet werden. Nicht selten besteht ein Gefühl des Nichtdurchatmenkönnens. Oft lassen sich hyperästhetische/dysästhetische Zonen in den entsprechenden Hautsegmenten nachweisen.

Die Symptome können sich akut aber auch schleichend entwickeln. Die Untersuchung der inneren Organe ist ohne Befund.

Der Zweck der vorliegenden Arbeit ist es, klarzulegen mit welcher Häufigkeit dieses Schmerzsyndrom im Vergleich mit anderen Formen von Brustschmerzen vorkommt, sowie eine kurze Beschreibung von differentialdiagnostischen und therapeutischen Maßnahmen zu geben.

Eigene Untersuchungen

Im Laufe einer Periode von 2 Jahren wurden 4347 Patienten auf die internmedizinische Abteilung (Kardiologie und Intensivstation) des Aarhus Amtssygehus eingewiesen. Bei 1097 Patienten (731 Männer und 366 Frauen) waren Brustschmerzen der Grund zur Einweisung. Alle diese Patienten wurden mit einem speziellen Journalbogen sowie einem Sensibilitätsdiagramm versehen. Auf dem Schema wurde registriert, ob Schmerzhaftigkeit der Wirbelsäule, der Paravertebral- und Interkostalmuskulatur oder anderer Muskelgruppen vorlag. Weiterhin wurde untersucht, ob Zonen mit Sensibilitätsveränderungen vorlagen.

Die klinische Untersuchung sowie EKG, Blut- und Röntgenuntersuchungen wurden in gewöhnlicher Weise durchgeführt.

Die klinischen Untersuchungen wurden teils bei der Einweisung des Patienten, teils am nächsten Vormittag jeweils von 2 verschiedenen Ärzten vorgenommen.

Da ein großer Teil der Patienten zur Beobachtung wegen Koronarthrombose eingewiesen war, wurde zur Brustwirbeluntersuchung eine schonende Methode angewandt: Der im Bett liegende Patient wurde vorsichtig auf die rechte Seite gedreht, so daß der Rücken frei wurde und eine Palpation auf Schmerzhaftigkeit der Thorakalcolumna und Paravertebralmuskulatur vorgenommen werden konnte. Bei Schmerzhaftigkeit zeigte sich, daß ein Druck gegen die Seite des Processus spinosus des entsprechenden Segmentes eine Verstärkung auslösen konnte.

Die Sensibilitätsuntersuchung wurde mit einer Nadel durchgeführt, und bei einem Teil der Patienten wurde außerdem der Hautfaltentest nach Kibler angewandt (Abb. 1).

Bei eindeutigen Zeichen einer Brustwirbelsäulenaffektion wurde bei einem Teil der Patienten eine palpatorische Segmentbewegungsuntersuchung vorgenommen.

Resultate

Aus Tabelle 1 geht die Verteilung der Diagnosen auf die 1097 Patienten, die wegen Brustschmerzen eingewiesen worden waren, hervor.

Die Anzahl der Myokardinfarkte ist am größten mit 38,7% und danach kommt Angina pectoris mit 19,7%.

An dritter Stelle kommen die thorakalen Segmentschmerzen mit 13,0% und an vierter Stelle Brustwandschmerzen auf Grund myogener Veränderungen mit 4,9%.

Tabelle 1. Diagnosen bei Patienten mit Brustschmerzen

Diagnosen	Männer	Frauen	Total	Prozent
Akuter Myokardinfarkt	313	111	424	38,7
Akuter Myokardinfarkt obs pro	54	15	69	6,3
Angina pectoris	148	68	216	19,7
Thorakale Segmentschmerzen	65	78	143	13,0
Myoses thoracis	36	18	54	4,9
Tachykardia	16	11	27	2,5
Pneumonia	14	12	26	2,4
M. cordis arterioscleroticus	15	9	25	2,1
Trauma thoracis	8	6	14	1,3
Hyperventilatio	8	5	13	1,2
Lungenödem	4	8	12	1,1
Pleuritis	8	1	9	0,8
Neurosis cordis	7	1	8	0,7
Thorako-lumbale Segmentschmerzen	4	2	6	0,5
Influenza	4	2	6	0,5
Cholelithiasis	2	3	5	0,5
Infarctus pulmonis	3	1	4	0,4
Bronchitis	3	1	4	0,4
Varia	19	14	33	3,0
	731	366	1097	100

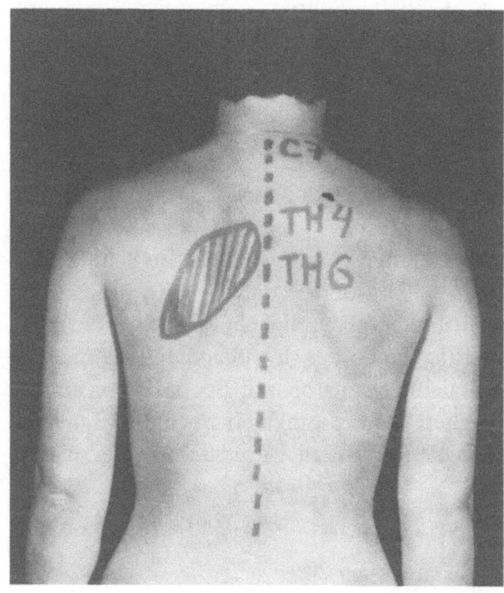

Abb. 1. Hyperästhesiezone bei einem Fall mit thorakalen Segmentschmerzen

Die Alters- und Geschlechtsverteilung der Patienten mit thorakalen Segmentschmerzen geht aus Tabelle 2 hervor. Das Durchschnittsalter bei Männern war 56 Jahre und bei Frauen 63 Jahre.

Behandlung

Als erster Therapieversuch wurde bei der Mehrzahl der Fälle eine Lokalanästhesie (Lidocain 1% 2–5 ml), tief in die Paravertebralmuskulatur des affizierten Segmentes, vorgenommen. Im Laufe von 5–10 Minuten trat so gut wie immer Schmerzfreiheit ein. Dieser Befund ist von wesentlicher differentialdiagnostischer Bedeutung.

In vielen Fällen konnte eine dauernde Besserung nach Injektion beobachtet werden. Wenn die Schmerzen rezidivierten, wurden mehrere Injektionen gegeben oder Manipu-

Tabelle 2. Alter- und Geschlechtsverteilung der Patienten mit thorakalen Segmentschmerzen

Alter / Geschlecht	11–20	21–30	31–40	41–50	51–60	61–70	71–80	81–90	Total
Männer	1	2	3	13	23	13	9	1	65
Frauen			6	4	23	19	21	5	78
Total	1	2	9	17	46	32	30	6	143

lationen des entsprechenden Segmentes und physikalische Behandlung mit gutem Erfolg angewandt.

Konklusion

Die Häufigkeit des thorakalen Segmentschmerzsyndromes ist nur sehr spärlich untersucht worden.

Ollie [14] fand unter 600 Patienten mit Brustschmerzen eine segmentale Schmerzausbreitung bei 197 Patienten. Judovitch und Bates [9] zitieren, daß Griffith bei 200 Patienten mit Präkordialschmerzen Zeichen einer Interkostalneuralgie bei 60 Patienten fand.

Im Patientengut der vorliegenden Untersuchung handelt es sich überwiegend um akute bzw. schwere Schmerzzustände, die eine Hospitaleinweisung oft mit Beobachtung auf der Intensivstation notwendig machte. Die Häufigkeit von thorakalen Segmentschmerzen in diesem Material unterstreicht die Wichtigkeit einer genauen Untersuchung der Wirbelsäule und Brustwand.

Literatur

1. Bechgaard P (1963) Det torakale segmentsmertesyndrom og dets differentialdiagnostiske betydning. Nord Med 69:676
2. Bonica JJ (1953) The management of pain. Henry Kimpton, London, p 1168
3. Cyriax J (1962) Textbook of orthopaedic medicine. Vol I, 4th Ed. Cassell, London, p 331
4. Davis D (1957) Radicular syndromes simulating coronary disease. Yearbook, Chicago
5. Epstein SE, Gerber LH, Borer JS (1979) Chest wall syndrome. JAMA 241:2793
6. Gunther L, Kerr WJ (1929) The radicular syndrome in hypertrophic osteo-arthritis of the Spine. Arch Int Med 43:212
7. Gutzeit K (1951) Der vertebrale Faktor im Krankheitsgeschehen. In: Wirbelsäule in Forschung und Praxis, Bd 1, Hippokrates, Stuttgart
8. Hohmann D (1968) Die degenerativen Veränderungen der Costotransversalgelenke. Enke, Stuttgart, S 60
9. Judovitch B, Bates W (1950) Pain syndromes. Davis, Philadelphia, p 130
10. Kunert W (1958) Die Beziehung der Wirbelsäule zum spinalen Nervensystem und zur Organinnervation. In: Wirbelsäule in Forschung und Praxis, Bd 5. Hippokrates, Stuttgart, S 31
11. Lewit K (1977) Manuelle Medizin im Rahmen der medizinischen Rehabilitation. 2. Aufl. Urban & Schwarzenberg, München Wien Baltimore, S 455
12. Maigne R (1970) Wirbelsäulenbedingte Schmerzen und ihre Behandlung durch Manipulationen. In: Wirbelsäule in Forschung und Praxis, Bd 45. Hippokrates, Stuttgart, S 311
13. Menell J (1952) The science and art of joint manipulation. J & A Churchill, London, p 145 and 151
14. Ollie JA (1937) Chest pain. Canad Med Ass J 37:209
15. Parade GW (1950) Herzstörung ohne Herzkrankheit. Neue Med. Welt 14:483
16. Raney FL jr (1966) Costovertebral-costotransverse joint complex as the source of local or referred pain. J Bone Joint Surg 48A:1451
17. Sampson JJ, Cheitlin MD (1971) Pathophysiology and differential diagnosis of cardiac pain. Prog Cardiavasc Dis 8:507
18. Stoddard A (1969) Manual of osteopathic practice. Huchinson Medical Publications, London, p 199
19. Zuckschwerdt L, Emminger E, Biedermann F, Zettel H (1960) Wirbelgelenk und Bandscheibe, 2. Aufl. Hippokrates, Stuttgart, S 171

Hochdosierte Neuroleptika – Infusionstherapie bei schweren Schmerzzuständen

Ch. Moser, H. Schubert und M. Hackl

Einleitung

Nach Einführung der Neuroleptika in die Psychiatrie wurde diese Stoffgruppe auch zur Schmerzbekämpfung eingesetzt. Bereits vor ca. 20 Jahren berichteten Laborit et al. [6] sowie Forster, daß die Verabreichung von Chlorpromazin den Verbrauch von Analgetika verringert, und die Wirkung von Morphinderivaten, Hypnotika und Anästhetika potenziert. Seither werden diese Substanzen unter den verschiedensten Indikationen in Kombination mit Analgetika wie auch als Monotherapie angewendet [7]: z.B. Phenothiazin-Schlafkuren, Lytischer Cocktail, Neuroleptanalgesie. Die Psychopharmaka nehmen Einfluß auf den psychischen Anteil am Schmerzgeschehen, auf die Empfindungen, die sich von der einfachen Schmerzwahrnehmung zum Schmerzerlebnis ausweiten und den Kranken in seiner Gesamtpersönlichkeit erfassen. Es findet eine Modifizierung des bewußten Schmerzerlebnisses und dessen „psychogener Reaktionskomponente" [1], eine Distanzierung von negativ affektiven Besetzungen, eine „Entpersönlichung des Schmerzes", statt. Somit wird der verhängnisvolle Circulus vitiosus zwischen Schmerz, vegetativer und psychischer Reaktion durchbrochen. Neben dieser zentralen analgetischen Wirkung ist auch ein peripherer analgetischer Effekt nicht auszuschließen.

Problematik

Bei Patienten auf chirurgischen Intensivstationen treten Schmerzzustände auf, die in ihrer Intensität und Qualität mit postoperativen Schmerzen vergleichbar sind, jedoch aufgrund schwerster Traumatisierung wesentlich länger andauern. Hier liegt eines der Hauptanwendungsgebiete der Morphinderivate. Die hohe analgetische Potenz dieser Präparate wird begleitet von den bekannten unerwünschten Nebenwirkungen wie z.B.:

Atemdepression
negative Inotropie
Hypotension
Erbrechen
Änderung des Tonus des Magen-Darm-Traktes und der Sphinkteren,

wobei eine Proportionalität zwischen Wirksamkeit und Toxizität besteht [3]. Bei überempfindlichen Patienten kann sich bereits bei üblicher therapeutischen Dosen eine Vergiftung entwickeln [5].

Ein weiteres Problem stellt die Suchtpotenz dar. Die Möglichkeit, daß sich während länger andauernder Behandlung körperliche und psychische Abhängigkeit entwickeln, ist gegeben.

Wenn aufgrund des klinischen Verlaufs die Morphindosis reduziert wird, gefährden Abstinenzerscheinungen, wie psychomotorische Unruhe, erhöhter Sauerstoffverbrauch, Tachykardie, Kreislaufversagen, den positiven Krankheitsverlauf.

Die Notwendigkeit der Morphineinsparung und die Tatsache der analgetischen Wirkungspotenzierung durch Medikamentenkombination führte zu der heute an vielen Intensivstationen üblichen polypragmatischen Therapie. Es werden oft bis zu 10 Medikamente der Gruppen morphin-, nicht-morphinartige Analgetika, Tranquilizer, Neuroleptika und Hypnotika zur Schmerzbekämpfung eingesetzt. Es liegt auf der Hand, daß damit unter Umständen nicht mehr kontrollierbare Stoffwechselbelastungen, Interaktions- und Potenzierungseffekte hinsichtlich der Nebenwirkungen in Kauf genommen werden. Aufgrund dieser Überlegungen entschieden wir uns für die Anwendung von Fluphenazin, das als hochpotentes Neuroleptikum gegenüber niederpotenten den Vorteil geringer vegetativer Nebenwirkungen bietet. Dieses seit einiger Zeit in der Psychiatrie zur Behandlung von Schizophrenien verwendete Medikament kann vor allem hochdosiert intravenös appliziert werden. Die nach unseren eigenen Erfahrungen und in Übereinstimmung mit der bisher erschienenen Literatur [4, 8] geringen Nebeneffekte, im besonderen bezüglich des kardiovaskulären Systems, ließen Fluphenazin als geeignet für die Therapie von schwersten Schmerzzuständen erscheinen.

Methode

Im Rahmen einer als Pilot-Study durchgeführten Untersuchung werden 6 männliche Patienten beschrieben, davon 5 aus einer chirurgischen Intensivstation. Bei der Beurteilung der analgetischen Potenz eines Medikamentes ergibt sich die Schwierigkeit der Beurteilung bzw. Messung des Schmerzes. Dieses Problem tritt unserer Ansicht nach bei schwerst traumatisierten Patienten in den Hintergrund, da naturgemäß maximale Schmerzintensität erreicht ist. Unter diesen besonderen Umständen stellt nur der Verbrauch von Analgetika allein ein ausreichendes Kriterium dar, andere Methoden erscheinen als nicht praktikabel.

In die Abbildungen wurden alle Analgetika und Psychopharmaka aufgenommen, die die Patienten erhielten (ausgenommen Pentobarbital in der durchschnittlichen Dosierung von ca. 200 mg täglich bei den Patienten 3, 4 und 5). An morphinartigen Analgetika erhielten die Patienten 1 bis 5, meist alternierend die 3 unten genannten Medikamente. Unter Zugrundelegung folgender äquianalgetischer Dosen [5]:

Pethidin 100
Pentazocin 30
Piritramid 15

wurde der Analgetikaverbrauch als Summationskurve – ausgedrückt in mg Pethidin – dargestellt (linke Ordinate). Bei Patient 6 wurde eine Schmerzbeurteilungsskala zusätzlich verwendet. Wir gingen davon aus, daß intraindividuell die Beurteilungskriterien einigermaßen konstant bleiben [2], und vor allem die Schmerzverlaufskurve von Bedeutung ist. Die Bewertung erfolgte täglich durch das Pflegepersonal nach den Graden:

1 gelegentlich auftretend und erträglich
2 ständig auftretend und erträglich
3 gelegentlich stark
4 ständig stark
5 gelegentlich sehr stark
6 ständig sehr stark

Die Applikation von Fluphenazin erfolgte, verdünnt in Glukose oder Kochsalz, dauernd über einen Subklaviakatheder, um einen konstanten Blutspiegel aufrecht zu erhalten. (Fluphenazin-dihydrochlorid in wäßriger Lösung, Dapotum Acutum).

Kasuistik

Patient 1, 21 Jahre: Der Patient geriet in eine 10-KV-Leitung und erlitt schwerste tiefgreifende Verbrennungen, wobei in größerem Ausmaße Muskulatur zugrundeging. Zusätzlich entwickelte sich ein Hirnödem, das sich unter der üblichen Therapie rasch zurückbildete. Die Lokalbehandlung der ausgedehnten Wundflächen erfolgte mehrmals täglich durch Waschung mit Betaisodona-Lösung und anschließendes Auftragen von Betaisodona-Salbe. Dieses lokale jodhaltige Desinfiziens mit einem pH-Wert von ca. 2,5 erzeugt naturgemäß beim Auftragen auf offene Wunden sehr starken Schmerz und psychische Belastung, so daß üblicherweise schon vor jeder Behandlung höhere Dosen Analgetika gegeben werden müssen. Neben psychomotorischer Unruhe waren Blutdruckanstieg und Tachykardie Anzeichen dieser starken Irritation. Der Patient klagte während des 6. Tages über heftige Schmerzen. Um eine totale Sedierung, Relaxation und kontrollierte Beatmung zu vermeiden und den Verbrauch von Morphinderivaten in Grenzen zu halten, entschieden wir uns für die zusätzliche Applikation eines hochpotenten Neuroleptikums mit geringen vegetativen Nebenwirkungen. Am 7. Tag wurde in Allgemeinanästhesie die großteils nekrotische Unterarmmuskulatur entfernt. Postoperativ steigerten wir die Dosis des Neuroleptikums. In den folgenden Tagen erholte sich der Patient relativ gut. Es war eine deutliche Sedierung und Analgesie zu bemerken. Anschließend erfolgten noch zwei

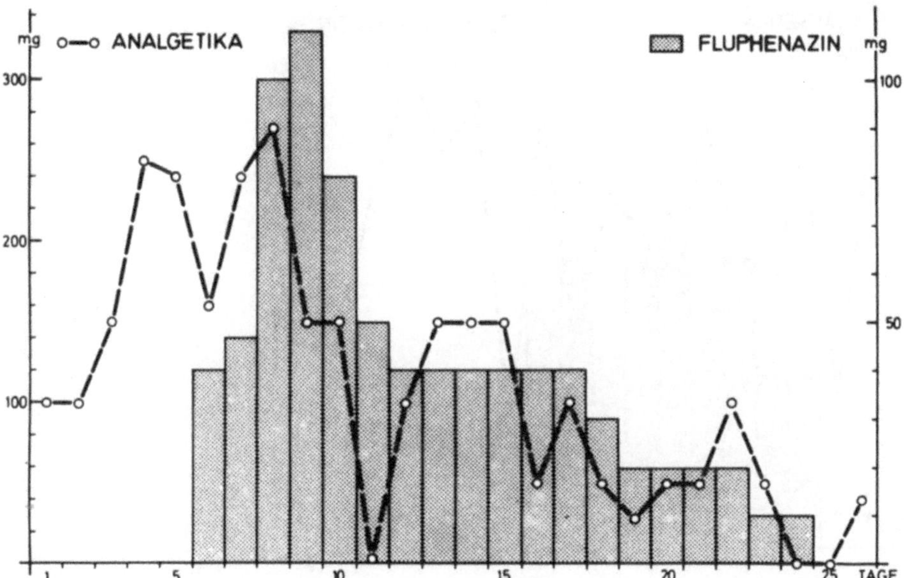

Abb. 1. Stark fallende Tendenz des Analgetikaverbrauches nach hochdosierter Fluphenazinapplikation. Die kurzfristigen Anstiege sind vorwiegend auf operationsbedingte Prämedikation an den Tagen 7, 13 und 17 zurückzuführen

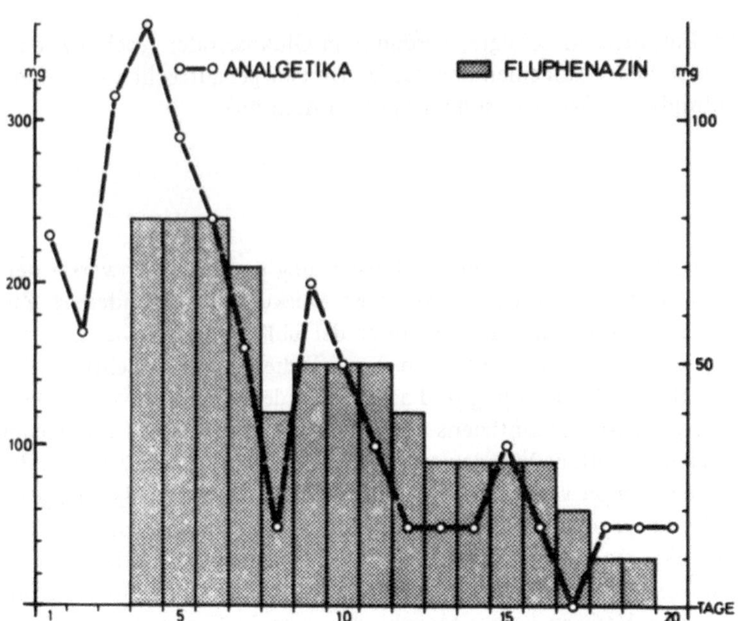

Abb. 2. Rasches Absinken des zu Beginn sehr hohen Analgetikaverbrauches. Am 8. und 15. Tag erfolgte eine operationsbedingte Analgetikaprämedikation

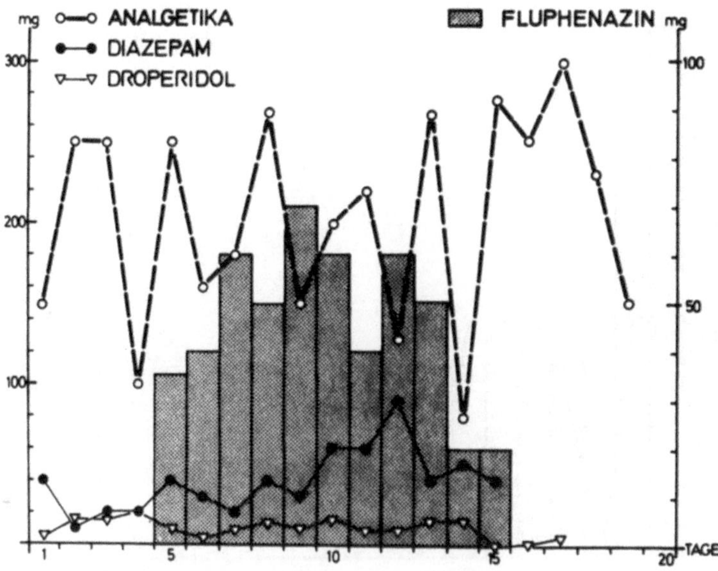

Abb. 3. Relaxierter und kontrolliert beatmeter Patient. Zu niedrige Dosierung von Fluphenazin bringt eine nur kurzfristige Analgetikaeinsparung mit sich. Der Patient muß zusätzlich mit höheren Dosen Diazepam sediert werden

Operationen in Allgemeinnarkose (Tag 13 und 17), der postoperative Verlauf war jeweils komplikationslos. Die am 18. Tag aufgetretenen geringgradigen mimischen Dyskinesien verschwanden nach Dosisreduktion. Trotz zunehmender Vigilanz litt der Patient nur mehr unter geringen Schmerzen (Abb. 1).

Patient 2, 34 Jahre, wurde bei einer Heizungsreparatur durch heißen Wasserdampf verbrüht, und erlitt eine 60%ige Verbrennung 2.–3. Grades. Es wurde sofort nach der Aufnahme ein Debridement, und in den folgenden Tagen die Lokalbehandlung, wie üblich mit Betaisodona, durchgeführt. Wir verabreichten wiederum zusätzlich Fluphenazin, der anfänglich sehr hohe Schmerzmittelverbrauch konnte stark gesenkt werden. Jeweils am 8. und 15. Tag wurde der Patient neuerlich debridiert und die Wunden wurden mit Spalthaut gedeckt. Anschließend erholte er sich rasch, mit der physikalischen Therapie konnte schon auf der Intensivstation begonnen werden. Die Blutdruckwerte waren während des gesamten Aufenthaltes erhöht, ebenso die Pulsfrequenz, wie es bei Verbrennungspatienten üblich ist. Hier wurde zusätzlich ein Betablocker eingesetzt (Abb. 2).

Patient 3, 30 Jahre, erlitt bei einer Benzinexplosion eine ca. 50%ige Verbrennung 2. Grades an Stamm und Gesicht. Die tägliche Lokalbehandlung erfolgte wie oben beschrieben, weiters wurden schon zu Beginn wegen pulmonaler Schädigung eine Intubation und kontrollierte Beatmung durchgeführt. Zur ausreichenden Relaxierung und Sedierung erhielt der Patient die in diesem Fall übliche Medikation von Alloferin, Pentobarbital und Droperidol. Am 5. Tag setzten wir zusätzlich Fluphenazin ein, um eine Reduktion der Vielzahl von Medikamenten zu erreichen. Auch bei diesem Patienten mußten mehrere operative Eingriffe durchgeführt werden. Wahrscheinlich bewirkte eine etwas zu geringe Fluphenazindosierung die relativ geringe und kurzzeitige Analgetikaeinsparung. Nach dem 10. Tag kam es zu vermehrter Unruhe und Blutdruckerhöhung. Der Krankheitsverlauf erlaubte eine Extubation, anschließend schien uns aufgrund des Wegfalles des Tubusreizes eine Medikamentenreduktion möglich. Das zu frühe Absetzen des Neuroleptikums erforderte wiederum höher dosierte analgetische Therapie über einige Tage (Abb. 3).

Patient 4, 74 Jahre: Durch einen Bergunfall kam es zu offener Oberschenkelfraktur, Verrenkungsfraktur am Sprunggelenk, Patellafraktur und Rippenserienbruch mit Pneumothorax. Aufgrund des Polytraumas mußte intubiert und beatmet werden. Unter der am 6. Tag begonnenen Fluphenazintherapie konnte der Analgetikaverbrauch deutlich reduziert werden. Nach der am 11. Tag erfolgten Extubation war keine zusätzliche Gabe von analgesierenden und sedierenden Medikamenten notwendig. Der Patient konnte trotz der sehr schmerzhaften Rippenverletzung unter oraler Fluphenazinmedikation auf die unfallchirurgische Allgemeinstation transferiert werden (Abb. 4).

Patient 5, 39 Jahre: Nach einerm Verkehrsunfall wurden ein Rippenserienbruch links, Unterarmstückbrüche links sowie multiple Kontusionen diagnostiziert. Der Patient war wegen der Rippenserienfraktur und des Hämatothorax ateminsuffizient, er mußte relaxiert und kontrolliert beatmet werden. Aufgrund unserer früher gemachten Erfahrungen begannen wir schon am 1. Tag mit der Fluphenazininfusion in der täglichen Dosierung von 40–60 mg. Diese Dosierung dürfte zu gering gewesen sein, denn es kam am 3. und 4. Tag zu starken vegetativen Erscheinungen, einschließlich hypertonen Krisen und Tachykardien, so daß wir höhere Mengen an Analgetika und Sedativa geben mußten.

Patient 6, 43 Jahre: Wegen eines Plattenepithel-Kehlkopfkarzinoms wurde eine Neckdissection rechts mit Oberkieferteilresektion durchgeführt. Dieselbe Operation erfolgte ein Jahr später wegen eines Rezidivs im Kieferwinkelbereich. Jetzt wurde der Patient stationär aufgenommen wegen einer exulzerierenden, pflaumengroße Metastase links

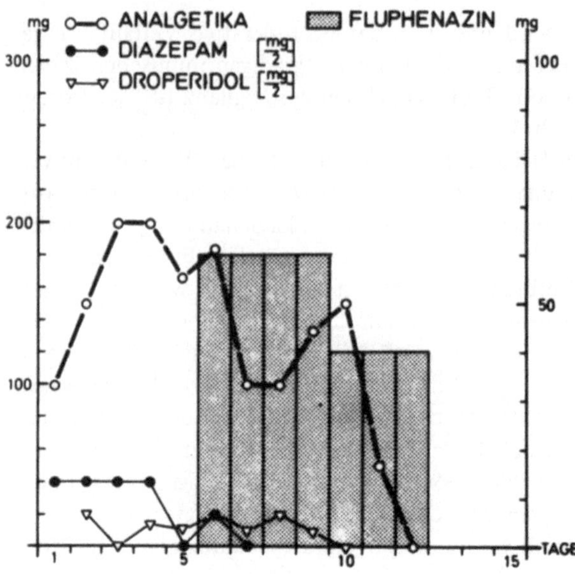

Abb. 4. Kontrolliert beatmeter Patient. Rasches Sinken des schon zu Beginn relativ geringen Analgetikaverbrauches

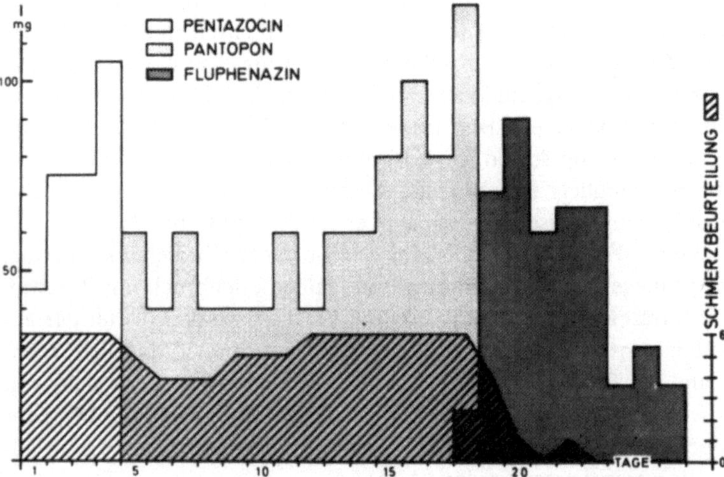

Abb. 5. Wegen starkem Dauerschmerz ab dem 5. Tag Pantopon-Monotherapie. Trotz höchster Dosen erfolgt keine Schmerzlinderung. Unter Fluphenazin anhaltende Schmerzfreiheit

subaurikulär. Weder Pentazocin noch Pantopon bewirkten eine merkbare Linderung des sehr hohen, seit Wochen bestehenden Dauerschmerzes. Zu einer zusätzlichen Verschlechterung kam es am 18. Tag durch einen Lungeninfarkt, eine weitere Verabfolgung von Opiaten war wegen des starken Blutdruckabfalles unmöglich. Die hochdosierte intravenöse Gabe von Fluphenazin bewirkte innerhalb von 2 Tagen eine anhaltende Schmerzfreiheit (Abb. 5).

Ergebnisse und Zusammenfassung

Die Anwendung von Fluphenazin erbrachte innerhalb weniger Tage bei den Patienten 1, 2, 4 und 6 eine signifikante Einsparung von Analgetika. Die Verlaufskurve des Analgetikaverbrauches zeigte bis zur Entlassung aus der Intensivstation eine stark fallende Tendenz, vereinzelte kurzfristige Dosissteigerungen waren vorwiegend auf operationsbedingte Prämedikation zurückzuführen. Nach wochenlangem, starken Dauerschmerz war der Patient 6 innerhalb von 2 Tagen schmerzfrei.

Bei den Patienten 3 und 4 (kontrolliert beatmet) lag die tägliche Fluphenazindosis unter 60 mg, der Verbrauch von Analgetika konnte hier nur kurzfristig gesenkt werden. Bei Patient 1 beobachteten wir am 18. Tag kurzfristige mimische Dyskinesien, die unter einer Dosierung von 20 mg auftraten. Im übrigen beobachteten wir bei keinem Patienten spezifische Nebenwirkungen, die in einem direkten Zusammenhang mit dem Neuroleptikum gesehen werden können.

Die tägliche Dosis sollte daher nicht unter 60 mg liegen, da erfahrungsgemäß nur bei niedriger Dosierung extrapyramidale Nebenwirkungen auftreten. Damit ist neben Analgesierung eine gute Sedierung gewährleistet, wie sie besonders bei den durch maschinelle Beatmung und Tubusreiz zusätzlich irritierten Patienten erforderlich ist.

Unter Berücksichtigung dieser Umstände sollte bei Karzinomen im terminalen Stadium, schweren Verbrennungen und Polytraumen ohne Schädel-Hirn-Trauma die Verwendung von Fluphenazin als Basistherapie in der Schmerzbekämpfung erwogen werden. Nähere kontrollierte Untersuchungen sind jedoch noch notwendig.

Literatur

1. Beecher HK (1972) Die Placebowirkung als unspezifischer Wirkungsfaktor im Bereich der Krankheit und der Krankenbehandlung. In: Janzen, Keidel, Herz, Steichele (Hrsg) Schmerz. Thieme, Stuttgart
2. Dundee JW, Loan WB (1972) Die Bewertung des Schmerzes. In: Schmerz. Hrsg.: Janzen, Keidel, Herz, Steichele (Hrsg) Schmerz. Thieme, Stuttgart
3. Dundee JW, Moore J (1972) Welches Opiat? In: Janzen, Keidel, Herz, Steichele (Hrsg) Schmerz. Thieme, Stuttgart
4. Floru L, Thiele E (1977) Erfahrungen mit dem intravenös applizierbaren Präparat Fluphenazindihydrochlorid in der Behandlung akut psychischer Kranker. Therapiewoche 27:5655
5. Foldes FF, Swerdlow M, Silker ES (1968) Morphinartige Analgetika und ihre Antagonisten. Springer, Berlin Heidelberg New York
6. Laborit H, Jaulmes C, Benitte AC (1952) Quelques aspects experimentaux de l'hibernation artificielle. Anesth Analg (Paris) 9:232
7. Linke H (1971) Schmerzbekämpfung mit Psychpharmaka. In: Gross D, Langen D (Hrsg) Schmerz und Schmerztherapie. Hippokrates, Stuttgart
8. Steiner S, Eichberger G, Dorninger F (1978) Neuroleptische Hochdosierung in der Behandlung schizophrener Psychosen. Schwarzeck, München
9. Way EL, Loh HH, Shen FH (1969) Simultaneous quantitative asessment of morphine tolerance and physical dependence. Pharmacol Exp Ther 167:1

Hypnosebehandlung von Schmerzzuständen im Thoraxbereich

H. Sampson und D. Klingler

Obwohl die direkte Hypnosetechnik zur Induzierung von Schmerzfreiheit eine sehr wirksame Vorgangsweise darstellt, kommt es doch allzu häufig zu einem Versagen [1, 2, 3] wie auch in unseren 16 Fällen (Tabelle 1). Die begleitende Entmutigung des Patienten kann dann eine weitere Anwendung der Hypnose verhindern.

Bei den restlichen 50 der insgesamt 66 Patienten wurden indirekte hypnotische Techniken angewandt. Obwohl sie im wesentlichen den direkten Suggestionen ähnlich sind, werden sie so formuliert und angeboten, daß sie den Patienten besser ansprechen und ihm zugänglicher sind (permissive indirekte hypnotische Beseitigung des Schmerzes nach Erickson). Dazu wurden beispielsweise Suggestionen dem Schmerzbild addiert, um die Schmerzerfahrung und -empfindung in einer Weise abzuwandeln, daß ein Gefühl der Erleichterung selbst bei nicht vollständiger Schmerzfreiheit verspürt wird [1, 2]. Die Substitution [2] von Schmerzempfindung oder auch deren Reinterpretation boten dazu weitere Möglichkeiten. Die hypnotische Verlagerung des Schmerzes in andere Körperregionen [2], etwa vom Brustraum in die Extremitäten oder auch in zeitlicher Hinsicht, stellen ebenfalls bewährte Formen der indirekten Technik dar.

Alle erwähnten indirekten hypnotischen Methoden zur Schmerzbekämpfung wurden der Situation angemessen einzeln oder in Kombination zur Anwendung gebracht. Darüber hinaus wurden immer wieder Leerhypnosen eingeflochten.

Tabelle 1. Ergebnisse verschiedener Hypnosetechniken

	Zahl der Patienten	Erfolg 1	2	3	4
Direkte Methode	16	4	7	3	2
Indirekte Methode	50	2	8	27	13
		6	15	30	15

Erfolg:

1 – Nicht gebessert
2 – Besserung während der Hypnose
3 – Vorübergehende Besserung nach der Hypnose
4 – Anhaltende Besserung

Methodik

Entsprechend der Besserung des Zielsymptoms Schmerz wurden die Ergebnisse unterteilt in:
1 – keine Besserung
2 – eine Besserung der Schmerzen während der Hypnose
3 – vorübergehende Besserung auch nach der Hypnosebehandlung
4 – anhaltende Besserung.

Die Bewertung erfolgte ausschließlich auf Grund der subjektiven Angaben der Patienten über ihr Schmerzerleben. Die Beobachtungszeit nach der Behandlung schwankt zwischen 3 Monaten bis zu 2 Jahren. Nachuntersucht wurden lediglich die 15 Patienten mit anhaltendem Erfolg. In 5 Fällen wurden in Abständen von Wochen oder Monaten einzelne Gesprächstherapien oder Hypnosesitzungen erforderlich.

Der Indikationsbereich erstreckte sich sowohl auf Schmerzen mit einem organisch-funktionellen Substrat als auch auf Herzneurosen. Für alle Schmerzbilder im Thoraxbereich mit einem organischen Substrat war eine erhöhte psychovegetative Reaktion und ein abnormes Schmerzerleben gemeinsam. Zur Hypnosebehandlung wurden nur diejenigen Patienten zugewiesen, die auf die übliche organisch orientierte Therapie nicht oder insuffizient ansprachen bzw. nur einen unzureichenden Erfolg hatten. In diesem Sinn muß von einer negativen Auslese gesprochen werden.

In die Gruppe der Herzneurosen wurden alle diejenigen eingereiht, die bis hin zur Koronarangiographie bei der organischen Durchuntersuchung keinen pathologischen Befund aufwiesen und im psychologischen Test Hinweise für eine Neurose oder neurotische Reaktion boten.

Im einzelnen sind die Ergebnisse aus der Tabelle 2 ersichtlich.

Tabelle 2. Hypnotherapie – Ergebnisse

	Zahl der Patienten	Erfolg 1	2	3	4
Koronare Herzerkrankung	13	1	5	7	0
Pseudoradikuläre Schmerzbilder	19	1	3	9	6
Radikuläre Schmerzen nach Zoster	3	0	0	1	2
Mastodynie	3	0	3	0	0
Andere thorokale Schmerzen (nach Pleuritis)	4	0	1	3	0
Herzneurose	24	4	3	10	7
zusammen	66	6	15	30	15

Ergebnisse und Diskussion

Bei den 13 Patienten mit einer koronaren Herzerkrankung waren entsprechend dem Grundleiden nur vorübergehende Besserungen zu erzielen. Die Einstellung zur Grundkrankheit und zum Schmerzgeschehen blieb jedoch auf Grund der begleitenden psychotherapeutischen Gespräche gebessert.

Von 19 Patienten mit pseudoradikulären Schmerzbildern konnte bei 6 Patienten eine anhaltende Besserung erreicht werden. Ebenso bei 2 von 3 radikulären Schmerzbildern nach einer Zostererkrankung.

3 Patienten mit einer Mastodynie, 4 mit thorakalen Schmerzen anderer Genese, wie etwa nach einer Pleuritis, gaben eine Besserung nur während der Hypnose bzw. für eine kurze Zeit danach an.

Auch bei den Herzneurosen – 24 Patienten – waren es nur 7 mit anhaltendem Erfolg und 3 mit einer vorübergehenden Besserung. Obwohl nur etwa 23% aller mit Hypnose behandelten Schmerzpatienten einen anhaltenden Erfolg aufwiesen, kann dieses Ergebnis, zumal es sich um „Problempatienten" handelte, als zufriedenstellend bezeichnet werden. Durch die Veränderung des Schmerzerlebens bzw. den Abbau einer erhöhten psychovegetativen Schmerzverarbeitung, hat die Hypnose als zusätzliche Therapie ihren festen Platz gefunden. Die anhaltenden Langzeiterfolge weisen aber auch darauf hin, daß eine Veränderung der Emotionalität und der Schmerzerfahrung im Einzelfall auch zur entscheidenden Therapieform, selbst bei Schmerzpatienten mit einem organischen Substrat, werden kann.

Zusammenfassung

42 organisch bedingte Schmerzbilder im Thoraxbereich und 24 reine Herzneurosen wurden mit Hypnose behandelt. Den Patienten der ersten Gruppe war eine erhöhte bzw. abnorme psychovegetative Schmerzverarbeitung gemeinsam. Den indirekten Hypnosetechniken wurde der Vorzug gegeben.

In etwas weniger als 23% wurde in beiden Gruppen ein anhaltender, den Behandlungszeitraum überdauernder Erfolg erzielt, was in Anbetracht der negativen Auslese noch als zufriedenstellend angesehen werden kann. Diese Ergebnisse weisen aber auch darauf hin, daß die Hypnosetherapie, selbst bei Schmerzpatienten mit einem organischen Substrat, zur entscheidenden Therapieform werden kann.

Literatur

1. Crasilneck HB, Hall JA (1975) Clinical hypnosis, principles and applications. Grune & Stratton, New York
2. Erickson MH (1967) Advanced techniques of hypnosis and therapy. Grune and Stratton, New York
3. Langen D, Spoerri Th (1968) Hypnose und Schmerz. Karger, Basel
4. Wolberg LR (1948) Medical hypnosis. The principles of hypnotherapy, Vol 1. Grune & Stratton, New York

Multifaktorielle Therapie des Brustschmerzes in der ärztlichen Praxis

D. Gross

Zur Methodik:

Mein Bericht ist der Therapie des Brustschmerzes in der ärztlichen Praxis mit den *Methoden der Neurotherapie* gewidmet. Wir verstehen darunter alle Methoden, die via Nervensystem krankhafte Zustände des Organismus heilend beeinflussen. Indikationsgebiet dieser neurotherapeutischen Methoden sind schmerzhafte Funktionsstörungen im Thoraxbereich oder schmerzhafte Störungen infolge oder in Begleitung von Organerkrankungen, die zur Nozizeption entweder im Bereich der Rezeptoren, der Leitung, der schmerzverarbeitenden Zentren oder der Psyche geführt haben.

Ordnet man die neurotherapeutischen Methoden nach dem Ort ihres Ansatzes im Bereich der *Funktionsstufen des Nervensystems,* wie wir sie durch Hess [6, 7] kennengelernt haben (Abb. 1a–d), so ist es vor jeder Neurotherapie notwendig, folgende Fragen zu klären: Auf welcher Funktionsstufe liegt der Ausgangspunkt der zu behandelnden Störung? Grundlage für die sinnvolle Anwendung neurotherapeutischer Methoden ist also die genaue Untersuchung des Patienten. Im Vordergrund steht dabei die sorgfältige Anamnese, die Suche nach Störfaktoren im Bereich der nervalen Peripherie (Stufe I) und der Psyche (Stufe V) sowie die genaue neurologische Analyse von Störungen in Rückenmark, Medulla, Stamm und Großhirn.

Leitlinie für den Ansatz der in der nervalen Peripherie wirkenden Behandlungsmethoden bleibt die qualitative Untersuchung von Art, Sitz und Ausmaß der dem Brustschmerz zugrundeliegenden Störung, die genaue Untersuchung der Folgen der Irritation der Nozizeptoren, d.h. der lokalen Veränderungen von Schmerzschwelle, Vaso- und Viszeromotorik, Muskeltonus, Homöostase, Trophik und als psychisches Korrelat: des Befindens.

Lokale Dysästhesie, Dyskinesie[1], Dyskrasie, begleitet von Dystrophie und Dysthymie[2], sind Kennzeichen des *Irritationssyndroms* [4, 11, 12] (Abb. 2).

Suche nach Veränderungen der Schmerzschwelle, nach hyperalgetischen Punkten, nach hyperalgetischen Zonen, ergibt den Ansatz für die damit verbundene Schmerztherapie an der Peripherie.

Therapeutisches Prinzip der Neurotherapie an der Peripherie des Nervensystems ist entweder *Unterdrückung* einer peripheren Irritation, wie durch therapeutische Lokalanästhesie, *Löschen* einer peripheren Irritation, wie mit manueller Therapie, oder *Gegen-*

---

1 Unter Dyskinesie verstehen wir hier die Störungen der Vaso- und Viszeromotorik sowie die lokale Veränderung des Muskeltonus

2 Unter Dysthymie verstehen wir mit Weitbrecht Verstimmungszustände infolge von exogenen somatischen oder psychischen Faktoren

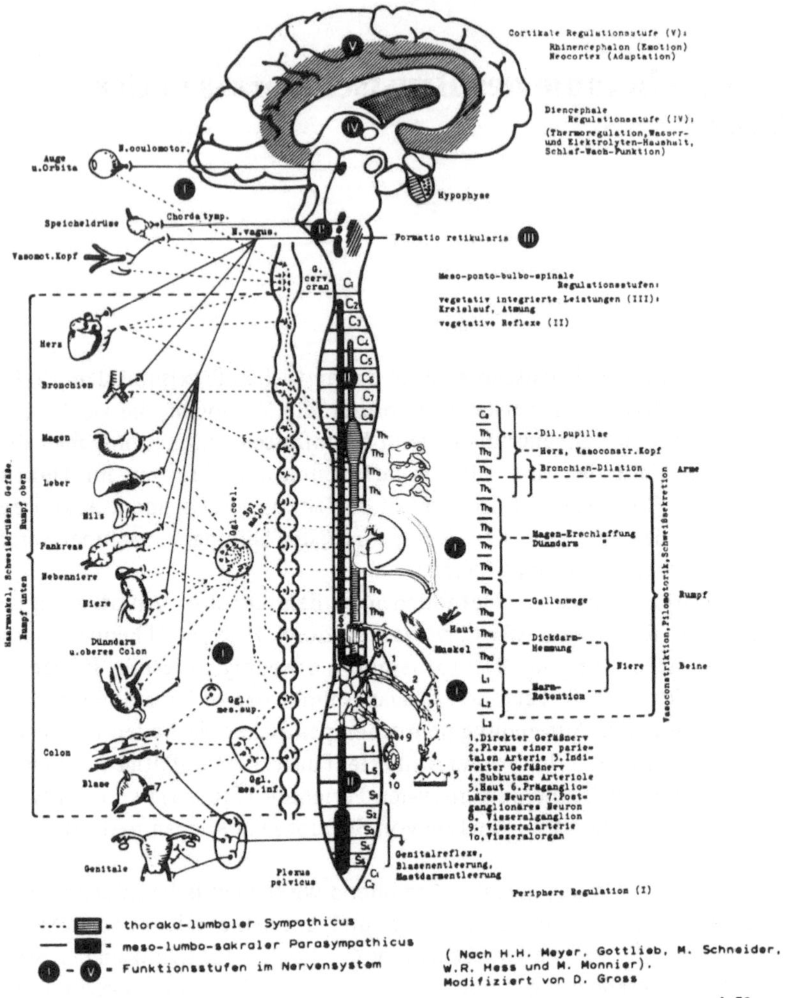

Abb. 1a. Funktionsstufen im Nervensystem [4, 6]

irritation, wie durch Akupunktur, Hautreiz und die verschiedenen Formen physikalischer Therapie oder *Reduzierung* nozizeptiver Reaktion der Peripherie, wie durch Ultraschall oder Röntgenbestrahlung.

Mit neurotropen Pharmaka: den Analgetika, Spasmolytika, Sympathikolytika, den Diazepanen, den Tyhmoleptika und Neuroleptika, schließlich mit den Hypnotika ist es pharmakologisch möglich, Fehlregulationen der Nozizeption auf den verschiedenen Etagen peripher, spinal, medullär, hypothalamisch, kortikal zu beeinflussen. Als Langzeittherapie ist die Therapie mit allen diesen Stoffen jedoch mit dem Odium der Gewöhnung, der Sucht oder der Arzneimittelschäden behaftet.

Die Afferenzen der Nozizeptoren von den thorakalen Viszera passieren den N. vagus und den thorakalen Sympathikus. Infolgedessen ist es durch lokale Anästhesie dieser Af-

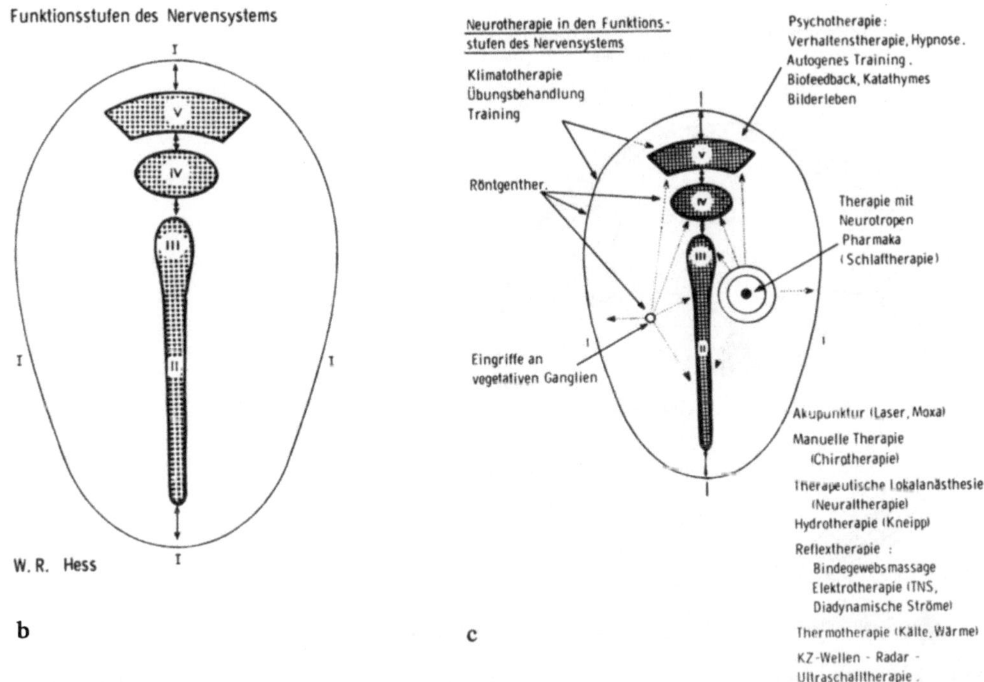

Abb. 1b. Abstraktion der Funktionsstufen (D. Gross)
Abb. 1c. Neurotherapie in den Funktionsstufen des Nervensystems. (Nach Gross [4])

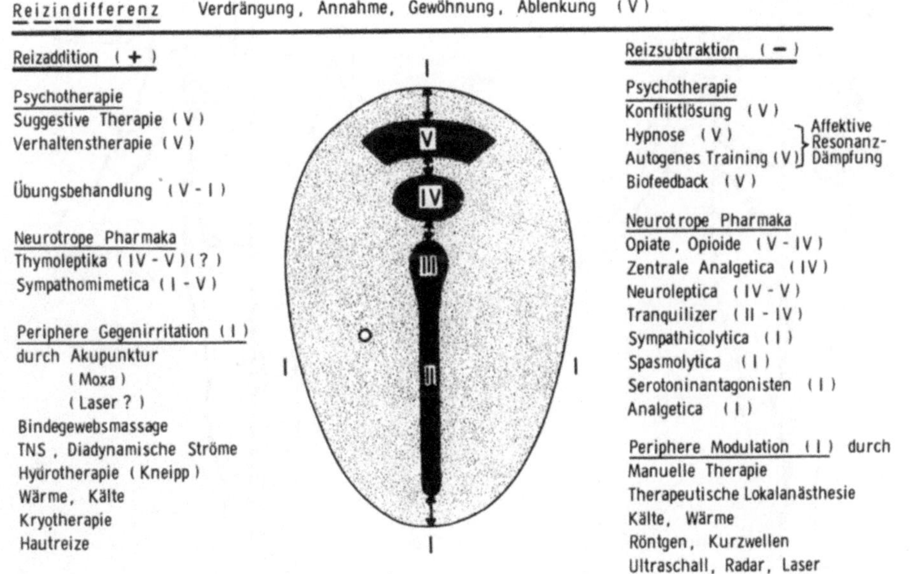

Abb. 1d. Konservative Schmerztherapie in den Funktionsstufen des Nervensystems. (D. Gross)

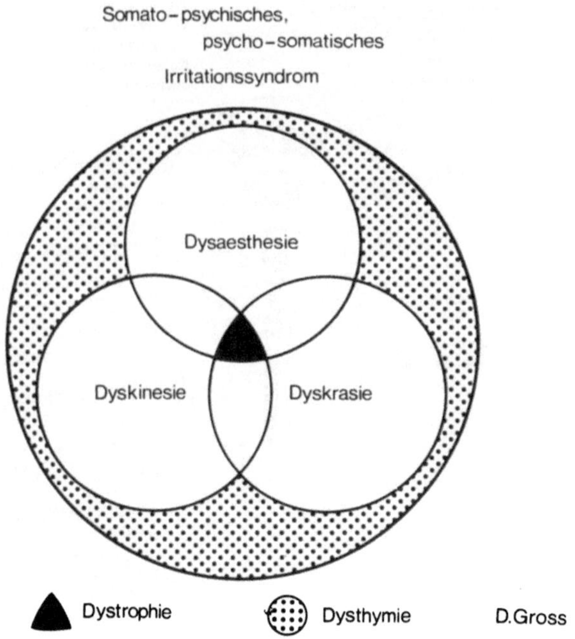

Abb. 2. Somatopsychisches und psychosomatisches Irritationssyndrom. (Nach Gross [4])

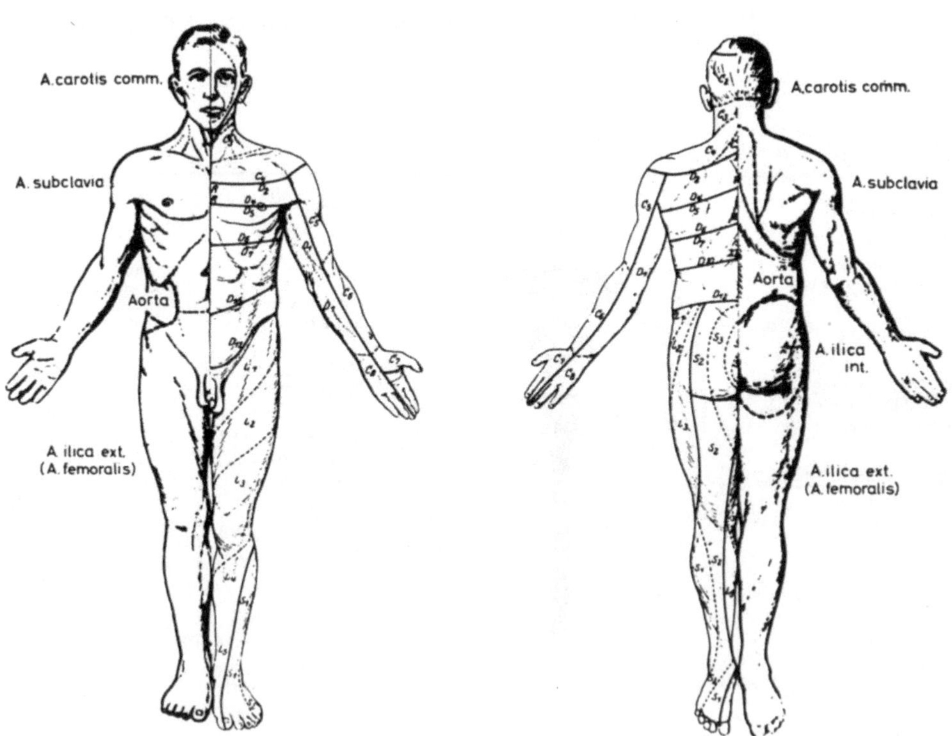

Abb. 3a, b. Gefäßzone und Segment. (Nach Head u. Gross [4])

ferenzen möglich, viszerale Schmerzsyndrome im thorakalen Bereich damit zu beeinflussen.

Thorakale Schmerzsyndrome, die ihren Ursprung in Rückenmark, Medulla, Stammhirn und Kortex haben, gehören in die Hand der neurologischen oder neurochirurgischen Klinik. Sie sind nicht Gegenstand dieses Berichts.

Schmerz ist Empfindung und Erlebnis *zugleich* [8]. So ist Psychotherapie auch beim Brustschmerz dort angezeigt, wo psychische Faktoren einen somatisch bedingten Brustschmerz überlagern oder verstärken, wie es oft bei pseudoradikulären Schmerzsyndromen infolge thorakaler Wirbelblockierung beobachtet wird, oder der Brustschmerz wie bei der Kardiophobie oder der Depression psychischen Ursprungs ist. Hier sind konfliktzentriertes ärztliches Gespräch, Hypnose, autogenes Training und Verhaltenstherapie angezeigt. Bei jeder Form der Neurotherapie bewirkt nicht der ärztliche Eingriff oder gar das Medikament die manchmal augenblickliche Wiederherstellung. Die normative Potenz des Organismus selbst führt ihn in seine funktionelle Norm zurück, wenn der störende Faktor im Somatischen oder im Psychischen inaktiviert werden konnte. Das haben wir bei der therapeutischen Lokalanästhesie messend verfolgen können [2, 5].

In der Behandlung von Schmerzzuständen im Brustbereich steht eine ganze Palette von Behandlungsmethoden zur Verfügung, die entweder im Bereich der Peripherie, im Bereich der Afferenzen und Efferenzen oder im Bereich der Psyche wirksam werden.

Therapie des Brustschmerzes in der ärztlichen Praxis muß sich auf den Bereich beschränken, der mit den Mitteln der ärztlichen Praxis zu bewältigen ist. Deswegen sind bei jedem akuten oder anhaltenden Schmerz im Thoraxbereich auszuschließen: Tumor, Gefäßverschluß, Entzündung, Anomalie, organisches Nervenleiden, endogene Psychose.

Auch der Schmerz im Thoraxbereich trägt die Charakteristika des somatopsychischen oder psychosomatischen Irritationssyndroms mit Functiolaesa, Senkung der Schmerzschwelle[3], Veränderung der Hauttemperatur, Veränderung der Vasomotorik, Veränderung des Muskeltonus, lokalem Ödem; dazu kommen bei langem Bestehen trophische Störungen und stets die begleitende Verstimmung, die Dysthymie bzw. das „algogene Psychosyndrom".

Projiziert wird der Schmerz entweder in das Segment oder in die Gefäßzone bzw. den Quadrant (Abb. 3a, b).

Neurotherapie des Brustschmerzes: Im einzelnen kann *Brustschmerz in Haut und Unterhaut* entstehen, posttraumatisch, nach Operationen, nach chronischen Eiterungen. Die Mamma nimmt eine Sonderstellung ein; hier kommt es darauf an, rechtzeitig maligne und benigne Tumoren und deren Konsequenzen zu erkennen und entsprechend zu behandeln.

Im Hautbereich finden wir den hyperalgetischen Punkt, den Triggerpunkt, die hyperalgetische Zone, wie sie uns in der Bindegewebszone seit langem bekannt ist [13]:

Bindegewebsmassage, therapeutische Lokalanästhesie (Quaddel), Gegenirritation mit Akupunktur, Schröpfkopf, Kantharidenpflaster, Plenosol, Ameisensäure, Bienengift, Applikation von Wärme oder Kälte (Chloräthylspray) finden auch im Brustbereich

3 Die Senkung der Schmerzschwelle kann mit dem Fingerdruck oder dem Algesiemeter im Vergleich zur Nachbarschaft oder zur Gegenseite untersucht werden.

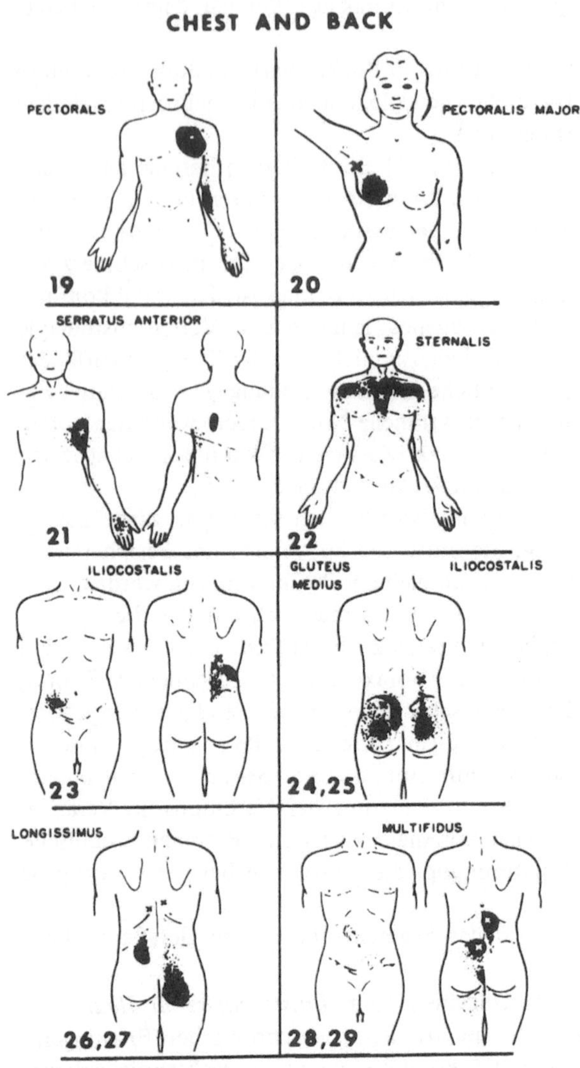

Abb. 4. Triggerpunkte bei Thoraxschmerz. (Nach Travell [14])

vielfach Anwendung. Ziel dieser Therapie ist die reiche Innervation im Bereich der Haut und Unterhaut. Alle diese Behandlungsmethoden richten sich nicht nur auf die schmerzhaften Erkrankungen der Haut. Sie wirken über viszerale Reflexbögen auf die zugrundeliegende Erkrankung.

Der Schultergürtel: Sternum, Sternoklavikulargelenk, Klavikula, Akromioklavikulargelenk, Schultergelenk und Skapula. Dort finden sich posttraumatische, chronisch entzündliche, degenerative Veränderungen, die ihre Spuren besonders an den Rezeptoren des Periosts und der Gelenkkapsel und der Ansätze von Sehnen und der Sehnen-Muskel-Verbindung hinterlassen. Auch hier führt die Senkung der Schmerzschwelle und die Topographie der Irradiation zum Ausgangspunkt der Störung. Therapeutische Lokalanästhesie am Gelenk, in der hyperalgetischen Zone, am Triggerpunkt (schließlich aber

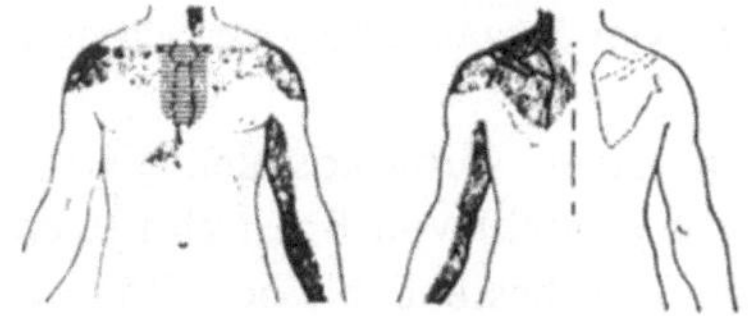

Typischer viszeraler Thoraxschmerz, insbesondere stenokardischer Schmerz

Ausstrahlungen des stenokardischen Schmerzes

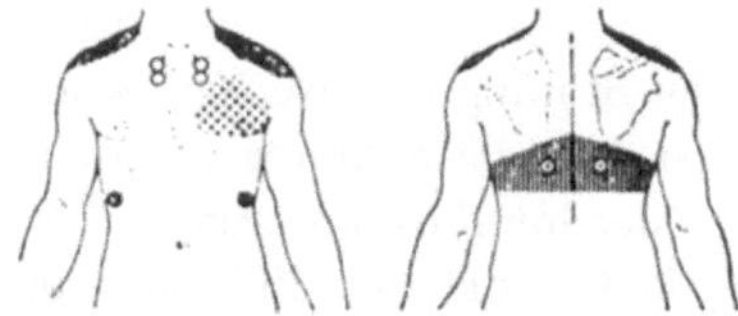

Funktioneller Periapikalschmerz

Zwerchfell-(Phrenikus-)Schmerz

Schmerzirradiationen vom Magenkörper (links) bzw. vom Pylorus, Duodenum und von den Gallenwegen (rechts)

⊙ Typische Druckschmerzpunkte bei Erkrankungen des Magens (links) bzw. des Pylorus, Duodenums und der Gallenwege (rechts)

o Typische Schmerzpunkte bei Osteochondritis chronica Tietze

• Typische Schmerzpunkte der Costa fluctuans

Abb. 5. Typische Schmerzzonen am Thorax. (Nach Lydtin [10])

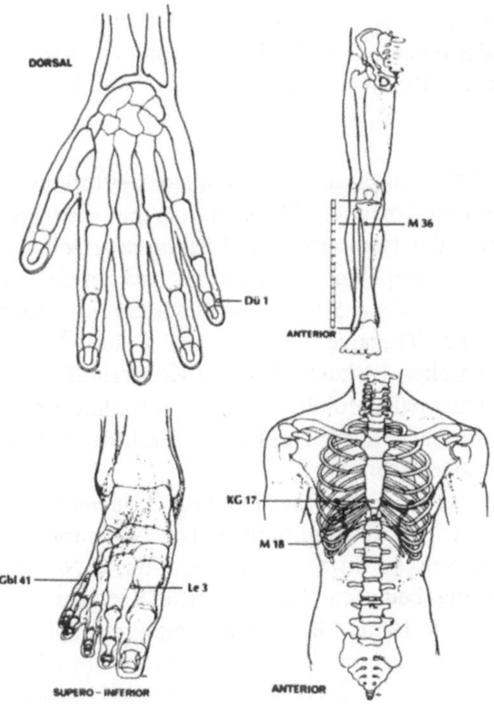

Abb. 6. Akupunktur bei Brustschmerz. (Nach Chaitow [1])

auch mit Kortison) führt in der Regel zur dauerhaften oder langanhaltenden Schmerzbefreiung.

Der Brustkorb mit seinen Kostotransversalgelenken, seinen sternokostalen Verbindungen und dem Sternum selbst ist weiterhin ein Ausgangspunkt von Brustschmerzen, wie sie posttraumatisch, postoperativ und postentzündlich bestehenbleiben können. Besonders die posttraumatischen Störungen des Sternums und der Knorpelverbindungen mit den Rippen (das Tietze-Syndrom) werden oft mit myokardialem Ischämieschmerz verwechselt, worauf schon R. Leriche [9] hingewiesen hat, obwohl Kreislaufbelastung den Brustschmerz weder auslöst noch verstärkt.

Auch hier kommt es darauf an, den Ausgangspunkt der Störung aufzusuchen, wobei Röntgenbild, Senkung der Schmerzschwelle, Functio laesa und die Senkung des Hautwiderstands Wegweiser sind. Pseudoradikuläre Irritationen der Interkostalnerven sind oft mit einer Blockierung des Kostotransversalgelenks begründet, die bei differenzierter Untersuchung unschwer zu entdecken ist.

Therapie der Wahl ist manuelle Deblockierung des oder der blockierten Kostotransversalgelenke und, wenn das nicht ausreicht, therapeutische Lokalanästhesie am Kostotransversalgelenk, an der Frakturstelle oder an dem irritierten Periostbereich des Sternums. Auch der Processus xiphoideus sollte dabei nicht vergessen werden.

Die Brustwirbelsäule und ihre Anschlüsse im Hals- und thorakalen Bereich sind relativ oft Gegenstand von posttraumatischen Schmerzzuständen. Es kann dabei zur Blockierung der kleinen Wirbelgelenke mit Reizung der Nozi- und Mechanorezeptoren in diesen Gelenken kommen. Auch posttraumatische Veränderungen der Wirbelkörper selbst bilden oft einen Ausgangspunkt für interkostale Irritationen, die häufiger mit Erkrankungen viszeraler Organe, z.B. der Gallenblase verwechselt und schließlich sogar mit Morphium behandelt werden. Diagnostische Lokalanästhesie an der Frakturstelle klärt den kausalen Zusammenhang mit der Wirbelfraktur und führt bei Wiederholung zur anhaltenden Schmerzbefreiung. Soweit organische Veränderungen an der Wirbelsäule nicht vorliegen, ist die Deblockierung blockierter Gelenke im Brustwirbelsäulenbereich Methode der Wahl.

Die Lösung fixierter Gelenkpartner befreit Mechanorezeptoren und Nozizeptoren von chronischem Reiz. Begleitende Zeichen peripherer Irritation: Muskelhartspann, vaso- und viszeromotorische Störung, lokale Veränderung der Homöostase und Schmerz verschwinden oft augenblicklich. Falls dieses Löschen der peripheren Irritation im und am Gelenk nicht möglich ist, so ist gezielte therapeutische Lokalanästhesie am blockierten Gelenk oder an der alten Traumastelle die nächstwirksame Therapie.

Die Osteochondrose auch beim älteren Menschen ist keine absolute Kontraindikation zur Mobilisationsbehandlung. Eine vorsichtige manuelle Mobilisation, die stets ohne Kraftanwendung geschehen sollte, ist auch hier am Platz. Kontraindikation: Fraktur, Karies, Tumor sind auch vor dieser Behandlung sicher auszuschließen.

Ausgangspunkt für Schmerzen im Brustbereich können ferner *Trachea, Bronchien und Pleura* sein. Das Lungenparenchym selbst ist schmerzunempfindlich. Die Nozizeptoren werden hier in der Regel durch akute oder chronische Entzündungen oder durch Neubildungen erregt, die einer *klinischen* Behandlung bedürfen. Schmerzhafte Restzustände *nach* derartigen Krankheiten aber können über die Haut, z.B. mit Hautemphysem, physikalisch-therapeutisch, durch die Behandlung von Triggerpunkten mit der therapeutischen Lokalanästhesie des Grenzstranges des Sympathikus und des N. vagus, schließlich mit den verschiedenen Analgetika behandelt werden. Man muß aber auf der Hut sein, damit eine wirksame klinische oder operative Therapie nicht versäumt wird.

Brustschmerz infolge von *Erkrankungen des Schlundes, der Speiseröhre und der Kardia und des Zwerchfells* bedürfen ebenso einer sehr gründlichen klinischen Abklärung. Die Therapie der von dort ausgehenden Schmerzen überschreitet in der Regel die Möglichkeiten der Praxis. Schmerzhafte Residuen, aber auch Schmerzen bei inoperablen Tumoren können mit therapeutischer Lokalanästhesie über Haut, hyperalgetische Zone, hyperalgetischen Punkt, Narbe, sicherer aber durch lokale Anästhesie des thorakalen Grenzstranges, des N. vagus und des N. phrenicus behandelt werden. Der schmerzhafte Schluckauf, der seinen Ursprung in einer Irritation bei C3 bis C5 haben kann, kann von dort aus mit therapeutischer Lokalanästhesie wirksam behandelt werden. Alkohol- und Phenolblockierungen viszeraler Afferenzen gehören in die Hand der Klinik.

Herz und Gefäße im thorakalen Bereich werden dann schmerzhaft, wenn thrombotischer Verschluß zum Ischämieschmerz führt, wie bei Myokardinfarkt infolge Koronarthrombose oder wenn chronischer Reiz der Nachbarschaft die Adventitia trifft, wie bei Skalenusreiz, Halsrippe, Pancoast-Tumor, Trauma. Die Irritation bei myokardialer Ischämie zum brachialen Plexus, besonders in das Segment C8 ist bekannt. Sie nimmt ihren Weg über die Rami communicantes Th1 bis Th4. Sie ist mit therapeutischer Lokalanästhesie der thorakalen Grenzstrangganglien Th1–Th4 zu behandeln.

Irritationen der A. subclavia, posttraumatisch, durch Halsrippe, chronische Entzündung oder Tumor (pancoast-Tumor) projizieren entweder in das Subklaviagebiet [3] oder – falls der zervikale oder thorakale Grenzstrang mitbetroffen ist – in den oberen Quadranten.

Nach der dringlichen klinischen Therapie sind bei koronarer Thrombose die Nitrokörper, Kalziumantagonisten, Betablocker, therapeutische Lokalanästhesie an der Subklavia, am zervikothorakalen Grenzstrang (Ganglion stellatum, Th1–Th4) auch in der Praxis durchführbar.

Die Erkrankungen der Spinalganglien oder der Interkostalnerven führt zu segmental geordneter Schmerzprojektion, wie z.B. beim akuten Herpes zoster. Hier ist es nach unserer Erfahrung besonders wichtig, so früh wie möglich die lokale Anästhesie am Spinalganglion zu applizieren, um damit dem schwer beeinflußbaren postherpetischen Schmerz nach Möglichkeit vorzubeugen. Manuelle Therapie im Bereich der kleinen Wirbelgelenke oder der Kostotransversalgelenke ist bei Blockierung sicher nützlich. Mit Akupunktur scheint es möglich, postherpetischen Brustschmerz auch über das Ohr zu beeinflussen.

Die Sympathalgien im oberen Quadranten sind durch therapeutische Lokalanästhesie in dem betreffenden Grenzabschnitt wirksam zu behandeln. Die Anästhesie des Ganglion stellatum oder der Ganglien des zervikalen Grenzstranges sind hier Methode der Wahl.

Die Erkrankungen der Wirbelsäule, des Rückenmarks und seiner Hüllen mit Projektion in den Thoraxbereich sind das Menetekel der Schmerzbehandlung, deren leider weitverbreitete laienhafte Anwendung eine echte Gefahr für den Patienten darstellt.

Letztlich spielen *psychische Veränderungen*, wie bei jedem Schmerz, so auch beim Brustschmerz, eine wichtige Rolle, entweder als Ausdruck einer Konversion mit „Lust am Schmerz“ oder „Lust am Schmerzspiel“ oder in Begleitung von Angst und Depression. Rechtzeitige Behandlung mit Thymoleptika, mit Anxiolytika, die konfliktzentrierte Analyse bei Konversion, aber auch Suggestionsmethoden wie Hypnose und autogenes Training und Verhaltenstherapie finden hier ihren Platz in der Behandlung des Brustschmerzes.

Literatur

1. Chaitow L, Schmerzbehandlung durch Akupunktur. Übersetzung aus dem Englischen. Verlag P Pflaum, München 1978 S 128
2. Gross D (1966) Symmetriestörungen der Vasomotorik. In: Gross D (hrsg) Therapie über das Nervensystem, Bd 5, Hippokrates Stuttgart S 224–234
3. Gross D (1967) Innervierte Strombahn, Gefäßzone, Quadrant und ihre Bedeutung für die Therapie. Acta Neuroveg XXX: 522–535
4. Gross D (1979) Therapeutische Lokalanästhesie, 2. Aufl Hippokrates, Stuttgart
5. Gross D, Riedel M (1953) Oszillographische Untersuchungen bei Narbenästhesien. Dtsch Arch Klin Med 200:497–503
6. Hess WR (1948) Die Organisation des vegetativen Nervensystems. Karger, Basel
7. Hess WR (1954) Das vegetative Funktionssystem im Licht der Forschung. Neuralmedizin 2:240–251
8. Langen D (1979) Psychotherapie des Gesichtsschmerzes. In: Pauser G, Gerstenbrand F, Gross D (Hrsg) Schmerzstudien 2: Gesichtsschmerz. Fischer, Stuttgart S 200–207
9. Leriche R (1949) La Chirurgie de la douleur, 3 ed refondue, Masson & Cie, Paris
10. Lydtin H und Schmidt, Thorax, S 39–69 in: Hadorn W, et al. (Hrsg). Vom Symptom zur Diagnose. Karger S, Basel München 7 Aufl 1979
11. Reilly J, Darnis F (1966) Die Rolle der Irritation des vegetativen Nervensystems in der allgemeinen Pathologie. In: Gross D (Hrsg) Therapie über das Nervensystem Bd 5. Hippokrates, Stuttgart
12. Reilly J, Tardieu G (1954) Die Rolle der Irritation des vegetativen Nervensystems in der allgemeinen Pathologie. Neuralmedizin 2:182–198
13. Teirich-Leube H (1957) Grundriß der Bindegewebsmassage. Fischer, Stuttgart
14. Travell I, Rinzler JH (1952) The myofascial genesis of pain. Postgraduate Medicine, Vol 11 No 5, p 425–434

H.-H. von Albert

Vom neurologischen Symptom zur Diagnose

Differentialdiagnostische Leitprogramme
Mit Geleitworten von G. Bodechtel und F. Marguth
2., verbesserte Auflage. 1981. 6 Abbildungen.
XIII, 284 Seiten (Kliniktaschenbücher)
DM 29,80
ISBN 3-540-10497-6

Atlas der Lokalanästhesie

Herausgeber: E. Eriksson
Redaktionelle Bearbeitung: A. Döberl
Zeichnungen: P. Buckhöj
Übersetzt aus dem Englischen von H. Pröscher, A. v. Lutzki, T. Graf-Baumann
Fotografien: Medicinsk Filmstudio, Upplands, Väsby, Schweden
2., überarbeitete und erweiterte Auflage. 1980.
188 Abbildungen, überwiegend farbig.
159 Seiten
Gebunden DM 84,–
ISBN 3-540-09855-0

H. A. Baar, H. U. Gerbershagen

Schmerz – Schmerzkrankheit – Schmerzklinik

1974. 16 Abbildungen. VIII, 80 Seiten (Kliniktaschenbücher)
DM 20,–
ISBN 3-540-06553-9

Klinische Anästhesiologie und Intensivtherapie

Herausgeber: F. W. Ahnefeld, H. Bergmann, C. Burri, W. Dick, M. Halmágyi, G. Hossli, E. Rügheimer
Schriftleiter: J. Kilian

Band 18

Lokalanästhesie

Herausgeber: siehe Reihenherausgeber
Unter Mitarbeit zahlreicher Fachwissenschaftler
1978. 86 Abbildungen, 58 Tabellen.
XI, 265 Seiten
DM 48,–
ISBN 3-540-09083-5

Anaesthesiologie und Intensivmedizin Anaesthesiology and Intensive Care Medicine

Herausgeber: H. Bergmann (Schriftleiter), J. B. Brückner, R. Frey, W. F. Henschel, F. Kern, O. Mayrhofer, K. Peter

Band 113

Regionalanaesthesie in der Geburtshilfe

Unter besonderer Berücksichtigung von Carticain
Herausgeber: L. Beck, K. Strasser, M. Zindler
1978. 19 Abbildungen, 24 Tabellen.
IX, 94 Seiten
DM 36,–
ISBN 3-540-08828-8

Band 124

Neue Aspekte in der Regionalanaesthesie 1

Wirkung auf Herz, Kreislauf und Endokrinum
Postoperative Periduralanalgesie
Herausgeber: H. J. Wüst, M. Zindler
1980. 97 Abbildungen, 37 Tabellen.
XIV, 196 Seiten
DM 68,–
ISBN 3-540-09500-4

Springer-Verlag
Berlin
Heidelberg
New York

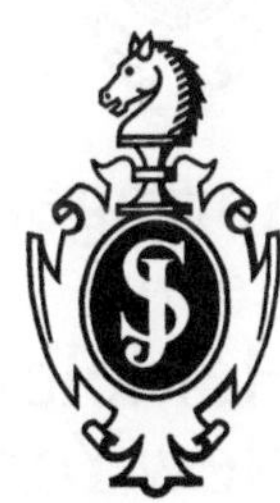

Lehrbuch der klinischen Akupunktur

Von G. Stux, N. Stiller, R. Pothmann, A. Jayasuriya

1981. 58 Abbildungen, etwa 6 Tabellen und eine Beilage: Akupunkturselector. Etwa 184 Seiten
Gebunden DM 64,–
ISBN 3-540-10720-7

Inhaltsübersicht: Zur Geschichte der Akupunktur. – Grundlagen der traditionellen chinesischen Medizin. – Wissenschaftliche Gesichtspunkte. – Technik der Akupunktur. – Einführung in die Systematik der Meridiane. – Systematik der Meridiane. – Prinzipien der Akupunktur und Regeln für die Auswahl von Punkten. – Systematik der Therapie. – Zusätzliche Gebiete der Akupunktur. – Nachwort: “Das Ringen um die Akupunktur – eine kleine Skizze mit Hintergrund”. – Anhang. – Bibliographie. – Sachverzeichnis.

Dieses Buch über “Klinische Akupunktur” ist ein kurzgefaßter Leitfaden, ergänzt durch zahlreiche Strichzeichnungen, für die Weiterbildung von klinisch tätigen und niedergelassenen Ärzten sowie Studenten klinischer Semester. Es bezieht sich im wesentlichen auf die Lehrinhalte der Akademie für Traditionelle Chinesische Medizin, Peking. Grundlage des Buches sind die neuzusammengestellten, mehr als 2000 Jahre alten traditionellen Akupunkturerkenntnisse, die um die klinischen und tierexperimentellen Erfahrungen der letzten 30 Jahre in China, Sri Lanka und Deutschland erweitert wurden.

Der historische Hintergrund der chinesischen Medizin wird kurz dargestellt, um die Herleitung der modernen Systematik aus den alten Akupunkturregeln verständlich zu machen.
Mit diesem Buch wird der wissenschaftlich geschulte Mediziner in eine für westliche Begriffe fremdartig erscheinende Therapieform einführt, und ihm der Nutzen der Akupunktur als Ergänzung zum bestehenden, häufig zu einseitigen und pharmakologisch festgelegten Therapieangebot verständlich gemacht.

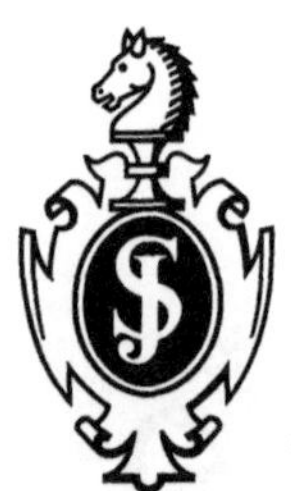

Springer-Verlag
Berlin
Heidelberg
New York